王克勤

《内经》

读书随笔

主编◎吕　波　刘志平

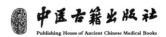

中医古籍出版社

Publishing House of Ancient Chinese Medical Books

图书在版编目（CIP）数据

王克勤《内经》读书随笔 / 吕波，刘志平主编 . —
北京：中医古籍出版社，2023.12

ISBN 978-7-5152-2551-7

Ⅰ.①王⋯　Ⅱ.①吕⋯②刘⋯　Ⅲ.①《内经》–研
究　Ⅳ.① R221

中国版本图书馆 CIP 数据核字（2022）第 138511 号

王克勤《内经》读书随笔
吕　波　刘志平　主编

责任编辑　张　磊
封面设计　宝蕾元
出版发行　中医古籍出版社
社　　址　北京市东城区东直门内南小街 16 号（100700）
电　　话　010-64089446（总编室）　010-64002949（发行部）
网　　址　www.zhongyiguji.com.cn
印　　刷　北京市泰锐印刷有限责任公司
开　　本　710mm×1000mm　1/16
印　　张　24.75
字　　数　400 千字
版　　次　2023 年 12 月第 1 版　2023 年 12 月第 1 次印刷
书　　号　ISBN 978-7-5152-2551-7
定　　价　108.00 元

编委会

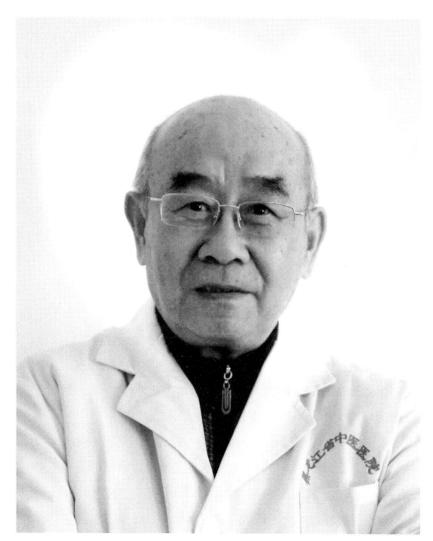

王克勤教授近照

王克勤简介

王克勤（1941—　），黑龙江省中医药科学院研究员，黑龙江省中医医院主任医师，国务院政府特殊津贴终身获得者，国内知名中医。受聘为中国中医科学院临床基础研究所荣誉研究员、世界中医药学会联合会中医心理学专业委员会名誉会长、中华中医药学会心身医学分会顾问、《中国中医药年鉴·学术卷》资深编委。曾任原黑龙江省祖国医药研究所副所长、黑龙江省中医研究院副院长，以及中国民间中医医药研究开发协会中医心理学研究专业委员会主任委员等职。此外还曾被聘为《中国中医基础医学杂志》《国际中医中药杂志》《上海中医药大学学报》等多家杂志、学报编委。从事中医临床、科研、教学工作近六十载，以《内经》为基础致力于中医心理学研究近40年，构筑了中医心理学基础理论框架，是创建"中医心理学"新学科的倡导者及带头人之一。王克勤为第一部《中医心理学》统编教材及《中医临床大全·内科》主编之一，出版有关专著《中医神主学说》《中医心理学基础理论》等，荣获国家中医药管理局科技进步二等奖及黑龙江省科技进步二等奖各1项，及"中医心理学学术贡献奖""中华中医药学会学术著作奖"等。发表论文、译文150余篇，此外还主编、参编著作多部。

王克勤向以"大医精诚"为座右铭。他学术上扎根于《内经》，传承岐黄，师古不泥，守正创新；临床擅长于中医疑难病的治疗，秉承《内经》"形神合一"及"治神"思想，临床重视心理因素在疾病发生及治疗康复中的重要作用，倡导"治病先治人，治人先治心"的临床理念，将"调神"贯穿于辨证论治的全过程，在运用中药治疗时合理地配合心理治疗，明显提高了疑难病的临床疗效。

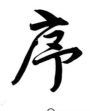

序

中医药学博大精深，具有天、地、人为一体的系统的整体理论体系，是中国传统文化的代表。通过历代医家的不懈努力，中医药学得到了长足的发展，为中华民族的繁衍昌盛做出了重大的贡献。

《黄帝内经》是中医经典著作，创立了中医学的阴阳五行学说、脉象学说、藏象学说等，奠定了人体生理、病理诊断及治疗的认识基础，在中国是影响极大的一部医学著作。中医理论源于《内经》，历代名医辈出，著书立说，传承创新。只有认真研习《内经》，才能知晓中医理论之渊源，窥见中医理论之原貌。

名老中医王克勤教授幼承家学，先后师从于全国名老中医王德光教授、著名中医理论家、临床家方药中先生。克勤具有高深的中医理论、独到的学术思想、丰富的临床经验，致力于《内经》基本理论的研究与整理，经多年临床感悟，对中医有颇多个人体会与独特的见解。幸有高足吕波、贺苏等后学多年跟师，勤于笔耕，将克勤所说所感记录成书，编集成册。该书条理清晰，详悉《内经》奥旨，具有较高的学术水平，为后人学习和理解《内经》提供了良好的参考。有幸先睹，诚为快事，幸而乐为之序。

2021 年 8 月

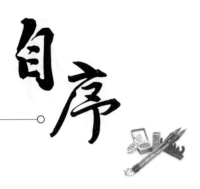

自序

中医学是中华文明之瑰宝，凝聚着中华民族的博大智慧，几千年来为中华民族的繁衍昌盛做出了巨大的贡献。综观世界，当今各国的传统医学在现代医学的冲击下几近覆灭，但作为中国传统医学的中医学却历久弥新，发展至今仍闪烁着耀眼的光芒。中医学的发展之所以经久不衰，就是因为它不仅在临床上具有显著的疗效，更因其有着一套指导临床的完整的、独特的理论体系。

中医学的理论体系基本形成于先秦时代，《黄帝内经》（以下简称《内经》）为其集大成之巨著。《内经》以降，虽代有发挥，但皆以此为基础，故《内经》堪称中医学的奠基之作，是中医学经典之经典，蕴含着丰富的中医理论内涵和实践经验，是中医学的理论渊薮和学术精华所在，其所阐述的医理、治法、方药，皆源于临床实践，具有极强的指导性和实用性。《内经》乃中医之根基，重视《内经》的学习，是中医成才之阶梯，是培养具有中医思维的高质量中医人才之基础，是提高中医临床疗效之关键。因此，吾步入杏林近六十载，对《内经》的研习始终不敢懈怠。吾认为，中医学术要发展，就必须遵循中医理论体系，保持中医特色；要学好中医基本理论，就应溯本澄源，求之于《内经》。

习近平总书记在2019年对中医药工作曾作出重要指示，强调中医药发展必须要"传承精华，守正创新"。《内经》所形成的中医理论体系及学术思想是中医学之精华，是中医学根基所在。根者，本也。在新时代中医学也要与时俱进、发展创新，但必须坚守这一根本，才能使中医学保持其旺盛的生命力进而发扬光大，因此，当前认真研习《内经》就更具有重要意义。

吾于20世纪60年代习医之始即从《内经》入手，在70年代末师从中医大家方药中先生读研期间，受恩师指教更加深了对研习《内经》重要性的认识，不仅精读了《素问》《灵枢》全部篇章，写下了百余万字的读书笔记，还对其中某些重要命题进行了深入的研究，如"中医脏的概念研究""中医神主学说研究""中医病名整理研究"等。之后在80年代，配合研究生教学还撰写了《〈黄帝内经〉与〈素问〉概论》《〈灵枢经〉概论》《〈内经〉理论体系的形成及其基本学术思想》《〈内经〉运气学说》《〈灵枢经〉义析三篇》《〈灵枢经〉讲解十篇》等，并在期刊杂志发表了有关《内经》研究的论文十余篇。这些研究不仅在国内产生了一定的影响，也引起了一些国外学者的关注。

《内经》凡162篇，基本是以问答的形式编纂，不仅文古义奥，而且前后章节之间还缺乏必要的联系，故难读，需要入门之途径。正如王冰在《黄帝内经素问序》中所言："其文简，其义博，其理奥，其趣深。……葳谋虽属乎生知，标格亦资于诂训，未尝有行不由径，出不由户者也。"吾初读《内经》是以李中梓《内经知要》为启蒙读物，通读《内经》时则以张介宾《类经》为重要参考书。因为在《内经》原著中，对某一问题的阐述需要从很多篇章中去读取才能窥其全貌，所以在通读《内经》时吾就参考《内经知要》《类经》的方法，列出若干纲目，将每篇原文中重要章句择出列于相关纲目之下，并将读后的感悟也记载下来。吾杏林耕耘近六十载，在学术上《内经》始终陪伴吾成长，通过临床、教学、科研，对其感悟亦日益加深，一有新的认识便随时记载，以充实或修正原有的认识，因此每条章句下的感悟也逐渐丰富起来。如对《素问·阴阳应象大论篇》中"阴阳者，天地之道也，万物之纲纪，变化之父母，生杀之本始，神明之府也，治病必求于本"一句的理解，最初仅限于"阴阳"的层次，随着感悟的逐渐深刻，最后深入到了"神明"的范畴。在读经的同时，对有些章句的感悟加深后会撰写成论文发表，如《谈谈〈内经〉的"治未病"》《试谈〈黄帝内经〉的唯物主义认识论》《试论"上守神""上守机"》《关于"是动""所生病"》《谈谈"两虚相得，乃客其形"》《谈五志"虚而相并"》《漫谈"病为本，工为标"》等。

吾已进耄耋之年，精力亦不如前。早年随我学习的吕波主任在帮我整理资料时，对我的《内经》读书笔记很感兴趣，读后觉得很有收获，认为对后学者学习《内经》很有帮助，尤其在当今"读经典，做临床"的热潮中，更具有一定的意义，所以建议整理后出版问世。获得我的同意，于是便组织了他的同学、同事进行了相关的工作，最后整理出以阴阳五行、摄生、脏象、经络、病因病机、病能、诊法、论治、运气等为纲，下设62目，共收载942条经文，每条经文下皆有"读经感悟"。经过他们的不懈努力，终于完成了整理工作，并以"王克勤《内经》读书随笔"为书名，全书约30万字。吾阅后倍感欣慰，感谢整理者们的辛勤付出。在本书付梓之际，谨以此为序，期望本书能对《内经》后学者有所裨益。

王克勤

壬寅岁孟春于冰城盛和苑

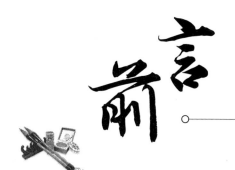

前言

在中医学术发展史上，《内经》具有不可取代的地位，中医学最基本、最重要的思想均发端于这部两千多年前的伟大经典。《内经》是上古人类思想之精华，是后世中医思想之源，其力量无法估量。《内经》是古人揭示生命大道的经典，是东方人对自然和生命认识的理论高峰，是中医药文化的宝典。中医体系从古至今保留完善，有理论有实践，《内经》所起的作用，是不可替代的。

王克勤（1941—），黑龙江省中医药科学院研究员、主任医师，中国中医科学院临床基础研究所荣誉研究员，国内知名中医，国务院政府特殊津贴终身获得者，曾任黑龙江省祖国医药研究所副所长、黑龙江省中医研究院副院长，现任世界中医药学会联合会中医心理学专业委员会名誉会长、中华中医药学会心身医学分会顾问、《中国中医药年鉴·学术卷》资深编委等。王老辛勤耕耘杏林近六十载，在中医临床、科研、教学领域皆取得丰硕成果，是中医心理学学科创始人之一。王老不仅在长期临床实践中积累了丰富的临床经验，还勤于笔耕，撰写了多本著作和大量论文。

自20世纪60年代习医始，王老便视《内经》为宝典，手不释卷，随着从医实践读经感悟也逐渐加深。包括在方药中教授指导下整理《黄帝内经》的病名研究、"神主学说"的研究，及后来在中医心理学上所提出的基本理论皆源自《内经》。多年来他一边读经，一边临证，不断总结读经及应用的感悟，笔之于书，累积成稿。本次《王克勤〈内经〉读书随笔》的整理，是在黑龙江省中医药科学院领导的大力支持下，为使王老宝贵的学术经验得以传承，组织人员进行整理汇总的。在王老及院领导、诸多同仁的关怀下，历经数次编辑，终于汇集完成了《王克勤＜内经＞读书随笔》。

本书是王老参考李中梓《内经知要》、张介宾《类经》的编写体例，同时参考尤怡《医学读书记》的简约风格编写而成。本书共九篇，载条文合计942条，其内容包括阴阳五行篇（共载条文33条），摄生篇（共载条文15条）、象篇（共载条文59条）、经络篇（共载条文56条）、病因病机篇（共载条文57条）、病能篇（共载条文488条）、诊法篇（共载条文85条），论治篇（共载条文101条）、运气篇（共载条文50条），以及对有关条文进行阐释，并结合临床记录感悟与发挥。其中阴阳五行篇、摄生篇、脏象篇、经络篇、病因病机篇由黑龙江中医药大学刘志平整理，病能篇、诊法篇、论治篇由黑龙江中医药大学王贺整理，运气篇由吕波、贺苏、赵铭宇等整理。本书删繁从简，进行选择性地类分，并备有释义，使《内经》的内容更加简要，结合笔记的形式，令后人学起来更加容易。

限于水平和时间，书中疏漏之处在所难免，敬请医生和读者指正。

编者

2021 年 1 月 20 日

目录

诊法

论治

运气

阴
阳
五
行

一、阴阳

（一）阴阳概念

1. "阴阳者，天地之道也，万物之纲纪，变化之父母，生杀之本始，神明之府也，治病必求于本。"（《素问·阴阳应象大论篇》）

【读经感悟】

此言阴阳的基本概念。阴阳是天地万物变化的基本规律，这是古代先贤在长期生活和生产实践中，认识到自然界事物的变化都具有阴阳对立统一的两个方面，二者之间的内在联系、相互作用和不断运动，是事物生长、变化和消亡的根源，故强调此为"天地之道也，万物之纲纪"。这里提出"阴阳"为"神明之府"，强调了"神"与"阴阳"的关系。关于神与阴阳的关系，《周易·系辞上》曰"阴阳不测之谓神"。《素问·天元纪大论篇》也有"阴阳不测谓之神"的阐述。"阴阳"为天地之道、万物之纲纪，是主宰宇宙万物运动变化的总规律，人的生命运动变化也不例外。"神明"寓于"阴阳"之中，而阴阳的正常运动变化是有象可察的，这就是"神"之"明"的具体体现，因此阴阳变化是由"神"主导的，所以"神"也就成为宇宙万物的主宰。《说文》释"神"谓"天神引出万物者也"，尚有人格化的"天神"之嫌，但清代徐灏笺注"天地生万物，物有主之者曰神"，则明确了"神"为天地万物之主的本质特征。

2. "天地者，万物之上下也；阴阳者，血气之男女也；左右者，阴阳之道路也；水火者，阴阳之征兆也；阴阳者，万物之能始也。"（《素问·阴阳应象大论篇》）

3. "天为阳，地为阴，日为阳，月为阴……阴阳者，数之可十，推之可百，数之可千，推之可万，万之大不可胜数，然其要一也。"（《素问·阴阳离合论篇》）

【读经感悟】

以上2条经文言天地万物皆有阴阳。以天地言，天为阳，地为阴；以日月言，日为阳，月为阴；以男女言，男为阳、女为阴；以气血言，气为阳，血为阴。大气的运行左升右降，故左为阳，右为阴，故"左右者阴阳之道路也"。阴阳以水火为其属性特征，水为阴，火为阳，故"水火者阴阳之征兆也"。因天地万物皆可分为阴阳，故"万之大不可胜数，然其要一也"。所谓"阴阳者，万物之能始也"，再次强调了"阴阳者……变化之父母，生杀之本始"的概念内涵。

4."积阳为天，积阴为地；阴静阳躁，阳生阴长，阳杀阴藏；阳化气，阴成形。"（《素问·阴阳应象大论篇》）

【读经感悟】

此言阴阳二者的相对性。天阳地阴、阴静阳躁、阳生阴长、阳杀阴藏等皆是相对的，但这种相对性与《矛盾论》中事物矛盾两方面的相对性有所不同，是有其特有属性而不能颠倒的。阳具有向上、光明、主动、火热等属性，而阴则相反，故天阳地阴不能颠倒为天阴地阳，阴静阳躁不能颠倒为阴躁阳静等。在万物生化过程中的阴阳变化，则是"阳化气，阴成形"，无形为阳，有形为阴，二者也不容颠倒。

5."阳予之正，阴为之主。"（《素问·阴阳离合论篇》）

【读经感悟】

此言阴阳二者之关系。"一阴一阳之谓道"（《周易·系辞上》），显然《内经》的阴阳学说源自《易经》的阴阳之道。《易》为大道之源，故自古以来即有"医源于易""医通于易"之说。《易经》阴阳之道的核心是倡导"阴阳和合"，《内经》阴阳学说秉承其旨，强调"阴阳协调"。但《易经》的"阴阳和合"，阴与阳二者是有主从的，天尊地卑、阳大阴小、以阳统阴、扶阳抑阴的思想充斥于卦爻辞中，儒家据此总结出"君为臣纲、父为子纲、夫为妻纲"的伦理思想。这种天尊地卑、阳主阴从的思想，必然也要渗透到《内经》的阴阳学说中。"凡阴阳之要，阳密乃固""阳气者若天与日……天运当以日光明"（《素问·生气通天论篇》）等经文，皆强调了"阳"在二者关系中的主导性。此"阳予之正，阴为之主"一语，即明确点出了《内经》中阴与阳的主从关系。"正"，从一从止，《说文》释之"是也"，其本义为"守一以止"，引申之有与"副"相对之义。"阳予以正"之"正"，即为正副之"正"，与此相对之阴则为"副"。但文中曰"阴为之主"，此"主"非主从之"主"，地为阴，此乃为"厚德载物"之主，但所载万物必须天阳之德下薄方得以生。《灵枢·本神》所言"天之在我者德也，地之在我者气也，德流气薄而生者也"，正是此意。

关于《内经》"阳主阴从"的观点，后世乃至当今有很多非议，认为阴阳的关系二者应当是对等的，不应有主从之分。阴阳是一对矛盾的统一体，《矛盾论》认为：矛盾双方无不区分主、次两个方面，并在一定条件下互相转化，事物的性质主要由矛盾主要方面所决定，并随着矛盾双方在一定条件下的转化而改变，这是一个适合于自然、社会和人类思维的普遍真理。因此《内经》继承《易经》"阳主阴从"的思想而提出"阳予之正，阴为之主"的观点是无可非议的。至于后世"养阴派"的学术思想，则是在"一定条件的转化"下，"阴"改变为矛盾主要方面的情况下产生的。但这不能否认《内经》时代条件下的"阳主阴从"。

6. "阴中有阴，阳中有阳。平旦至日中，天之阳，阳中之阳也；日中至黄昏，天之阳，阳中之阴也；合夜至鸡鸣，天之阴，阴中之阴也；鸡鸣至平旦，天之阴，阴中之阳也，故人亦应之。夫言人之阴阳，则外为阳，内为阴；言人身之阴阳，则背为阳，腹为阴；言人身脏腑中阴阳，则脏者为阴，腑者为阳。肝、心、脾、肺、肾五脏皆为阴；胆、胃、大肠、小肠、膀胱、三焦、六腑皆为阳……故背为阳，阳中之阳，心也；背为阳，阳中之阴，肺也；腹为阴，阴中之阳，肝也；腹为阴，阴中之阴，肾也；腹为阴，阴中之至阴，脾也。此皆阴阳、表里、内外、雌雄相输应也，故以应天之阴阳也。"（《素问·金匮真言论篇》）

【读经感悟】

此言阴阳中再分阴阳。人与天地相应，天之昼夜阴阳，"阴中有阴，阳中有阳"，阴阳中可再分阴阳，人为一小天地，故应之表里内外之阴阳，也是"阴中有阴，阳中有阳"，阴阳中可再分阴阳。《周易》中太极生两仪，两仪生四象，四象生八卦，乃至衍生为六十四卦的卦图，很直观地描述了阴阳中复有阴阳的道理。

（二）阴阳变化基本规律

1. "阴胜则阳病，阳胜则阴病。"（《素问·阴阳应象大论篇》）

【读经感悟】

此言阴阳二者的相互制约。

2. "阴在内，阳之守也；阳在外，阴之使也。"（《素问·阴阳应象大论篇》）

【读经感悟】

此言阴阳二者的相互依存。

3. "万物之外，六合之内，天地之变，阴阳之应，彼春之暖，为夏之暑，彼秋之忿，为冬之怒。"（《素问·脉要精微论篇》）

【读经感悟】

此言阴阳二者消长变化的量变过程。

4. "四时之变，寒暑之胜，重阴必阳，重阳必阴。故阴主寒，阳主热。故寒甚则热，热甚则寒。故曰：寒生热，热生寒，此阴阳之变也。"（《灵枢·论疾诊尺》）

【读经感悟】

此言阴阳二者的相互转化的质变过程。这种转化是在"重""甚"的情况下发生的，也就是阴或阳发展至极之时所发生的变化，此即《素问·天元纪大论篇》所言"物生谓之化，物极谓之变"。"极"是由"渐"发展而来，因此在阴阳转化之前是经历一段阴阳消长过程的，即"阴阳消长"到"极"的程度，则由量变发展到质变而"阴阳转化"，故"重阴必阳，重阳必阴""寒甚则热，热甚则寒"。

5. "清阳为天，浊阴为地；地气上为云，天气下为雨；雨出地气，云出天气。"（《素问·阴阳应象大论篇》）

【读经感悟】

此言天地阴阳之气的运动变化。本条经文所述实为《易经》中泰卦（☷）之象。乾下坤上。乾为天，坤为地，乾体在下而主升，坤体在上而主降，此示天地阴阳之气相互交通之象。故《象》曰："天地交，泰。"《象》亦曰："天地交而万物通也。"此言阴阳交合的重要意义。另外，《素问·六微旨大论篇》所言"升已而降，降者谓天；

降已而升，升者为地。天气下降，气流于地；地气上升，气腾于天"，也是此意。

以上诸条经文所阐述的阴阳变化，在《周易》双鱼形太极图中可简明直观的表达。

（三）三阴三阳开阖枢

1. "阴阳之气各有多少，故曰三阴三阳也。"（《素问·天元纪大论篇》）

2. "阴阳之三也……气有多少，异用也。阳明……两阳合明也。厥阴……两阴交尽也。"（《素问·至真要大论篇》）

【读经感悟】

以上2条经文言三阴三阳。阴阳的运动变化是永恒的，其中阴阳转化是质的变化，而阴阳消长则是量的变化。《易经》"太极生两仪，两仪生四象"中，已将阴阳多少用太、少进行了2个级别的标识；而"四象生八卦"，则进一步用爻符将阴阳多少进行了3个级别的标识而有8种变化。若再细化，八卦相重而成六十四卦，则可将阴阳多少进行6个级别的标识而有64种变化，更好地反映了阴阳消长乃至阴阳转化的过程。此所言之"三阴三阳"及"阴阳之三"，应当属于阴阳多少的3个级别。三阳是在太阳、少阳之间加入阳明，故曰"两阳合明"，按阳气多少为序，少阳为一阳、阳明为二阳、太阳为三阳。三阴是在太阴、少阴之外加入厥阴，故曰"两阴交尽"，按阴气多少为序，太阴为三阴、少阴为二阴、厥阴为一阴。

3. "是故三阳之离合也，太阳为开，阳明为阖，少阳为枢。……是故三阴之离合也，太阴为开，厥阴为阖，少阴为枢。"（《素问·阴阳离合论篇》）

【读经感悟】

此言三阴三阳开阖枢。开阖枢理论是一种象思维的产物，它是借用居室的门扇系统来形象地说明人体三阴三阳功能特点的。三阴三阳分别是两道门。三阳是外门向外开，开则通达于外，阖则关闭于内，枢为门轴，可转枢内外。太阳为开故主表，阳明为阖故主里，少阳为枢故主疏通表里。三阴为内门向内开，开则进入阴分，故太阴为三阴而主开；阖则无力于开，故厥阴为阴之尽而主阖；枢为开阖之转枢，故少阴为二阴居二者之中而主枢。人体十二经脉循行分布及《伤寒论》六经病理特点，都充分说明了开阖枢理论的临床意义。

对于三阴的开阖枢，也有人从《伤寒论》厥阴病证治的角度，提出"厥阴为枢"的不同观点。厥阴为"两阴交尽"，当属阴尽转阳之时，因此应为由阴出阳之转枢，厥阴病中常见阴阳错杂之证便为明证。若从门扇系统的象来看，"厥阴为枢"这扇门应该是人体内外阴阳转枢之大门，至少是三阴之内门未阖而转枢出内门之外、外门之内过渡地带的情况。

（四）阴阳学说在中医学的运用

1. "清阳出上窍，浊阴出下窍；清阳发腠理，浊阴走五脏；清阳实四肢，浊阴归六腑。"（《素问·阴阳应象大论篇》）

【读经感悟】

此用阴阳学说阐述人体内物质代谢过程。饮食入胃化生水谷之气分为清浊，其清气为阳、浊气为阴。阳主升、主外，故清阳之气"出上窍""发腠理""实四肢"；阴主降、主里，故浊阴之气"走五脏""归六腑"，代谢废物"出下窍"而排出体外。

2. "阴者藏精而起亟也，阳者卫外而为固也。"（《素问·生气通天论篇》）"阴在内阳之守也，阳在外阴之使也。"（《素问·阴阳应象大论篇》）

【读经感悟】

此以阴阳学说阐述人体生理功能。机体卫外抗邪的功能称之为"阳"，五脏藏精化气的功能称之为"阴"。"亟"，《说文》释之"敏疾也"，敏捷、急速之义。阴者精气也，作为物质基础，机体在应急情况下可快速反应提供于阳而行使其"卫外而为固"的功能，故曰"阴者藏精而起亟也"。也就是说阳气的卫外功能是以阴气为物质基础的，故张介宾直接将"亟"释之为"气"。阴在内"藏精起亟"为物质基础，阳在外"卫外为固"为功能活动，二者相互依存、相互为用，此即所谓"阴在内阳之守也，阳在外阴之使也"。

3. "凡阴阳之要，阳密乃固，两者不和，若春无秋，若冬无夏，因而和之，是谓圣度。故阳强不能密，阴气乃绝，阴平阳密，精神乃治，阴阳离决，精气乃绝。"（《素问·生气通天论篇》）

【读经感悟】

此言阴阳调和对生命的重要意义。"阴阳之要，阳密乃固"，强调了阳在阴阳调和中的主导作用；"因而和之，是谓圣度"，强调了阴阳调和的重要性。"阴平阳密"是最佳的生理状态，而"阴阳离决"则是生命的终结，因而强调了阴阳调和对生命的重要意义。

4. "阳气者若天与日，失其所则折寿而不彰。故天运当以日光明，是故阳因而上，卫外者也。"（《素问·生气通天论篇》）

【读经感悟】

此言阳气对生命的重要意义。人身之阳气对于生命的重要性，如同"天运当以日光明"，因此日常生活及疾病防治中，都应当注意固护阳气，否则"折寿而不彰"。从仲景《伤寒论》的理法方药中，可见受其影响颇大，这也是后世"扶阳学派"的理论渊薮。

5. "善诊者，察色按脉，先别阴阳。"（《素问·阴阳应象大论篇》）

【读经感悟】

此言阴阳学说在诊断学中的运用。疾病的本质是阴阳失调，因此疾病的治疗就是"谨察阴阳所在而调之，以平为期"。所以疾病的诊断，不论望诊还是切诊，首要的都是"先别阴阳"。

6. "阳为气，阴为味……阴味出下窍，阳气出上窍。味厚者为阴，薄为阴中之阳；气厚者为阳，薄为阳中之阴。味厚则泄，薄则通；气薄则发泄，厚则发热……气味辛甘发散为阳，酸苦涌泄为阴。"（《素问·阴阳应象大论篇》）

【读经感悟】

此言药物气味之阴阳。药物的气味不同关乎药物的功能有异。其气味可用阴阳来概括，因气清轻而味重浊，故"阳为气，阴为味"；阴主降、阳主升，故"阴味出下窍，阳气出上窍"。气味有厚薄，阴阳中可再分阴阳，故"阴为味"中"味厚者为阴，薄为阴中之阳"，"阳为气"中"气厚者为阳，薄为阳中之阴"。药物的气味厚薄，其功能不同，味厚者为阴中之阴，其性重浊沉降而主泄下，味薄者沉降之力稍逊而主通利；气厚者为阳中之阳而性热，气薄者热不盛而专主发泄。总之，气味辛甘之品因具有发散的作用故为阳，气味酸苦之品因具有涌泄作用故为阴。本条经文，可视为中药学四气五味理论之渊薮。

7. "人有阴阳……有太阴之人、少阴之人、太阳之人、少阳之人、阴阳和平之人。凡五人者，其态不同，其筋骨气血各不等。"（《灵枢·通天》）

【读经感悟】

此言阴阳五态人格分类。运用阴阳理论进行五态人格分类，其方法是按阴阳之气多少，将人格特征及所表现的行为举止、体态神情，以及体质特点等结合起来，归纳为太阴、少阴、太阳、少阳及阴阳和平5个类型。中国中医科学院薛崇成先生及杨秋莉研究员，遵此已研发出适合当今社会、符合中国国情的"五态性格测验量表"（简称"DY量表"），应用于心理测量中，这是迄今为止得到公认的第一个本土化的心理测量量表。

二、五行

（一）五行概念及归类

1. "东方生风，风生木……南方生热，热生火……中央生湿，湿生土……西方生燥，燥生金……北方生寒，寒生水……"（《素问·阴阳应象大论篇》）

2. "东方青色，入通于肝……；南方赤色，入通于心……；中央黄色，入通于脾……；西方白色，入通于肺……；北方黑色，入通于肾。"（《素问·金匮真言论篇》）

【读经感悟】

以上2条经文言五行及其归类。五行，是指以木、火、土、金、水五种物质属性所代表的事物之间的运行变化。五行属性，分别为"水曰润下，火曰炎上，木曰曲直，金曰从革，土曰稼穑"。（《尚书·洪范》）以这五种属性取象比类，可将天地人万事万物分别归类于五行之中，称之为"五行归类"。总结《素问·阴阳应象大论篇》和《素问·金匮真言论篇》这两段经文全文，可将五行归类按天、地、人三个系列归纳整理如下：

天之五行

	木	火	土	金	水
时令	春	夏	长夏	秋	冬
气候	风	暑	湿	燥	寒
五音	角	徵	宫	商	羽
五星	岁星	荧惑星	镇星	太白星	晨星
生成数	3+5=8	2+5=7	5+5=10	4+5=9	1+5=6

地之五行

	木	火	土	金	水
五方	东	南	中	西	北
五畜	鸡	羊	牛	马	彘
五谷	麦	黍	稷	谷	豆
五色	青	赤	黄	白	黑
五味	酸	苦	甘	辛	咸
五臭	臊	焦	香	腥	腐

人之五行

	木	火	土	金	水
五脏	肝	心	脾	肺	肾
官窍	目	耳（舌）	口	鼻	二阴（耳）
五体	筋	脉	肉	皮毛	骨
五声	呼	笑	歌	哭	呻
五液	泪	汗	涕（涎）	唾（涕）	涎（唾）
五志	怒	喜	思	忧（悲）	恐
变动	握	忧	哕	咳	慄
病位	颈项（头）	胸胁	脊	肩背	腰股（四肢）
腑	胆	小肠	胃	大肠	膀胱

关于人之五脏与五行的配属关系，古文《尚书》与此不同，其为脾木、肺火、心土、肝金、肾水。今文《尚书》及《内经》则为肝木、心火、脾土、肺金、肾水，这一配属一直延续于今。

从系统论的观点，人是一个有机的复杂巨系统，这个系统不是封闭而是开放的。《内经》的五行归类，就是将这一开放到天地人的巨系统，归纳整合为木、火、土、金、水五个子系统（简称为"五行系统"），系统内"其气相通"，系统间"生克制化"。这一五行系统充分体现了人与天地相应、与社会相关的整体观思想，对中医养生保健、疾病诊治都具有重要的指导意义。

（二）五行变化基本规律

1. "春胜长夏，长夏胜冬，冬胜夏，夏胜秋，秋胜春，所谓得五行时之胜，各以气命其脏。"（《素问·六节藏象论篇》）

【读经感悟】

此以一年五季的变化为例，言五行相克的规律。五行之间相互资助又相互制约，以维持事物运动变化的稳态发展。五行相互资助谓之相生，即木生火、火生土、土生金、金生水、水生木；五行相互制约谓之相克，又谓之相胜，即木克土、土克水、水克火、火克金、金克木。春属木其气通于肝，夏属火其气通于心，长夏属土其气通于脾，秋属金其气通于肺，冬属水其气通于肾，故"春胜长夏"而肝木克脾土，"长夏胜冬"而脾土克肾水，"冬胜夏"而肾水克心火，"夏胜秋"而心火克肺金，"秋胜春"而肺金克肝木。此即所谓"得五行之胜，各以气命其脏"。五行生克从文字言之，似一圆形封闭结构之循环往复，因此有人批判其为没有发展之"机械唯物论"，但从其源头"河图洛书"中可窥其为螺旋式前进的内涵，因此五行生克并不是一种封闭的循环往复。

2. "心之合脉也，其荣色也，其主肾也。肺之合皮也，其荣毛也，其主心也。肝之合筋也，其荣爪也，其主肺也。脾之合肉也，其荣唇也，其主肝也。肾之合骨也，其荣发也，其主脾也。"（《素问·五藏生成篇》）

【读经感悟】

此言五脏所合五体及五脏精气之外荣，也为五行归类之内容。其"主"，乃指克我之胜者，故本条经文又言五脏相互制胜之规律。

3."亢则害，承乃制。制则生化，外列盛衰；害则败乱，生化大病。"（《素问·六微旨大论篇》）

【读经感悟】

此言五行之间的"亢害承制"。五行之间的生克承制，是人与天地所共同具有的自稳调节机能，在天地以维持自然界的正常变化，在人体以维持正常的生命活动。自然灾害和疾病的发生，皆是这一自稳调节机能被破坏的结果。

4."木得金而伐，火得水而灭，土得木而达，金得火而缺，水得土而绝，万物尽然，不可胜竭。"（《素问·宝命全形论篇》）

【读经感悟】

此言五行相克之结果。从经文的表述上可看出多为被克者受抑的情况，但也有受益者，如"土得木而达"。在人体脾为土、肝为木，脾的健运有待肝气之疏达以免壅滞，当然肝木过旺克伐脾土以致肝脾不和者又当属受抑者。

5."气有余，则制己所胜而侮所不胜；其不及，则己所不胜侮而乘之，己所胜轻而侮之。"（《素问·五运行大论篇》）

【读经感悟】

此言五行之相乘相侮。相乘，过分的制约；相侮，反克之谓。五行之乘侮，皆为不正常的变化，在自然界可造成异常的气候变化，在人体可成为五脏失调发病之因由。

（三）五行学说在中医学的运用

1."五脏受气于其所生，传之于气所胜，气舍于其所生，死于其所不胜。病之且死，必先传行，至其所不胜，病乃死。此言气之逆行也，故死。"（《素问·玉机真脏论篇》）

2."夫邪气之客于身也，以胜相加，至其所生而愈，至其所不胜而甚，至于所生而持，自得其位而起。必先定五脏之脉，乃可言间甚之时、死生之期也。"

（《素问·脏气法时论篇》）

3. "因不知合之四时五行，因加相胜，释邪攻正，绝人长命。"（《素问·离合真邪论篇》）

【读经感悟】

以上3条经文皆言运用五行生克乘侮阐释疾病的传变与预后。由于五脏之间具有五行生克乘侮的关系，所以某脏受病可影响它脏，此即所谓疾病的传变。疾病按正常的生克顺序而传，即"五脏受气于其所生，传之于其所胜"，此谓之顺传，如母病及子、肝病传脾等。反此则为逆传，即"气舍于其所生，死于其所不胜"，如子病传母、脾病传肝等。

人与天地相应，在五行系统中疾病的发展变化与预后，与天时也有着密切的关系，即所谓"以胜相加"。病至其所生之时愈，至其所不胜之时甚，至其生我之时病情稳定，至其自旺之时好转。如《素问·脏气法时论篇》所言"病在肝，愈于夏；夏不愈，甚于秋；秋不死，持于冬；起于春"，这是一年四时"以胜相加"；"肝病者，愈在丙丁；丙丁不愈，加于庚辛；庚辛不死，持于壬癸；起于甲乙"，这是一旬十干日"以胜相加"；"肝病者，平旦慧，下晡甚，夜半静"，这是一日四时"以胜相加"。若不知此四时五行"以胜相加"之理，而误以"因加相胜"，则可造成"释邪攻正"的不良后果。当然对于某些猝发的急性病，则不必拘泥于此而影响及时治疗，故《素问·玉机真脏论篇》曰："然其卒发者，不必治于传，或其传化有不以次。"

4. "天地之间，六合之内，不离于五，人亦应之……五五二十五人……先立五行金木水火土，别其五色，异其五形之人，而二十五人具矣。"（《灵枢·阴阳二十五人》）

【读经感悟】

此言五行学说运用于人格分类。这种人格分类的特点是运用五行归类的方法，将体质形态与人格结合起来，划分为木、火、土、金、水五种类型，指出各类型之间肤色、体形、性格，以及对季节时令适应性等方面的差异。然后又将每一类型按所禀五行之气的偏全，再用相应的五音变化细分成5个亚型，合之共有25种类型，即所谓"阴阳二十五人"。

摄

生

一、预防发病

1. "正气存内，邪不可干"（《素问遗篇·刺法论篇》）；"邪之所凑，其气必虚"（《素问·评热病论篇》）。

【读经感悟】

此言正气是预防疾病之关键。"正气"是指机体卫外抗邪和对外界环境变化的调节适应能力，"邪"是指外界所存在的一切致病因素的总称。本条经文从发病学的角度，强调人身正气强弱是发病与否的关键，所以预防疾病最重要的就是固护正气。

2. "风雨寒热不得虚，邪不能独伤人。卒然逢疾风暴雨而不病者，盖无虚，故邪不能独伤人。"（《灵枢·百病始生》）

【读经感悟】

此再论正气是防病之关键。人体正气强弱是发病与否的决定因素，而邪气则只是发病的一个条件，邪气必须在机体正虚不能抵御其侵袭的情况下，才能"客"于人体，使之产生各种病理反应而发病。否则，即使邪气存在也不能致病，故曰："风雨寒热不得虚，邪不能独伤人。卒然逢疾风暴雨而不病者，盖无虚，故邪不能独伤人。"上一条经文"正气存内，邪不可干""邪之所凑，其气必虚"，即是用简洁朴素的语言概括了这一观点。

二、扶正辟邪

1. "夫上古圣人之教下也，皆谓之虚邪贼风，避之有时，恬淡虚无，真气从之，精神内守，病安从来。是以志闲而少欲，心安而不惧，形劳而不倦。"（《素问·上古天真论篇》）

【读经感悟】

此言《内经》发病学思想在养生防病中的运用。本条经文提出了固守正气、避其邪气的养生防病原则，尤其强调了"恬淡虚无"精神调养的重要性。

"恬淡虚无，真气从之，精神内守，病安从来"，这是中医养生的名句。"恬淡虚无"是指内无所营、外无所逐的无欲无求的心理状态，但这是不符合世俗之人生活实际的，因为最基本的生理需求和社会需求是任何人也避免不了的。《内经》虽将道家的"虚无"思想应用于养生学中，提出了"恬淡虚无"的命题，但具体诠释则为"志闲而少欲"，道家始祖老子也强调"见素抱朴，少私寡欲"（《道德经》），因此"恬淡虚无"实际就是"少私寡欲"，这是符合客观实际，是人们可以做到的。少私，即减少私心杂念；寡欲，就是节制、降低对名、利、色、物等的欲念。"少私寡欲"，正确对待各种需求，这才有利于养生。

减少私心、降低欲念可使心地坦然，心情舒畅，因而心神宁静，气血调和，有利于健康长寿，此即《养性延命录》所云："神静则寿，躁则夭。"北宋大相国寺佛印和尚曾在禅房墙壁题诗曰："酒色财气四堵墙，人人都在里面藏，若能跳出墙外去，不是神仙寿也长。"可见佛家养生也强调"少私寡欲"，认为少私寡欲可健康长寿，私心太重，嗜欲不止，则有损于健康长寿。道家《太上老君养生诀》中，明确指出养生要除"六害"："一者薄名利，二者禁声色，三者廉货财，四者损滋味，五者除佞妄，六者去妒忌。"六害不除，万念扰心，心神不得安宁，形神皆受伤害，所以为了健康长寿必须要知晓"六害"对健康的损害而铲除之。人的欲望是无止境的，知足是少私寡欲的关键。不知足，个人需求欲望过高，与客观现实矛盾，则产生不良情绪，影响身心健康。故曰"祸莫大于不知足，咎莫大于欲得，故知足之足，常足矣"（《老子》）；"志不贪故所欲皆顺，心易足故所愿必从，以不异求，故无难得也"（《黄体内经素问王冰注》）。

少私寡欲的养生作用，不仅是通过神静心安来实现，更进一步可通过解放元神而获得更大的效益。"元神"原与先天与生俱来，与后天所染日渐发展的"识神"相互对立统一于人身之神中。二者一为无思无虑自然虚灵，一为有思有虑灵而不虚。生后识神日强而压抑、屏蔽元神，以致"元性微而质性彰"。元神是生命之根，是与生俱来的生命活动的主宰，是生命所具有的本能活动力的能源，是生命潜能之所在，从心理学角度也可看作是心理潜能。这是在生命进化过程中由祖辈所遗传下来的适应自然、适应社会、调适自身的内在机制，是维持人与天地相应、人与社会和谐、自身阴阳协调的根本所在。因此解放元神可激发人体心理潜能，调节脏腑经络、气血阴阳，使之阴平阳秘，从而使机体处于最佳功能状态。元神之所以被屏蔽和压抑，是由于识神过强，其中在后天出于私心所产生的各种欲念（道家又称为"欲神"）是其主要力量，所以为使元神获得解放，就必须少私寡欲。清静无为、少私寡欲，这是道家思想，也是儒家修德、佛家修禅的基本的入门功夫。人本主义心理学派代表人物马斯洛，在论述创造性心理潜能时也非常推崇这种道家精神，认为道家"清静无为"的生活态度是激发创造性心理潜能的一种力量，尤其"在创造力的原发期或灵感期，某种程度的接受性、非干扰或'无为'是关键特性，而且从理论上和动力学上来看，它们是必不可少的"（《自我实现的人》）。

2. "贼风数至，暴风数起，天地四时不相保，与道相失，则未央绝灭。唯圣人从之，故身无奇病，万物不失，生气不竭。"（《素问·四气调神大论篇》）

3. "风者百病之始也，清静则肉腠闭拒，虽有大风苛毒，弗之能害，此因时之序也。"（《素问·生气通天论篇》）

【读经感悟】

以上2条经文言人与天地相应的整体观思想指导防病养生，强调防病养生必须要"因时之序"，此为防病养生之道，不可"与道相失"。"风者百病之始"，阐述了风邪致病的多发性和多样性。由于风邪能行能散的特点，可作为外邪伤人之先驱，或成为其他诸邪的载体而侵犯人体，诱发多种疾病，如风寒、风热、风温、风湿、风痰等，故应防范之。

三、养生之道

1. "其知道者，法于阴阳，和于数术，食饮有节，起居有常，不妄作劳，故能形与神俱，而尽终其天年，度百岁乃去。"（《素问·上古天真论篇》）

【读经感悟】

此言《内经》养生之道。"道",《辞源》释之曰:"古代唯物主义者用以指事物的普遍规律。"从这段经文的内容可见,"其知道者"之"道"明显指的是"养生之道",即养生的普遍规律。这是《内经》诸多篇章有关养生论述中最精辟、最完善的一段经文,高度概括了《内经》的养生学思想和方法,包括养生的目标、指导思想,养生大法及具体要求等。

"尽终其天年",这是养生的终极目标。天年,是指天地自然所赋予人的年寿,即人健康无病自然死亡的寿限。中国古代养生家、医学家在长期养生防病实践中对天年有了较明确的认识。天年为多少?本条经文指出"尽终其天年,度百岁乃去",这就是说天年应过百岁。《尚书·洪范篇》更明确指出"寿,百二十岁也",《养生论》亦说"上寿百二十岁,古今所同"。德国著名学者H.Franke在1971年也曾提出:"如果一个人既未患过疾病,又未遭到外源性因素的不良作用,则单纯性高龄老衰要到120岁才出现生理性死亡。"虽然他的认识与我国古人不谋而合,但却晚两三千年之多。现代科学对人类寿命的研究,从理论上认为也应在百岁以上(100~175岁)。人类历史的大量资料以及当代的长寿调查资料也证实,活过百岁的人绝非罕见。因此《内经》所言"尽终其天年,度百岁乃去"是可信的,只要注意养生,这一目标是可以达到的。天年之"天",除指天地自然外还有"先天"的含义。《灵枢·本神》云"天之在我者德也,地之在我者气也,德流气薄而生者也",这是指天地自然所赋予的生命;而"生之来谓之精,两精相搏谓之神",则是指先天父母阴阳之精相互媾和形成的生命。先天禀赋对天年寿限的长短是有一定影响的,虽然天年应在百岁以上,但不同个体因其禀赋不同也是有所差异的。生长壮老已,这是生命运动发展的规律,人世间不存在长生不老的"神仙"。人的生命是有终点的,"尽终其天年"即明确指出了这个终点就是每个人的"天年",这是不随人的主观意志而改变的客观规律。在人生旅途中能否走到这个终点,就在于是否知晓并认真遵循养生之道。"其知道者"不去消乏天地自然所赋予的年寿,这样才能"尽终其天年"。所以作为养生的终极目标,长生不老固不可取,延年益寿也不确切,寿享天年才是可实现的。当然,由于先天禀赋对天年的影响,通过"后天养先天"，还是可以"延年益寿"到达生命终点，而"尽终其天年"。"形与神俱"，这是《内经》形神合一生命观在养生学中的具体体现，也是养生的指导思想。《内经》认为，生命是"形神合一"的统一体，"形神合一"是生命的基本特征。其中形为生命之基，神为生命之主，神本于形而生，依附于形而存，而形质的化生又有赖于神所主导的人体气化活动，因此形神二者须臾不能离，二者的对立统一便构成了生命的整体。故张介宾释之曰："形者神之体，神者形之用；无神则形不可活，无形则神无以生"，"人禀天地阴阳之气以生，借血肉以成其形，一气周流于其中以成其神，形神俱备，乃为全体。"（《类经》）"形与神俱"，这是健康生命体的基本条件，因此养生就要在这一思想指导下"形神共养"，以达到二者的统一。养生的方法虽然很多，但归纳起来不外为两大类，即养形与养神。养形，如饮食调养、药膳食补、起居劳逸、运动锻炼等；养神，如调情怡志、恬淡虚无、气功入静、修德养性等。二者虽方法不同，各有侧重，但由于形与神之间相辅相成，故守神即可全形，保形亦可全神，因此皆有"形神共养"之功。其中养神尤为重要，《素问·灵兰秘典论篇》曰："心者，君主之官，神明出焉……主明则下安……以此养生则寿。"故养心调神可"神明形安"。这些方法都是在"形与神俱"的生命整体观思想指导下，通过"形神共养"以达"尽终其天年"的养生目标。

"法于阴阳，和于术数"，这是养生的基本大法。《素问·阴阳应象大论篇》曰："阴阳者，天地之道也，万物之纲纪，变化之父母，生杀之本始，神明之府也。"阴阳为宇宙万物运动变化的总规律，人的生命运动也摆脱不了这一规律。阴阳运动变化，其基本规律是相互制约、相互依存（互根）、相互消长、相互转化。人体是一个阴阳对立统一的有机整体，阴阳协调，则脏腑气血调和，精充神旺，形神俱健，这就是生命的健康态；若阴阳失调，则脏腑气血不和，气机逆乱，诸病丛生，这就是生命的疾病态；若脏腑阴阳气血已不和，但尚未发病（未病），这就是生命的亚健康态。因此，阴阳协调是《内经》最基本的健康观。"阴平阳秘，精神乃治；阴阳离决，精气乃绝"，维护阴阳协调，使人体处于"阴平阳秘"的最佳状态，这是《内经》养生的基本原则。"法于阴阳"，除了强调机体自身的阴阳协调外，还要取法于天地阴阳变化。人与天地相应，天地阴阳变化必然要影响人身之阴阳，因此养生还应法天地阴阳来调节机体阴阳以适应之，故《素问·四气调神大论篇》曰："夫四时阴阳者，万物之终始也，死生之本也，逆之则灾害生，从之则苛疾不起，是谓得道。""法于阴阳"，在原则上指出了养生的基本大法，但在具体操作上还要"和于术数"。术，方法、手段；数，气数。宇宙万物本原于气，"既有其气，亦必有其数，数非气不行，气非数不立"（《类经图翼·气数统论》）。气数乃指气化之规律，所以"术数"可理解为符合气化规律的方法和手段。这就是说，《内经》的养生之道，在"法于阴阳"的原则下，还需要运用正确合理的技术方法和手段（如气功等）来调和。正如唐代王冰所注："夫阴阳者，天地之常道；术数者，保生之大伦。故修养者必谨先之。"

"食饮有节"，这是养生的第一要务。"民以食为天"，饮食是维持生命的第一需求。但食能养人，亦能伤人，与"水能浮舟，亦能覆舟"同理，成败关键在于一个"节"字，因此"食饮有节"则成为养生的第一要务。这个观点早在《易经》中就有所体现，颐卦（☲）之象上艮下震，艮山为止，震雷为动，颐为下颌，下颌运动则口腔开合，或言语，或进食。孔子观此作《象》曰："君子以慎言语、节饮食。"慎言语以养德，节饮食以养身，故曰："颐，养也。""食饮有节"是饮食养生的基本要求，饮食入胃化生水谷之精气，精充气足则神旺，故《灵枢·平人绝谷》曰："神者，水谷之精气也。"因此饮食养生不仅是养形，还兼有养神之功。"食饮有节"之"节"，至少有两重含义。一是"节制"之节，如《内经》所谓"饮食自倍，肠胃乃伤"，就是告诫饮食要有所节制，不可过量，暴饮暴食损伤肠胃。当然过饥也有损于身体，"谷不入半日则气衰，一日则气少矣"。《内经》又曰"膏粱厚味，足生大丁"，这是告诫对肥甘油腻的饮食也要有所节制，否则蕴积生热而发疮疡等疾。除饮食有所节制外，"食饮有节"之"节"还有"调节"之义。饮食养生应对饮食有所调节，如合理调配、寒温调适、五味调和等。《素问·藏气法时论篇》曰："五谷为养，五果为助，五畜为益，五菜为充，气味合而服之，以补精益气。"讲的是谷肉果菜合理调配，以使饮食营养丰富而全面。遵"寒者热之，热者寒之"阴阳调和之理，进食之温凉、食材之寒热，也要根据体质及季节的阴阳，做到寒温调适。自古即有"药食同源"之说，食物同药物一样也有"四气五味"之别，饮食调节不仅寒热温凉四气调适，也应做到五味调和。酸苦甘辛咸五味各入五脏，对人体各有不同的作用，五味调则五脏和，这才有利于健康长寿，故《素问·生气通天论篇》曰："谨和五味，骨正筋柔，气血以流，腠理以密，如是则骨气以精，谨道如法，长有天命。"因"药食同源"，很多药物本身就是食物，所以饮食调节还可将药物与食物相互配合而组成"药膳"，食借药力，药助食威，不仅可祛病疗疾，也可养生保健。

"起居有常"，强调养生必须要生活规律。起居，包括起卧作息和日常生活的安排。"起居有常"，就是要求人们日常生活要有规律，并且要符合自然规律和人体生理常度。清代张志聪注曰："起居有常，养其神也……夫神气去，形独居，人乃死。能调养其神气，故能与形俱存，而尽终其天年。"起居有常具有调神养生的作用。合理作息，起卧有时，睡眠充足则神气得养，精力充沛，形神俱健，寿享天年。反之，若起居失调，作息失常，影响睡眠，可使神气被扰，脏腑功能紊乱，以致形神俱伤，不能"尽终其天年"。"日出而作，日入而息"，这是古人所总结的最基本的生活作息规律，因其符合生命运动的阴阳之道，所以是合理的。"人与天地相应"，人们的起卧只有与天地自然的阴阳消长变化相适应，才能使人体阴阳变化保持相对稳定的协调状态，这才有益于健康长寿。《素问·生气通天论篇》曰："阳气者一日而主外，平旦人气生，日中而阳气隆，日西而阳气已虚，气门乃闭。是故暮而收拒，无扰筋骨，无见雾露，反此三时，形乃困薄。"阳主动、阴主静，一日之中昼为阳、夜为阴，故应当晨起夜卧以应一日之阴阳变化，否则形神俱伤。"春夏为阳，秋冬为阴"，一年之中起卧之早晚还应随四时阴阳消长而调整，故《素问·四气调神大论篇》指出："春三月……夜卧早起，广步于庭""夏三月……夜卧早起，无厌于日""秋三月……早卧早起，与鸡俱兴""冬三月……早卧晚起，必待日光"。"起居有常"的内涵，除起卧有时外，其"居"还应当包括居室、寝具等，这些都应符合养生的要求。

"不妄作劳"，强调养生要劳逸适度。劳，包括形劳、神劳和房劳。《内经》养生之道，要求在这三方面都不能过劳。关于形劳，是指形体的过度劳作。形体的适当活动是有益于健康的，正如《吕氏春秋》所云："流水不腐，户枢不蠹，动也。形气亦然，形不动则精不流，精不流则气郁。"《养性延命录》也说："人体欲得劳动，譬如户枢，终不朽也。"但劳役过度，则有害于健康。《庄子·刻意》曰："形劳而不休则弊，精用而不已则劳，劳则竭。"精竭形弊是导致内伤虚损的重要病因，因此"养生以不伤为本"（《抱朴子》），要做到劳逸适度，即《素问·上古天真论》篇所言"形劳而不倦"。《素问·宣明五气篇》指出"五劳所伤"，谓："久视伤血，久卧伤气，久坐伤肉，久立伤骨，久行伤筋。"其中"久卧伤气""久坐伤肉"，实际是指过度安逸而言。《类经》释之曰："久卧则阳气不伸，故伤气；久坐则血脉滞于四体，故伤肉。"贪逸无度，气机郁滞，同样可以致病。因而"不妄作劳"不是不劳，强调的是劳逸适度。关于神劳，是指精神过用，如过度用脑、过度用情等。尤其七情过度，伤神扰气动形，这是内伤病的重要致病因素。情由欲所生，由心所主、神为用，七情过度则神过用而劳，故《内经》养生强调"恬淡虚无"以少私寡欲；"志闲而少欲，心安而不惧"以淡泊宁静。因"喜则气和志达，营卫通利"，故应当乐观豁达。过度用脑也可致神劳而耗精血，但脑又不可不用。汉代司马迁说："精神不用则废，多用则疲，疲则不足。"说的就是用脑的科学性。脑宜用，但不宜过用，过用与不用都有损于脑，用脑应以适宜为度，要懂得合理用脑，否则耗神伤精，反而促人早衰。合理用脑，还要注意不要滥用，不要为名利、地位、金钱、美色去费脑耗神，对此应保持淡泊宁静，这样才能在用脑上有动有静，动静和谐，有益于健康长寿，如此才堪称"智者寿"。关于房劳，指的是房事过度。房事过度，伤肾耗精。"精者，身之本也"（《素问·金匮真言论篇》），精是生命的重要物质基础，精气的盛衰直接影响着人的衰老过程。适当的节欲即可保精，精充气足而神旺，故能"积精全神"以延缓衰老。若纵欲不羁，"以欲竭其精，以耗散其真，不知持满……故半百而衰也"（《素问·上古天真论篇》）。但节欲并不是禁欲，《孟子》曰"食、色，性也"，《礼记》谓"饮食男女，人之大欲存焉"。性欲乃人类的天性，男女相合符合天地阴阳之道，禁欲不交不仅违背自然规律，也违背天性和生理规律，反而有损健康。故《千金方》云："男不可无女，女不可无男。"《三元延寿参赞书》亦云："男女居室，人之大伦，独阳不生，孤阴不成，人道有不可废者。"因此房劳不可妄，是指欲不可纵，亦不可禁。

由此可见，《素问·上古天真论篇》所总结的养生之道，高度而全面地概括了《内经》的养生学思想，自古以来一直指导着养生实践，至今仍具有现实意义。

2. "春三月，此谓发陈，天地俱生，万物以荣，夜卧早起，广步于庭，被发缓形，以使志生，生而勿杀，予而无夺，赏而无罚，此春气之应，养生之道也。逆之则伤肝，夏为寒变，奉长者少。"

3. "夏三月，此谓蕃秀，天地气交，万物华实，夜卧早起，无厌于日，使志无怒，使华英成秀，使气得泄，若所爱在外，此夏气之应，养长之道也。逆之则伤心，秋为痎疟，奉收者少，冬至重病。"

4. "秋三月，此为容平，天气以急，地气以明，早卧早起，与鸡俱兴，使志安宁，以缓秋刑，收敛神气，使秋气平，无外其志，使肺气清，此秋气之应，养收之道也。逆之则伤肺，冬为飧泄，奉藏者少。"

5. "冬三月，此谓闭藏，水冰地坼，无扰乎阳，早卧晚起，必待日光，使志若伏若匿，若有私意，若已有得，去寒就温，无泄皮肤，使气亟夺，此冬气之应，养藏之道也。逆之则伤肾，春为痿厥，奉生者少。"（《素问·四气调神大论篇》）

【读经感悟】

以上4条经文皆出自《素问·四气调神大论篇》，讲的是遵循春夏秋冬四时之气的阴阳变化进行养生的道理，强调了"阴阳四时者，万物之终始也，死生之本也，逆之则灾害生，从之则苛疾不起。""调神"，即调养精神。篇名之所以名曰"调神"，一是突出了调养精神在养生中的重要地位，二是强调人的精神活动也是随着四时阴阳变化而变化的，所以要随四气变化来调节。因此"四气调神"是中医学"天人合一"整体观的体现，不仅是中医养生学的重要命题，更是中医心理学"三才整体"宇宙观的重要组成部分。

"四气调神"，不仅强调了应随四时日出日落昼夜长短变化来调节生活作息起卧早晚，以应昼夜的阴阳变化，还提出了顺应四时调养精神情绪的原则和方法。一般来说，当人们度过严寒的冬季，迎来冰雪消融、草木萌生的春天，心情也会随之变得欢快起来；当到了盛夏季节，人们的情绪虽然高涨，但精神会显得疲惫；秋风萧瑟，草木枯黄之时，人们又会变得多愁善感；一到冰天雪地，昼短夜长的冬天，人们的精神情绪则显得比较内敛、低沉。这种精神情绪的变化，是因五脏气血随着四时阴阳变化而变化在心理上的反映。有人统计，秋冬季节抑郁症的发病率明显高于春夏，这主要是因为人体生物钟不能适应秋冬季节日照时间短的变化，导致生物节律紊乱和内分泌失调，从而造成情绪与精神状态不佳。也有人统计，春夏季节的焦虑症发病率增高，这是因"春夏阳气所动，扰肝胆动心气，人易烦动而不安，多生躁证"（《古今医案》），因此这些变化都是有生理基础的。

6. "夫四时阴阳者，万物之根本也，所以圣人春夏养阳，秋冬养阴，以从其根，故与万物沉浮于生长之门，逆其根则伐其本，坏其真矣。故阴阳四时者，万物之终始也，死生之本也，逆之则灾害生，从之则苛疾不起，是谓得道。"（《素问·四气调神大论篇》）

【读经感悟】

此言在天人合一整体观指导下顺应四时的养生学思想。"春夏养阳，秋冬养阴"，是中医养生学的经典名句，但不应忽略后一句"以从其根"，这是从阴阳互根的角度来阐释其机理的。春夏为阳以阴为根，故为守护好生阳之根，应调节阳气以免"阳强不能密，阴气乃绝"之虞，此乃"以制为养"；又因春夏阳气渐盛，阳主发散，腠理疏泄，中阳易伤，故不可过度贪凉饮冷，必要时还宜适当的补益阳气，如火炉之地重庆即有入伏进补附片炖羊汤的习俗，此乃"以顺为养"。同理，秋冬为阴以阳为根，故为守护好化阴之基，应调养阴气以更好地履行"阴者藏精而起亟也"的使命，此乃"以顺为养"，否则有"冬不藏精，春必病温"之虞；又因秋冬阴气渐隆，阴主收藏，腠理密闭，阳易内郁而化热伤阴，故宜适当地养阴清热，如冰城哈尔滨寒冬季节有吃冰淇淋、冻梨的习俗，此"以制为养"，"从其根"也。

7. "阳气者一日而主外，平旦人气生，日中而阳气隆，日西而阳气已虚，气门乃闭。是故暮而收拒，无扰筋骨，无见雾露，反此三时，形乃困薄。"（《素问·生气通天论篇》）

【读经感悟】

此言起居作息在养生中的意义。"日出而作，日入而息"，这是人类顺应天之阴阳消长变化的基本活动规律。"日出"为昼，阳气主之，"作"是觉醒状态下的活动；"日入"为夜，阴气主之，睡眠是"息"的最佳方式。《素问·金匮真言论篇》曰："平旦至日中，天之阳，阳中之阳也；日中至黄昏，天之阳，阳中之阴也；合夜至鸡鸣，天之阴，阴中之阴也；鸡鸣至平旦，天之阴，阴中之阳也。故人亦应之。"自然界天地阴阳的盛衰消长，致使一日有昼夜晨昏的节律变化。昼为阳，平旦之时阳气初生，日中阳气隆盛，所以平旦至日中为阳中之阳；日中之后，阳气逐渐衰减，所以日中至黄昏为阳中之阴。夜为阴，黄昏之时阴气初生，之后阴气逐渐旺盛，所以合夜至鸡鸣之时为阴中之阴；鸡鸣之后阴气渐消而阳气生，所以鸡鸣至平旦为阴中之阳。自然界的昼夜阴阳消长盛衰变化规律如此，"人与天地相应"，故人体的阴阳之气随之也形成了消长盛衰的日节律运动。平旦时人体阳气随自然界阳气生发而由里出外，阳气渐长，人起床活动；黄昏时阳气渐消，入夜则阳气潜藏于内，人就应卧床休息。阳主动，阴主静，阳入内阴气盛则寐，阳出阴盛于外则寤，由此便形成了睡眠-觉醒的昼夜阴阳日节律。睡眠-觉醒的昼夜节律是生命活动顺应天地自然阴阳变化的重要节律，使人能有作有息，有劳有逸，有张有弛，以维持正常生命活动，对身心健康具有重要的意义。若生活不规律，夜生活过度，工作学习时间安排不合理，以致阴阳失调，使睡眠-觉醒昼夜节律受到严重干扰，便可影响正常睡眠，以致发生疾病。现代研究已证实，睡眠时体温、心率、血压降低，呼吸频率及内分泌明显减少，从而使机体代谢率降低，体力得以恢复，因此睡眠是消除身体疲劳的主要形式；在睡眠状态中，大脑耗氧量明显减少，有利于脑细胞能量贮存，提高大脑工作效率，有助于精力恢复，具有保护大脑的作用；睡眠时体内可产生更多的有益抗体，增强身体的抵抗力，还可使受损伤的组织器官自我修复加快。因此睡眠不仅是智力和体力的再创造过程，还是疾病康复的重要手段。此外，睡眠还与生长发育、皮肤健美等密切相关，良好的睡眠还能调节人的情绪。由此可见，正常的睡眠具有生理和心理保健作用，是身心健康的重要保障。

现代时间生物学和生物节律理论认为，睡眠-觉醒的昼夜日节律是由人体内的"生物钟"决定的，但体内的"生物钟"必须和自然界的"太阳钟"保持同步，才能维持正常的睡眠。研究发现，影响生物钟运行最重要的因素是白昼和黑夜或光明和黑暗的交替，光刺激作用于下丘脑视交叉上核的生物钟，通过底室旁带和下丘脑室旁核，掌控着睡眠-觉醒的昼夜节律。此外，松果体作为一个神经内分泌的换能器，在光由明到暗的变化节律中合成和分泌褪黑素，褪黑素在光和生物钟之间起着中介作用。由此可见，现代研究也认为昼夜的光明与黑暗是形成睡眠-觉醒昼夜节律的重要因素。昼为阳，夜为阴；光明为阳，黑暗为阴。这与《内经》所阐述的昼夜阴阳消长变化所形成寤寐的机制有不谋而合之处。

8. "饮食自倍，肠胃乃伤"（《素问·痹论篇》）；"高粱之变，足生大丁"。（《素问·生气通天论篇》）

9. "阴之所生，本在五味；阴之五宫，伤在五味。是故味过于酸，肝气以津，脾气乃绝；味过于咸，大骨气劳，短肌，心气抑；味过于甘，心气喘满，色黑，肾气不衡；味过于苦，脾气不濡，胃气乃厚；味过于辛，筋脉沮弛，精神乃央。是故谨和五味，骨正筋柔，气血以流，腠理以密，如是则骨气以精，谨道如法，长有天命。"（《素问·生气通天论篇》）

【读经感悟】

以上2条经文，皆为养生之道中"食饮有节"的具体内容。食饮有节，不可过食、偏食，还需要五味调适，以免"伤在五味"。过食五味不仅本脏受伤，因"气有余则制己所胜而侮所不胜"还可伤及它脏，所以饮食养生必须要"谨和五味"。

10. "五劳所伤：久视伤血，久卧伤气，久坐伤肉，久立伤骨，久行伤筋，是谓五劳所伤。"（《素问·宣明五气论篇》）

【读经感悟】

此为养生之道中"不妄作劳"的"形劳"所伤的内容，强调养生要劳逸适度。

脏象

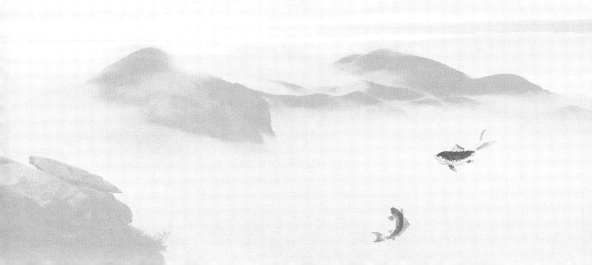

一、脏之象

1. "脏之象何如？"（《素问·六节藏象论篇》）

【读经感悟】

此言"脏"及"脏象"的概念。"脏之象"命题的提出，形成了与西方医学不同的中医学独特的"脏象学说"。藏象学说是中医学的理论核心，而"脏"又是脏象学说中的基本概念，因而"藏"是中医学中最重要的概念。"脏"，古作"藏"。《说文解字》："藏，匿也。"从字义上看，是指藏匿于体内的器官。中医学认为人体内部的主要器官有12个（五藏、六腑、心包络），从广义上来说，都可以称作"脏"。但是，作为中医学中"脏象学说"的基本概念，"脏"却具有其特定的内涵和外延。我国传统的中医学具有自然哲学的属性，因此对"脏"的概念也应从自然辩证法的角度去认识。

"概念这种东西已经不是事物的现象，不是事物的各个片面，不是它们的外部联系，而是抓着了事物的本质、事物的全体、事物的内部联系了。"（《实践论》）因此，概念是客观事物的本质、全体和内部联系在思维中的反映。概念又是思维的单位，是思想的细胞。所以为了发掘、研究中医学的"脏象学说"，就必须要首先明确"脏"的概念。

辩证唯物主义认为，"概念"是在实践和认识过程中逐渐形成的。毫不例外，中医学中"脏"的概念，也是我国古代医家在长期的生活实践、医疗实践和解剖认识的过程中逐渐形成的。先贤早在《内经》时代之前，就已经直观地了解到了人体内在脏器的大致情况。如《灵枢·经水》曰："夫八尺之士，皮肉在此，外可度量切循而得之，其死可解剖而视之。其脏之坚脆、腑之大小、谷之多少、脉之长短、血之清浊……皆有大数。"这些"大数"，分别记载在《灵枢》的"脉度""肠胃""平人绝谷""本脏"等篇中。同时，《灵枢·胀论》中也有"脏腑之在胸胁腹里之内也，若匣匮之藏禁器也"的记载，说明古人早已注意到这些脏器都藏匿于人体之内，非解剖而不能视之，因此就逐渐从感性认识中初步地抽象概括出"藏匿于内"的特有属性，而借助于语词"藏"来表达这一很原始的"概念"。

《内经》的成书，确立了中医学的独特理论体系，它是人们长期以来在同疾病斗争的实践中逐渐形成的，它较完整地阐发了"脏象学说"的基本内容。但由于当时历史条件的限制，人们对脏器形态的解剖学认识还不完善，是较粗糙的，因此更谈不上基于形态学基础上的生理学研究了。但是，长期以来"脏象学说"却指导着中医的临床实践，在实践中验证了它的科学性，所以"脏象学说"中"脏"的概念，绝不可能是如此简单、粗糙、原始的形态学上的概念。也正是由于当时历史条件的限制，人们还不可能分门别类地用实验科学的手段去研究客观世界，而只能依赖于日常实践经验的积累，从总体上、从联系和运动中去观察客观世界，所以人们对于"脏"，更多的是从作为一个整体的"人"的外在生命现象来认识的。古人在长期的生活实践和医疗实践中，观察到了诸如肢体运动、水谷转输、呼吸脉搏、精神活动等等生命现象，又注意到这些生命现象都和自然界的变化密切相关。在当时的朴素唯物主义和自发辩证法的哲学思想影响下，将其和"气""阴阳""五行"等这些哲学概念自然而然地联系起来，用这些概念来归纳、概括人类生命现象的规律以及人与自然的关系，并采用当时盛行的"五行归类"的方法，将其和粗糙的解剖学知识结合起来，分别冠以心、肝、脾、肺、肾等各个脏器的名称，从而使"脏"的概念在发展中产生了一次新的飞跃，从感性的具体发展到了理性的抽象。《内经》中的"脏"，已经不是一个形态学的概念了，如"心者，生之本、神之变也，其华在面，其充在血脉，为阳中之太阳，通于夏气"，它既概括了人体的各种生理功能，也概括了机体内外之间及与自然界之间联系的规律性。用这一抽象的"脏"作为基本概念来说明人体生命现象的学说，就是"脏象学说"。王冰在补注《黄帝内经素问》中注曰："象，谓所见于外可阅者也。"顾名思义，从这一语词也可推知古人是从"象"来研究"脏"，而绝不是从"脏"来研究"象"的。因此中医学的"脏"，既不是一个形态学的概念，也不只是一个机能单位，而是概括了人与自然关系在内的一个综合的抽象的概念。

自然科学把客观物质世界作为研究对象，医学是自然科学的一个分科，是把属于自然界最重要的组成部分—人，作为研究对象。人是由行使不同职能的各个系统、器官和组织有机地组合起来的，尽管现代医学对人体的认识已经超过细胞水平而进入分子水平甚至基因水平，但始终是以其客观物质作为研究对象的。中医学对人体的认识，是以"脏"为基本概念、基本单位，也可以说是以"脏"为研究对象的。但是，"脏"这一概念是古人在长期的实践基础上，依靠经验的积累，借助于当时的哲学思想而抽象思维的结果。作为思维形式、反映形式而言，毫无疑问它是主观的。那么，是否中医学的"脏象学说"就没有物质基础，而成了主观的、唯心的东西了呢？否。"脏"的概念虽然作为思维形式、反映形式而言，是古人头脑中所产生出来的，是主观的，但从它所反映的内容来看，却是来自外部的客观事物。"脏"的概念反映了客观所存在的人体的生命现象和人与自然界之间关系的本质、全体和内部的联系，因此它又是客观的。这种在形式上是主观的、在内容上是客观的特点，正是中医学中"脏"的概念的主观和客观的辩证统一，也是其长处所在。正因为如此，中医学没有把"人"简单地看成是具体的形态物质的组合，而看成是由内部不断运动、互相关联，而且和自然界息息相关的"脏"所组成的整体。因而就产生了包括"三因制宜"在内的"辨证论治"这一中医独特的临床方法。虽然这种对人体的认识尚带有朴素性，但从整体观上看，却比机械唯物主义更符合事物的客观规律性，所以中医对很多疾病常常具有很好的、现代医学尚不能解释的疗效。也正因为如此，中医学作为一门古老的传统医学，至今仍具有着旺盛的生命力，而被世人所重视。

在我国古代朴素唯物主义的整体恒动观哲学思想指导下，用"阴阳五行"学说抽象概括出的中医学所特有的"脏"这一概念，从某种含义上来说，是构成人体的最基本的"单位"（或称"系统"）。《内经》用"五行"的属性，将人体复杂的结构和生命现象概括为5个"系统"。虽然也和当时粗糙的解剖学基础对人体的认识结合起来，冠以心、肝、脾、肺、肾等五脏的名称，但实质上是概括了全部脏腑、经脉、五体、五官九窍、生理功能、精神活动等人体表里内外所有的一切物质结构和功能活动。如"肝木"这一系统，囊括了肝、胆、足厥阴和足少阳经脉、筋、爪、目等物质结构的概念，及"主怒""藏魂""将军之官，谋虑出焉""罢极之本""主疏泄""以生血气"等功能活动的概念，以及"通于春气""与风气相通"等和自然界的联系。《内经》中又有按十二种不同官能及其相互间的关系，将"脏"分为"十二官"的记载；也有按其生理特点的阴阳属性不同而分为"五脏""六腑"和"奇恒之腑"的记载。总之，这些都是对"脏"这一概念的外延分类标准不同而已，并没有改变其所反映的机体功能与结构的对立统一、表里内外的对立统一、各"系统"之间的对立统一、人与自然界的对立统一这一特有属性的内涵。

"脏"这个概念，从内涵来看是抽象的，但从外延来看，又是具体的。这就是其具体与抽象的辩证统一。这个统一性，不仅表现在大的概念的内涵外延上，也表现在各分类的内涵外延上。如"肝木"这一系统，因其概括了具有"五行"中"木"属性的这一类生命现象，所以是抽象的，但是从它所"主"的"目""筋""爪""足厥阴经脉""魂"等内容来看，则又是具体的了。如果再进一步地分析"足厥阴经脉""魂"等，则又是抽象的了。中医学中"脏"的概念就是这样，不论将它的外延分类分得多细，它始终都是具体和抽象的辩证统一。明确这一点，对如何研究中医的"脏象学说"至关重要。因为中医学中的"脏"是从具体中抽象出来的"概念"，所以试图通过西医的方法，找出中医学中"脏"的实质，用某些具体的形态或物质结构来取代中医的"脏"，从而达到用西医理论改造中医理论的目的，这条路是行不通的，否则将犯经验主义的错误。正如恩格斯批判耐格里时所说的那样："先从可以感觉到的事物造成抽象，然后又希望从感觉上去认识这些抽象的东西，希望看到时间、嗅到空间。经验论者深深地陷入了体会经验的习惯之中，甚至在研究抽象的东西的时候，还以为自己是在感性认识的领域内。"

概念是客观事物及其本质属性在思维中的反映。中医学中"脏"这个概念，所反映的主要是人体内在器官的生理功能以及与整体及自然界的联系。"脏"所反映的这些内容都是客观存在，而客观存在着的事物本身都是矛盾运动着的，因此这就决定了"脏"的概念自身也包含着矛盾性。首先，"脏"所反映的器官生理功能，就是"阴阳"两方面的矛盾运动。以"五脏"之一的"肝脏"为例，"肝主疏泄"就是在"肝阴（血）"的柔养作用之下，"肝阳

（气）"正常的疏达气机。"肝阴""肝阳"相互依存又相互斗争，所以"肝脏"是"肝阴"和"肝阳"的矛盾统一体，即所谓"体阴而用阳"。其次，"脏"所反映的机体表里内外关系，也是矛盾两方面的对立统一。仍以"肝木"为例，"肝"与"胆"的关系，一为"阴脏"，一为"阳腑"；"肝"与"目"的关系，一为"所主"，一为"开窍"；"肝"与"筋"的关系，一为"所主"，一为"所充"；"肝"与"足厥阴经脉"的关系，一为"里"，一为"表"，"肝"与"肾"的关系，一为"阴中之阳"，一为"阴中之阴"……总之，这些关系无外乎都是"阴阳""表里""标本"的对立统一。"脏"所反映的人与自然的关系也是如此。由"脏"所组成的人体，对自然界变化的调节能力，是属于"正气"的范畴，包括肝气、脾气、心气、肺气、肾气等；而自然界的不正常变化，则属于"邪气"的范畴，如风、寒、暑、湿、燥、火等"六淫"之邪。人与自然界除了有相适应的关系外，也存在着不相适应的关系，在不相适应时，又表现为"正""邪"的斗争。因此人与自然界的关系，是"适应"与"不适应"、"正"与"邪"的对立统一。正确地分析"脏"的概念的自身矛盾性，对明确中医学中"脏"的概念，进而在临床上正确地使用这一概念进行辨证论治，是有着非常重要意义的。

概念属于理性认识范畴。由于概念所反映的客观事物本身是不断变化、发展的，由于人们的实践和对客观事物的认识也是不断发展、深化的，所以就使得反映它的概念必然也随之不断地变化和发展。这就是概念的灵活性。在漫长的生物进化的历史长河中，人也是在不断地进化着的，但从医学的角度来看，这种变化太缓慢、太不易被人察觉了，因此对"脏"这一概念发展的影响，也不明显，可以略而不计。但是，人们的医疗实践的不断发展，人们对机体认识的不断深化，却对"脏"这一概念的发展和变化有着显著的影响。最初，我们的祖先在实践中观察到人体的脏器都藏匿于身体的内部，而借助于"藏"这个语词来表达这一原始的概念。随着医疗实践的发展，随着人们对自然界（包括人体）的认识的深化和思维能力的发展，到《内经》成书的时候，已经比较清楚地认识到机体各种复杂的生理功能、内部联系以及与自然界的联系，因此"脏"的概念也有了很大的发展。《内经》以后的历代医家，在此基础上又通过医疗实践而发展了"命门""三焦""脑"等学说，不断地充实着"脏"的具体内容。当然，由于历史条件的限制，这种认识主要是整体的、直观的，并和当时的哲学思想有着十分密切的联系。在哲学作为"科学的科学"的时代，还不可能从哲学中独立出来。

对"脏"的形态学方面的认识也是如此。从《内经》《难经》的原始记载，到后世历代医家的著作，如赵献可《医贯·形景图说》、张介宾《类经图翼》，及王清任《医林改错》等对脏器的描述，可看出这一认识的发展和深入。尽管王清任做过大量尸体解剖的观察研究，但对脏器形态学的认识和今天比起来还是粗糙、肤浅的多，甚至有些是错误的。现代人们对脏器形态学的认识，已经从大体解剖发展到镜下观察，又从光学显微镜发展到电子显微镜，对"脏"的认识从宏观世界发展到了微观世界。基于这个基础上的"生理学""生物化学"等专门学科也都发展起来了，人们对"脏"的认识可以不借助于哲学概念了，不能不承认这又是一次"飞跃"。自从西方医学传入中国以来，由于在医学上采用了实验科学的手段，使得人们对"脏"的认识在形态学方面有了突破性的发展，因此在一般人们思维中的"脏"的概念也有了新的变化，有了偏于形态学方面的趋势；在西医看来，"脏"则完全成了形态学的概念了。

在概念的"内涵"与"外延"的反变关系上，也反映了"脏"的概念的灵活性。古代医家用"阴阳"归纳"脏"的生理特性，而将其划分为"阴脏""阳脏"两大基本类型。其中的"脏"是相对"腑"而言的（这也是概念自身矛盾性的一个表现），是在广义的"脏"的含义上，又增加了"藏精气而不泻""合神气魂魄而藏之"（《灵枢·经水》）的"藏而不泻"的新的内涵，以此作为"子类差"而区别于"腑"。因此，中医学中"脏"的概念，又有广义和狭义之分。"脏"的概念，由于时代的不同，由于所反映的事物的范围（外延）不同，由于所采用的研究人体的方法不同，其内涵也有不同。但是，要研究一门科学，或用其理论正确地指导实践，首先就必须要有明确的概念。这就要求概念不仅要具有灵活性，还要具有相对的稳定性，即确定性，也就是要求概念的内涵和外延有明确的规定性。这就是所谓概念的灵活性和确定性的辩证统一。对"脏"这个概念，一方面必须认识到从不同的角度、在不同的发展阶段有着不同的内涵和外延，把它看成是僵化的、一成不变的当然是不对的；另一方面又必须认识到在一定的条件下，它的内涵和外延又是十分确定的，看不到这一点也是不对的。中医学的"脏象学说"形成于《内经》时代，因此研究"藏象学说"，就必须使用当时的"脏"的概念；用中医理论指导临床实践，也必须使用当时的"脏"的概念。假若用现代医学的形态学的"脏"取代中医学的抽象的"脏"，来研究中医理论，那就是犯了"偷换概念"的错误。这也正是一些人得出"中医不科学"的错误结论的根源。其中，除极少数人是别有用心地故意制造混乱诬蔑中医外，大部分人是由于对概念的确定性认识不足，混淆了中西医对"脏"的概念的认识而造成的误解。因此，当前强调中医学中"脏"的概念的确定性，不论是对继承发扬祖国医学遗产，还是用现代科学手段研究中医理论，都有着更加重要的意义。科学的概念总是要向前发展的，固守旧的概念一成不变使其僵化，只能妨碍科学本身的发展。因此，强调中医学中"脏"的概念的确定性，并不是说永远保持着这个概念的朴素性，否则，中医学本身不能发展，中医现代化也永远不可能实现。中医学中"脏"的概念，在宏观世界、在整体观念上有其长处；而现代医学中"脏"的概念，在微观世界、在物质结构研究上有其优点。可以设想，"脏"的概念，将来一定会发展成为具有两者长处的更完善、更科学的新概念。

总之，"脏"是中医"脏象学说"的基本概念，而"脏象学说"又是中医学的理论核心，因此不论是继承发扬中医学，还是使用现代科学手段研究中医学，都必须首先明确中医学中"脏"的概念。中医学中的"脏"，是我国古代医家在经验中抽象出来的，试图反映人体的结构和功能统一、人体的表里内外统一、人体和自然界统一的一个综合概念。它不是完全指的人体内具体脏器本身，而是指人体生命现象的临床归类。按着"五行归类"的方法，它可分为"肝木""心火""脾土""肺金""肾水"五大系统；按着官能及其相互关系，可分为"十二官"；按着生理特点的"阴阳"属性，又可分为"五脏""六府""奇恒之府"。中医学是从表露于外部的"象"来研究"脏"的。中医学中研究"脏"的学问，叫作"脏象学说"。中医学中"脏"的概念是在实践中产生的，并长期指导着中医临床实践，在实践中验证了它的科学性。但由于历史条件的限制，中医学只能从经验中、从直观的角度去认识它，因此，避免不了带有朴素性。也正因如此，所以只能从整体上、从运动中去认识它，因此又具有自发的辩证法思想。中医学对人体作为一个整体及其内部、内外相互间的联系的认识，比起西方医学来更符合客观的规律性，这就是其精华所在。中医学本身要前进，中医"脏"的概念必须要首先发展。除了继续用大量临床实践来验证其科学性、总结其规律性之外，还必须要用马克思主义的唯物辩证法思想改造其朴素的自发辩证法思想，必须要用现代的科学手段来研究它、发展它，使之成为一个在辩证唯物主义思想指导下，不借助于哲学概念，而能够用自然科学本身比较系统、完整、科学地解释的，完全从"经验自然科学"和"自然哲学"范畴中解脱出来的，既高于中医又高于西医的传统概念的全新概念。可以预言，这样的新概念形成之日，也就是中医现代化实现之时。

2."五脏之象，可以类推。"（《素问·五脏生成篇》）

【读经感悟】

此言脏象理论形成的方法论。脏藏于内虽隐匿不见，但其象在外可察，故可"司外揣内"。人与天地相应，故其象也囊括天地人全部，因而脏之象的内容是可类推的。《内经》的脏象理论，就是运用了"取象比类"这种类推的方法形成的。取象比类，是《易学》象思维在《内经》中的具体运用，在脏象理论中的运用，正如王冰所云："肝象木而曲直，心象火而炎上，脾象土而安静，肺象金而刚决，肾象水而润下。夫如是皆大举宗兆，其中随事变化，象法傍通者，可以同类而推之也。"脏之象的内容，实际已在"五行归类"中。

3."心者生之本，神之变也，其华在面，其充在血脉，为阳中之太阳，通于夏气；肺者气之本，魄之处也，其华在毛，其充在皮，为阳中之太阴，通于秋气；肾者主蛰，封藏之本，精之处也，其华在发，其充在骨，为阴中之少阴，通于冬气；肝者罢极之本，魂之居也，其华在爪，其充在筋，以生血气，其味酸，其色苍，此为阳（阴）中之少阳，通于春气。脾、胃、大肠、小肠、三焦、膀胱者，仓廪之本，营之居也，名曰器，能化糟粕，转味而入出者也，其华在唇四白，其充在肌，其味甘，其色黄，此至阴之类，通于土气。凡十一脏，取决于胆也。"（《素问·六节藏象论篇》）

【读经感悟】

此言五脏六腑之象。就五脏所藏而言，心为"神之变（居）"、肺为"魄之处"、肝为"魂之居"、肾为"精之处"、脾为"营之居"，其特点是心肺肝重在"合精神"，肾与脾强调"藏精气"。就五脏功能而言，心藏神，神为生命之主，故"心者生之本"；肺主气，故"肺者气之本"；肾应冬之闭藏主藏精，故"肾为封藏之本"。肝应春之生，"以生血气"养筋主肢体运动；应"木曰曲直"性条达而主疏泄，二者皆不顾疲惫而为之，故曰"肝为罢极之本"。"罢"，《正韵》释之"音皮，疲也"。脾主运化为气血生化之源，是生命活动物质供应的大本营，故曰"仓廪之本"。"廪"，《说文》释之"赐谷也"。六腑中，胃、大肠、小肠、三焦、膀胱五者名曰"器"，皆附于脾而"化糟粕，转味而入出者也"。唯独胆，非"化糟粕"之器，有别于以上五腑又称"奇恒之府"，其重要性为"凡十一脏皆取决于胆"。五脏居内，就其在外所华、所充而言，心"其华在面，其充在血脉"、肺"其华在毛，其充在皮"、肾"其华在发，其充在骨"、肝"其华在爪，其充在筋"、脾"其华在唇，其充在肌"。就五脏与天地相应而言，心"为阳中之太阳，通于夏气"；肺"为阳中之太阴，通于秋气"；肾"为阴中之少阴，通于冬气"；肝"为阴中之少阳，通于春气"；脾"至阴之类，通于土气"。由此可见，脏之象并非仅指功能而言，还包括有机体内外相应、人与天地相应等内涵。

关于"十一脏皆取决于胆"，因胆属少阳为甲木，甲为十天干之始，木应春主生升，故少阳胆气生升才能鼓舞诸脏腑之气机畅行，因此在五脏六腑中具有重要的意义，而曰"凡十一脏皆取决于胆"。

4."心者，君主之官也，神明出焉；肺者，相傅之官，治节出焉；肝者，将军之官，谋虑出焉；胆者，中正之官，决断出焉；膻中者，臣使之官，喜乐出焉；脾胃者，仓廪之官，五味出焉；大肠者，传导之官，变化出焉；小肠者，受盛之官，化物出焉；肾者，作强之官，伎巧出焉；三焦者，决渎之官，水道出焉；膀胱者，州都之官，津液藏焉，气化则能出矣。凡此十二官者，不得相失也，故主明则下安，以此养生则寿，殁世不殆，以为天下则大昌。主不明则十二官危，使道闭塞而不通，形乃大伤，以此养生则殃，以为天下者，其宗大危，戒

之戒之！"（《素问·灵兰秘典论篇》）

【读经感悟】

此言"十二官相使"，进一步阐发脏之"象"。"十二官相使"，是借用古代朝廷编制设置之象来说明人体脏腑的各自职能及相互关系。特别强调了在心君主导下的各器官的分工协作，以维持正常的生命活动的重要意义，这是"脏象学说"的重要内容。"官"有双重含义，一为官职，一为官能。"十二官"中，"心"的地位最高，故称谓"君主之官"。心君之所以能够统御诸脏腑行使职能，全部的生理活动和心理活动之所以都围绕心君进行，就是因为"心藏神"，"神明"出自于心。《灵枢·邪客篇》将心君的这一重要职能概括为"心者，五脏六腑之大主也，精神之所舍也"，既主导了人体生理性的脏腑机能活动，也主持着心理性的精神活动（如谋虑、决断、喜乐、智周、伎巧等）。心君之下有"相傅""将军"文武二大臣。肝为阴中之阳，其气左旋而升，故"肝生于左"；肺为阳中之阴，其气右转而降，故"肺藏于右"，此二者位心君之左右，在心神主宰下行使着人身这一小天地左旋右转、左升右降的气化活动。其中肺为"魄之处也"，"并精出入者谓之魄"，因此肺魄具有先天本能的治理调节功能，故肺可辅佐心君主神明而称谓"相傅之官，治节出焉"；肝为"魂之居也"，"随神往来者谓之魂"，因此肝魂随心神亦步亦趋辅佐心君思虑谋划，又肝体阴而用阳，为"罢极之本"，具有刚猛之象，故称谓"将军之官，谋虑出焉"。胆与肝相表里，"凡十一脏皆取决于胆"，故胆具有刚正不阿之象，称谓"中正之官，决断出焉"。膻中，"心主之宫城也"（《灵枢·胀论》），可代君行令，传递心君之旨意与喜乐，故称谓"臣使之官，喜乐出焉"。脾胃相表里，受纳腐熟运化水谷，为气血生化之源，是生命活动物质供应的大本营，故称谓"仓廪之官，五味出焉"。肾者，藏精、主骨、生髓而通于脑，肾精足则筋骨强劲、精神健旺，动作有力而灵巧，为精力、智力作强之本，故称谓"作强之官，伎巧出焉"。小肠、大肠皆为五谷传化之腑，其中小肠受盛由胃腐熟转输之水谷，泌别清浊，其清者化为水谷之精气，浊者传输于大肠，故称谓"受盛之官，化物出焉"；大肠接受小肠传输的水谷之浊者，经其变化成糟粕而传导排出体外，故称谓"传导之官，变化出焉"。三焦、膀胱皆为水液代谢之腑，其中三焦总司人身之气化，具有疏通水道的作用，为水液代谢之通道，故称谓"决渎之官，水道出焉"；膀胱为津液代谢后产生的尿液贮存之处，在气化作用下可排出体外，故称谓"州都之官，津液藏焉，气化则能出矣"。

以上所言"十二官相使"中，强调了"凡此十二官者，不得相失也"，否则脏腑机能紊乱，气化失常，百病随之而生，甚则死亡。主导这个重要调控作用的便是位尊于"君主"的心神。对一个国家来说，君主圣明则"国泰民安"，君主昏庸则"天下大乱"；对一个人来说也是如此，故强调指出："主明则下安，以此养生则寿，殁世不殆，以为天下则大昌。主不明则十二官危，使道闭塞而不通，形乃大伤，以此养生则殃，以为天下者，其宗大危。"可见这里所阐述的"心"，是主神明的脏象之心，而绝非形态解剖学之心。这一概念具有深厚的中华传统文化底蕴，融进了更多的哲学和心理学的内涵，蕴含着深刻的心理含义。儒释道医各家皆将此"心"纳入精神范畴，而且从流传至今的汉字和词汇中可见，这已成为中华民族的思维定式。因此可将此"神明之心"称为"中国心"，更彰显其我中华本土特色。这是中医脏象学说中"心主神明"重要命题的渊源，也是中医心理学基础理论中的核心理论。在中医心理学中，"心主神明"不仅阐述了一切心理现象的生理机制，而且更强调了心理和生理统一、心身统一的一元论思想。

本条经文还提到了"使道"这一概念。"心"作为五脏六腑之主，其"主"所以不明，是因"使道"闭塞不通，心神被阻隔不能发挥调控作用而致"十二官危"。何谓"使道"？《内经》原文未多加说明，但王冰注释说："使道，谓神气行使之道也。"根据《内经》"血者，神气也"、"经脉者，所以行血气"（《灵枢·本藏》）、"心主身之血脉"（《素问·痿论》）、"诸血者，皆属于心"（《素问·五脏生成篇》），以及"心藏脉，脉舍神"（《灵枢·本神》）等论述，可以认为"使道"即指经络而言。因此，经络不仅具有运载气血的功能，也有联络各脏腑器官组织，使之成为一个有机统一整体的作用。"神"发挥对脏腑调控作用的中枢是"心"，而联络各器官组织的通路是经络。《灵枢·经脉》虽未完全明示这一联络通路，但《灵枢·经别》却补充了其不足，十二经之别脉内属五脏六腑，而又多与心相通。因此心或经脉的病变，视其轻重可出现不同程度的脏腑机能失调，产生生理或心理的异常；而其他脏腑器官组织的病变，也可通过经脉影响于心神，以至造成相关部位甚至全身的机能失调，亦可产生生理或心理的异常。这是中医学"五脏相关""内脏—体表相关"理论的生理基础，为中医临床的辨证论治提供了理论依据。至于这种联系还有哪些通路？这些通路是直接联系五脏六腑，还是通过脑而反馈至五脏六腑？尚有待进一步深入研究。

5. "肝生于左，肺藏于右，心部于表，肾治于里，脾为之使。"（《素问·刺禁论篇》）

【读经感悟】

此言五脏部位之"象"。人与天地相应，这是用天地五位之象来阐述人身五脏部位之象。《易》之"河图"所载天地五位之象为"天一生水，地六成之"而位于下（北），"地二生火，天七成之"而位于上（南），"天三生木，地八成之"而位于左（东），"地四生金，天九成之"而位于右（西），"天五生土，地十成之"而位于中。土之数为五，木、火、金、水之生数皆得五才能成，故土养万物而成五行之中心。人身是一小天地，故人身之"河图"示肝木位于左，其气应春主生发；肺金位于右，其气应秋主肃降，以此应天地之气左旋右转、左升右降。心主火其位在上焦，火性上炎发散为阳，阳主外故"心部于表"；肾主水其位在下焦，水性下趋内藏为阴，阴主里故"肾治于里"。脾主土其位在中焦，主化物生气血而使诸脏得以充养，且行使气机升降出入枢纽之职，故"脾为之使"。"使"，《说文》解之"令也"。关于五脏部位之象，若不明天人相应之理，不解河图生成之数，不晓气化升降之机，误以五脏在人身所居部位谬解之，则必贻笑大方。但确实有人或有意或无意地以此诋毁中医不科学，实属可悲可叹。

二、脏腑之别（共选经文2条）

1. "所谓五脏者，藏精气而不泻也，故满而不能实；六腑者，传化物而不藏，故实而不能满也。所以然者，水谷入口则胃实而肠虚，食下则肠实而胃虚，故曰实而不满，满而不实也。"（《素问·五脏别论篇》）

2. "五脏者，所以藏精神血气魂魄者也；六腑者，所以化水谷而行津液者也。此人之所以具受于天，无愚智贤不肖，无以相倚也。"(《灵枢·本脏》)

【读经感悟】

以上2条经文言脏与腑的不同属性。五脏主"藏精神血气魂魄者也"，六腑主"化水谷而行津液者也"。脏藏而不泻，腑泻而不藏，二者藏泻动静阴阳有别，故脏为阴而腑为阳。

三、脏腑相合、内外相关

1. "肺合大肠，大肠者传导之腑；心合小肠，小肠者受盛之腑；肝合胆，胆者中精之腑；脾合胃，胃者五谷之腑；肾合膀胱，膀胱者津液之腑也。少阳属肾，肾上连肺，故将两脏。三焦者，中渎之腑也，水道出焉，属膀胱，是孤之腑也。是六腑之所与合者。"(《灵枢·本输》)

【读经感悟】

此言"六腑之所与合者"。"六腑之所与合"，简明地阐述了脏腑阴阳表里相应的配合关系，并概括了六腑的生理特性。这不仅指导了临床对病机的分析和疾病的诊断，也为针灸治疗的表里配穴法奠定了理论基础。尤其是强调了少阳三焦虽为孤府，但和肾、膀胱等脏腑有着密切的联系，因而在临床上，为治疗三焦水道不通等疾病开拓了途径。

"少阳属肾，肾上连肺，故将两脏"，强调了手少阳三焦和肾、肺的密切关系，以及三焦气化根于肾的理论。脏腑相合，少阳三焦虽为"孤之腑"，无脏所合，但手少阳三焦下合足太阳而"属膀胱"，膀胱与肾相表里，故"少阳属肾"。三焦和肾的密切联系不仅体现在经脉上，也体现在生理功能上。"三焦者，中渎之腑，水道出焉"，肾中藏有元气，元气为生命之本、十二经之根，肾中元气通过三焦之道而通达全身，三焦的气化功能根于肾。肾为水脏，肺为水之上源，三焦为水道，在水液代谢中，肾为之主，统领了肺及三焦。肾气充沛，纳气有力，气化正常，则肺能肃降，水道通调，故云"少阳属肾，肾上连肺，故将两脏"。

将，统领也；脏，广义之内脏也。此处"两脏"，指三焦和肺而言。但《灵枢经校释》据《太素》《甲乙经》《灵枢略》，认为"少阳属肾"应为"少阴属肾"。按《灵枢·经脉》篇："肾足少阴之脉，……贯脊属肾……从肾上贯肝膈，入肺中……"所以改为"少阴属肾，肾上连肺，故将两脏"，也是有道理的。因此，"少阴属肾"和"少阳属肾"两说可并存。

六腑之中三焦比较特殊，不仅无脏所合而为"孤之腑"，还因其有名无形而与其他各腑有别。三焦为上焦、中焦、下焦之总称，实为布于体腔上中下三个部位脏器功能的综合，如"上焦如雾，中焦如沤，下焦如渎"（《灵枢·营卫生会》）。因此也可将三焦整体视为体腔，正如张介宾所云："三焦者确有一腑，盖脏腑之外躯壳之内，包罗诸脏，一腔之大腑也。"（《类经·藏象类》）所以认为三焦也是有名有形的。

2."五脏常内阅于上七窍也，故肺气通于鼻，肺和则鼻能知香臭矣；心气通于舌，心和则舌能知五味矣；肝气通于目，肝和则目能辨五色矣；脾气通于口，脾和则口能知五谷矣；肾气通于耳，肾和则耳能知五音矣。五脏不和则七窍不通，六腑不和则留为痈。"（《灵枢·脉度》）

【读经感悟】

此言五脏与五官七窍内外相关。五官七窍为上七窍，除口、鼻、舌外，还有双目、双耳。此外还应补充肾下开窍于前后二阴，若将目与耳各合为一，加前后二阴也为七窍之数。

五官七窍皆为人的感觉器官，是外部客观世界信息的接收器。内与五脏相关并不是说感知觉产生于五脏，而是强调其物质基础源之于五脏之精。感觉是认知的基础，是重要的心理过程，属于"神明"的范畴。"心主神明"，因此感觉产生于心。视觉信息的接收器是目，目与内脏的关系是"肝开窍在目"，但目所接收的视觉信息，必须传导至心才能形成相应的视觉感知，因此《证治准绳》说："目窍于肝而用于心。"听觉信息的接受器是耳，耳与内脏的关系虽然是"肾开窍于耳"，但耳所接受的外部听觉信息，必须内传至心方能产生相应的听觉感知，所以《济生方》指出"肾气通耳，心寄窍于耳"。嗅觉信息的接受器是鼻，鼻为肺之窍，但嗅觉信息必须内传于心方能产生相应的嗅觉感知，故《东垣试效方》

说："（鼻）以窍言之肺也，以用言之心也。"味觉信息的接受器是舌，"心开窍于舌"，但味觉的产生并不在舌，仍需由舌将味觉信息内传至心，而由心生。这些都是中医心理学"心神感知论"的重要内容。

3. "五脏六腑之精气，皆上注于目而为之精。精之窠为眼，骨之精为瞳子，筋之精为黑眼，血之精为络，其窠气之精为白眼，肌肉之精为约束。裹撷筋骨血气之精而与脉并为系，上属于脑，后出于项中。"（《灵枢·大惑论》）

【读经感悟】

此言目与脏腑之关系。目之所以成为中医望诊的重要部位，就是因为与五脏六腑密切相关。"五脏六腑之精气皆上注于目"，故目又为"精之窠"。"而为之精"之"精"，乃"精明"之精。"夫精明者，所以视万物，别白黑，审短长"（《素问·脉要精微论篇》），所以是指目能视的功能，由此可见目的视觉功能是以脏腑之精气为物质基础的。五脏六腑之精气分别上注于目的不同部位：肾主骨，"骨之精为瞳子"，故肾主瞳仁；肝主筋，"筋之精为黑眼"，故肝主黑眼；心主血脉，"血之精为络"，故心主目之血络；肺主气，"窠气之精为白眼"，故肺主白眼；脾主肌肉，"肌肉之精为约束"，故脾主约束目开阖之眼睑。这就是后世眼科"五轮学说"理论之由来。

4. "诸脉者皆属于目，诸髓者皆属于脑，诸筋者皆属于节，诸血者皆属于心，诸气者皆属于肺，此四肢八谿之朝夕也。故人卧血归于肝，肝受血而能视，足受血而能步，掌受血而能握，指受血而能摄。"（《素问·五脏生成篇》）

【读经感悟】

此言五脏与脉、髓、筋、血、气的关系。"诸血者皆属于心"，故心主血脉；"诸气者皆属于肺"，故肺主气。气血周身运行过"四肢八谿（四肢腋肘髀膝八大关节）"，上注目、养脑髓、濡关节，昼夜盛衰如潮汐。

"五脏六腑之精气皆上注于目"，而"诸脉者皆属于目"，可见目的视觉功能的物质基础是由脉络系统运行的。"夫脉者血之府也"（《素问·脉要精微论篇》），"诸血者皆属于心"，故心主血脉成为目能"精"的物质基础，而心主神明，又成为目能"精"的主宰，所以《灵枢·大惑论》曰"目者，心之使也"，"营卫魂魄之所常营也，神气之所生也"，故有"眼睛是心灵的窗户"之说。心主血而肝藏血，具有贮藏血液、调节血量的作用，运行"四肢八谿"之血气，当活动静止时则回流于肝，故"人卧血归于肝"。肝开窍于目，故肝血充足目得所养而能视；肝主筋，"诸筋者皆属于节"，肝血充足筋得所养，"四肢八豀"关节灵活，而掌能握、指能摄。这是从视觉及肢体随意运动的物质基础角度来阐述的，因为"诸血者皆属于心"，其主导者还在于神明之心。

肾藏精、主骨生髓，"诸髓者皆属于脑"，故"脑为髓之海"（《灵枢·海论》）而与肾密切相关。精血互化，血能养精，"诸血者皆属于心"，运行周身之血气入肾养精、入脑养髓，故脑髓之功能也与心密切相关。脑藏头颅之中，"头者，精明之府"（《素问·脉要精微论篇》），故脑主"精明"，而心主"神明"。脑与心的关系，也可以认为脑为"神明"之体、心为"精明"之用。

四、三焦与奇恒之腑

（一）三焦

1."上焦如雾，中焦如沤，下焦如渎。"（《灵枢·营卫生会》）

【读经感悟】

此为三焦气化功能之总括。关于三焦，还应结合《灵枢》《难经》《中藏经》等有关论述，更全面地了解其功能。此处所言"上焦如雾，中焦如沤，下焦如渎"，与《灵枢·本输》所言"三焦者，中渎之腑也，水道出焉，属膀胱，是孤之腑也"，以及《难经·三十一难》所言"三焦者，水谷之道路也，气之所终始也"，都是从水谷代谢、气血化生的角度阐述三焦功能的。但《难经·六十六难》所言"三焦者，原气之别使也，主通行三气，经历五脏六腑"，及《中藏经》所言"三焦者，人之三元之气也……三焦通，则内外左右上下皆通也，其调身灌体、和内调外、营左养右、导上宣下，莫大于此"，这是从元气运行的角度进一步阐发的，是对《内经》三焦学说的发扬，能更好地指导临床。

2."上焦开发宣五谷味，熏肤、充身、泽毛，若雾露之溉，是谓气。"（《灵枢·决气》）

【读经感悟】

此为"上焦如雾"的具体阐释。

3."中焦亦并胃中，出上焦之后，此所受气者，泌糟粕，蒸津液，化其精微，上注于肺脉，乃化而为血，以奉生身，莫贵于此，故独得行于经隧，命曰营气。"(《灵枢·营卫生会》)

【读经感悟】

此为"中焦如沤"的具体阐释。

4."下焦者，别回肠，注于膀胱而渗入焉。故水谷者，常并居于胃中，成糟粕而俱下于大肠，而成下焦，渗而俱下，济泌别汁，循下焦而渗入膀胱焉。"(《灵枢·营卫生会》)

【读经感悟】

此为"下焦如渎"的具体阐释。

（二）奇恒之腑

"脑、髓、骨、脉、胆、女子胞，此六者地气之所生也，皆藏于阴而象于地，故藏而不泻，名曰奇恒之府。夫胃、大肠、小肠、三焦、膀胱，此五者天气之所生也，其气象天，故泻而不藏，此受五脏浊气，名曰传化之府，此不能久留，输泻者也。魄门亦为五脏使，水谷不得久藏。"(《素问·五脏别论篇》)

【读经感悟】

此言奇恒之府与六腑之区别及魄门。奇恒之府虽也称之为腑，但其性"藏而不泻"而象于地，所以不同于六腑之"泻而不藏"其气象天的传化之府，故命之曰"奇恒"。胆所藏之胆汁不断输注于肠中以助消化，故有泻而不藏传化之性而亦为六腑之一。但胆内所藏之胆汁，是一种清纯之精汁，故有"中精之腑"(《灵枢·本脏》)之称，所以与其他五腑不同而又有"奇恒"之称。

魄门，指肛门而言。肛门为大肠之末端，大肠与肺相表里，肺藏魄，故肛门又称为"魄门"。魄门排泻糟粕的功能，除肺气通降外，还与肝气疏泄、脾胃升降、肾司开阖有关，特别是心主神明为五脏六腑之大主，主导着魄门的正常排泻，故魄门为五脏所役使。入胃之水谷腐熟消化吸收后之糟粕不得久藏，必须定时经魄门而排出体外，故"魄门亦为五脏使，水谷不得久藏"也具有重要的临床意义。

五、饮食的消化、吸收与输布

（一）五味入五脏

"胃者五脏六腑之海也，水谷皆入于胃，五脏六腑皆禀气于胃。五味各走其所喜：谷味酸，先走肝；谷味苦，先走心；谷味甘，先走脾；谷味辛，先走肺；谷味咸，先走肾。谷气津液已行营卫大道，乃化糟粕，以此传下。"（《灵枢·五味》）

【读经感悟】

此言五味入五脏，强调胃气的重要意义。酸、苦、甘、辛、咸"五味"，其性分属木、火、土、金、水五行，五行中同气相通，故"五味各走其所喜"，而分别先走肝、心、脾、肺、肾五脏。"五脏六腑皆禀气于胃"，故脾胃为后天之本，胃气的盛衰决定了人的健康与否及生死预后，正如《素问·平人气象论篇》曰："平人之常气禀于胃……人无胃气曰逆，逆则死。"即所谓"得胃气者生，无胃气者亡"。胃气的有无可反映在脉象上，故诊脉必重胃气。《素问·平人气象论篇》指出："人以水谷为本，故人绝水谷则死，脉无胃气亦死。所谓无胃气者，但得真脏脉不得胃气也。"

（二）饮食入胃之转化

1. "人受气于谷，谷入于胃，以传于肺，五脏六腑皆以受气，其清者为营，浊者为卫，营在脉中，卫在脉外。"（《灵枢·营卫生会》）

【读经感悟】

此言营卫之气皆源之于水谷而有清浊之分。

2. "食气入胃，散精于肝，淫气于筋。食气入胃，浊气归心，淫精于脉；脉气流经，经气归于肺；肺朝百脉，输精于皮毛；毛脉合精，行气于府，府精神明，流于四脏，气归于权衡，权衡以平，气口成寸，以决死生。"（《素问·经脉别论篇》）

【读经感悟】

此言食物入胃后的转化，化生的精微物质（气血）循脉布散，营养五脏六腑筋骨皮毛的充气血、养神明的过程。在这过程中，首先是"食气入胃"，脾胃发挥了"中焦如沤"的作用，腐熟水谷而吸收水谷之精；其次是心肺发挥了"上焦如雾"的作用，将水谷之精化生为气血，"诸血者皆属于心，诸气者皆属于肺"（《素问·五脏生成篇》），心为君主之官、肺为相傅之官，心主血脉而肺朝百脉，心肺密切配合，气血运行周身。其中"脉气流经，经气归于肺"一句，结合"肺朝百脉"，有血气进入肺循环之义。循行至肺的水谷精气可与吸入肺中的天阳之气相合，再进入心主血脉之体循环而运行周身，故可"输精于皮毛"。肺主皮毛、心主血脉。"毛脉合精，行气于府，府精神明"，即在心肺气化作用下所生成的气血精华，营养了神明之府，更好地发挥了神明之用。故《内经》有"血气者，人之神"（《素问·八正神明论篇》）、"血者，神气也"（《灵枢·营卫生会》）、"神者，水谷之精气也"（《灵枢·平人绝谷》）之说。

由此可见，在气血运行中心虽为君主之官而主血脉，但肺辅助心君很好地体现了"相傅之官，治节出焉"的重要作用。气血通过"肺朝百脉"而"流于四脏"，气血正常运行则脏腑机能协调而"气归于权衡"。"气口"为手太阴经气脉动之处，因长约寸余，故又称为"寸口"，这是中医脉诊的重要部位，故曰"气口成寸，以决生死"。《灵枢·五脏别论篇》曰："气口何以独为五脏主？……是以五脏六腑之气味，皆出于胃而变见于气口。"《难经·一难》据此明确提出"独取寸口"的脉诊法，曰："寸口者，脉之大会，手太阴之脉动也……五脏六腑之所终始，故法取于寸口也。"

3. "饮入于胃，游溢精气，上输于脾，脾气散精，上输于肺，通调水道，下输膀胱。水精四布，五经并行，合于四时五脏阴阳，揆度以为常也。"（《素问·经脉别论篇》）

【读经感悟】

此言水饮入胃之后在体内的吸收输布过程。此可更好地理解"三焦者，中渎之腑也，水道出焉"（《灵枢·本输》），以及"三焦者，水谷之道路也"（《难经·三十一难》），对临床辨治水液代谢失常的病证具有很大的指导意义。其中脾为水液代谢之枢纽，若脾不运化水湿而停蓄于内，则生痰饮为患；肺为水之上源，肺失肃降水道不通，水蓄肌表则浮肿等。

（三）气、味与精、形之转化

"阳为气，阴为味。味归形，形归气，气归精，精归化。精食气，形食味，化生精，气生形。味伤形，气伤精。精化为气，气伤于味。"（《素问·阴阳应象大论篇》）

【读经感悟】

此以阴阳转化之理，阐述饮食五味摄入人体后的代谢情况。人的形体的成长发育，是以饮食五味为物质基础的，故曰"味归形"。但这需要经过一个代谢过程，首先要将其通过脏腑的气化作用泌别清浊，化生为水谷之精，故曰"精归化"；精为阴、气为阳，故精能化气，而为"气归精"；经过这一代谢过程，由饮食五味所化生的水谷精气方能营养形体，故曰"形归气"。后句"精食气，形食味，化生精，气生形"，即是对这一过程的进一步解释。

水能浮舟，亦能覆舟。饮食五味虽能营养形体，但过食五味却能伤害形体，故曰"味伤形"；精能化气，但耗气则伤精而曰"气伤精"，此乃阳长阴消之理。精为阴而气为阳，"精化为气"，可视为由物质（阴）转化为功能（阳）的能量代谢过程，此即"阴者藏精而起亟也"（《素问·生气通天论篇》）之义。精由五味化生，皆属阴性之物质，化气（气化）的过程即是物质消耗的过程，故曰"气伤于味"。因此人体机能活动过程中营养物质不断地被消耗，就需要及时地补充，否则"谷不入半日则气衰，一日则气少矣"（《灵枢·五味》）。

六、壮火、少火

"壮火之气衰，少火之气壮。壮火食气，气食少火；壮火散气，少火生气。"（《素问·阴阳应象大论篇》）

【读经感悟】

此言壮火、少火之概念。水为阴、火为阳，人身之火乃为阳气。"阳气者若天与日，失其所则折寿而不彰"（《素问·生气通天论篇》），可见此火乃生命之火，既是生命活动的启动力，也是维持生命活动的能源。辩证法认为，任何事物都具有两面性，水能浮舟，亦能覆舟，同理火能生气，亦能散气。本条经文据此对火又有"少火"和"壮火"之分。少火在人体是正常（温和）的生理之火，为"生气之源"，是机体气化活动的动力，如脾阳鼓舞脾气而主运化、肾阳鼓舞肾气而主水液等，故曰"少火生气""少火之气壮"。壮火是人体异常的亢进之火，这种过亢之阳对机体造成损害，如肝阳化火、情志之火等，即所谓"亢则害……害则败乱"（《素问·六微旨大论篇》），因此是病理之火。"阳强不能密，阴气乃绝"（《素问·生气通天论篇》），故曰"壮火散气""壮火之气衰"。根据阴阳互根、阴阳消长之理，阳火以阴水（阴气）为根，壮火过分地消耗了阴气，故"壮火食气"而"壮火之气衰"；而生理之少火虽也以阴气为根，即所谓"气食少火"，但少火作为脏腑气化活动的动力而"化生精"，因此阴气更加充沛，故曰"少火之气壮"。本条经文是《内经》的经典名句之一，在临床辨证论治中具有很大的指导意义。

七、精气神

（一）精

1. "余闻人有精、气、津、液、血、脉，余意以为一气耳。"（《灵枢·决气》）

【读经感悟】

此言生命活动的物质基础皆源于"一气"。人的生命活动物质基础，虽有精、气、血、津、液之分，但皆是由水谷精气所化生，因其源为一，故曰"余意以为一气耳"。此"气"乃精气也，即广义之精；而六者之中的"精"，则是肾中所藏狭义之精。

2. "生之来谓之精，两精相搏谓之神。"（《灵枢·本神》）

3. "两神相搏，合而成形，常先身生，是谓精。"（《灵枢·决气》）

4. "人始生，先成精。"（《灵枢·经脉》）

【读经感悟】

以上3条经文皆言先天之精。先天之精是形成生命的物质基础，对于新的生命而言，是指父母的生殖之精。因为此精禀于先天，受之于父母而与生俱来，故称之为先天之精、元精。当父母阴阳之精相互媾和，在母体内形成胚胎、构成身形后，元精亦已藏之于肾，成为维持生命活动的重要物质。生命诞生以后，此精又必须依赖后天水谷之精的充养，才能发挥其生长、发育的作用。

5. "肾者主水，受五脏六腑之精而藏之，故五脏盛乃能泻。"（《素问·上古天真论篇》）

【读经感悟】

此言肾所藏之狭义之精。此精在先天元精的基础上不断得到后天水谷之精的供养，才能逐渐充盈，当充盈至一定程度，才能具有繁衍后代、保持种族和个体特征的能力。先天元精与后天水谷之精相互资生，密切相关。人在出生前，先天之精已为后天之精的加工、吸收、利用等准备了机能的物质基础；出生之后，脾胃所化生的后天水谷之精，不断输送至五脏六腑，转化为脏腑之精，脏腑之精充盛时，又输归于肾，以充养先天之精。这即所谓"肾者主水，受五脏六腑之精而藏之，故五脏盛乃能泻"。

6. "夫精者，身之本也。"（《素问·金匮真言论篇》）

【读经感悟】

此言精在生命中的重要地位。人出生后，元精藏之于肾赖后天之养逐渐充盈而为元气之根，此即谓"精化为气"（《素问·阴阳应象大论》篇）。故张介宾说："人身之精，真阴也，为元气之本。"无先天之元精则无以生身；无后天水谷之精则无以养身。有精才有生命，无精则无生命；精足则生命力强，精亏则生命力弱，故曰"夫精者，身之本也"。

（二）营卫

1. "营者，水谷之精气也，和调于五脏，洒陈于六腑，乃能入于脉也，故循脉上下，贯五脏络六腑也。卫者，水谷之悍气也，其气慓疾滑利，不能入于脉也，故循皮肤之中分肉之间，熏于肓膜，散于胸腹。"（《素问·痹论篇》）

2."营气者，泌其津液，注之于脉，化以为血，以荣四末，内注五脏六腑，以应刻数焉。卫气者，出其悍气之慓疾，而先行于四末分肉之间，而不休者也。"（《灵枢·邪客》）

3."卫气者，所以温分肉、充皮肤、肥腠理、司开阖者也……卫气和则分肉解利，皮肤调柔，腠理致密矣。"（《灵枢·本脏》）

【读经感悟】

以上3条经文皆言营气、卫气的化生及功能特点。营气、卫气皆由水谷精气所化生，但有清浊之分，其清者为营、浊者为卫。由于清浊阴阳性质不同，故其循行分布、功能特点也不同。营行脉中，泌其津液化以为血，营养五脏六腑、四肢百骸；卫行脉外，温煦皮肉四末、司腠理开阖。

4."卫气行于阴二十五度，行于阳二十五度，分为昼夜，故气至阳而起，至阴而止……日入阳尽而阴受气矣……平旦阴尽而阳受气，如是无已，与天地同纪。"（《灵枢·营卫生会》）

5."阳主昼，阴主夜，故卫气之行，一日一夜五十周于身，昼日行于阳二十五周，夜行于阴二十五周，周于五脏。"（《灵枢·卫气行》）

6."夫卫气者，昼日常行于阳，夜行于阴。故阳气尽则卧，阴气尽则寤。"（《灵枢·大惑论》）

【读经感悟】

以上3条经文皆言卫气昼夜运行的规律。卫气其性为阳，其昼夜循行与日出日落的日节律同步，这是人与天地相应的最重要的生物钟节律，是"日出而作，日入而息"的睡眠觉醒节律形成的最重要的生理机制。

7."阳尽于阴，阴受气矣。其始入于阴，常从足少阴注于肾，肾注于心，心注于肺，肺注于肝，肝注于脾，脾复注于肾为周。"（《灵枢·卫气行》）

【读经感悟】

此言卫气夜行于阴之序。卫气昼行于阳，夜行于阴，行于阳是行于体表手足三阳经，行于阴是行于体内五脏。卫气行于阴，是从足少阴经注于肾，而后依肾—心—肺—肝—脾相胜之序复注于肾，此谓之"周于五脏"之一周。

8．"营行脉中，卫行脉外，营周不休，五十度而复大会，阴阳相贯，如环无端……夜半而大会，万民皆卧，命曰合阴……如是无已，与天地同纪。"（《灵枢·营卫生会》）

【读经感悟】

此言营卫相会。营行脉中、卫行脉外，二者虽各行其道，但"夜半而大会"。夜半为"重阴"之时，故营卫会合于此时而命曰"合阴"。营为阴、卫为阳，二者相会，故曰"阴阳相贯，如环无端"；营卫每昼夜皆于重阴之时大会"如是无已"，此与日月昼夜运行同步，故曰"与天地同纪"。此也为"人与天地相参也，与日月相应也"（《灵枢·岁露》）。

（三）气血津液

1．"人之血气精神者，所以奉生而周于性命者也……是故血和则经脉流行，营复阴阳，筋骨劲强，关节清利矣。"（《灵枢·本脏》）

【读经感悟】

此言血气精神对生命的重要意义。

2．"上焦开发宣五谷味，熏肤、充身、泽毛，若雾露之溉，是谓气。……腠理发泄，汗出溱溱，是谓津。……谷入气满，淖泽注于骨，骨属屈伸，泄泽补益脑髓，皮肤润泽，是谓液。……中焦受气取汁，变化而赤，是谓血。……壅遏营气，令无所避，是谓脉。"（《灵枢·决气》）

【读经感悟】

此言气血津液之化生及其功用。气血津液皆由水谷精气所化生，但其变化各有所用，其中上焦宣发之气，根据"熏肤、充身、泽毛"的功用，应是卫气。肺主宣发、主皮毛，故亦主卫气而有"肺卫"之称，对后世卫气营血辨证有很大影响。但"人受气于谷，谷入于胃，以传于肺，五脏六腑皆以受气，其清者为营，浊者为卫"（《灵枢·营卫生会》），故"上焦开发宣五谷味"之气，也应当包括营气，其"充身"的功能不仅是行于脉外卫气的"熏肤""泽毛"，也包括行于脉内营气的"五脏六腑皆以受气"。这种气化功能"若雾露之溉"，全身表里内外无处不到，故曰"上焦如雾"（《灵枢·营卫生会》）。由上焦所宣发的营卫之气皆源之于中焦化生水谷精气，其行于脉中之营气结合津液化生为血，故曰"中焦受气取汁变化而赤是谓血"，因此"营为血之前身"。营行脉中，脉"壅遏营气，令无所避"，为化血之府，故《素问·脉要精微论篇》曰："脉者，血之府也。"

津液也源之于水谷，是人身水液代谢中的精华物质。《素问·经脉别论》篇所言"饮入于胃，游溢精气，上输于脾，脾气散精，上归于肺，通调水道，下输膀胱"，讲的就是水液代谢的过程。津液即为饮入于胃所游溢之精气，由脾上输于肺，由上焦宣发充身。津液如同营卫，也有清浊之分，其清稀者为津、浊稠者为液。津为汗之源，故曰"腠理发泄，汗出溱溱是谓津"；液为"谷入气满"富含营养之汁（体液），营内养外，故曰"淖泽注于骨，骨属屈伸，泄泽补益脑髓，皮肤润泽"。而"中焦受气取汁，变化而赤"之"汁"，应是注于脉中之"液"，故"血"全称为"血液"。

3. "谷始入于胃，其精微者，先出于胃之两焦，以灌五脏，别出两行，营卫之道。其大气之抟而不行者，积于胸中，命曰气海。出于肺，循咽喉，故呼则出，吸则入。天地之精气，其大数常出三入一。故谷不入，半日则气衰，一日则气少矣。"（《灵枢·五味》）

4. "宗气积于胸中，出于喉咙，以贯心脉，而行呼吸焉。"（《灵枢·邪客》）

5. "宗气留于海，其下者注于气街，其上者走于息道……宗气不下，脉中之血凝而留止。"（《灵枢·刺节真邪》）

【读经感悟】

以上3条经文皆言宗气。宗气为后天水谷精气所化生，为积于胸中之"大气"，其上走息道出喉咙，而行呼吸之功能；下注气街以贯心脉而行血气，故"宗气不下，脉中之血凝而留止"。"气海"为气汇聚潴留之处，《灵枢·海论》所言"膻中者为气之海"，因膻中（穴）位于胸中两乳之间，所以是指宗气积于胸中之"海"。此气海与位于脐下之气海（穴）有别，彼指下丹田元气汇聚之海。

6. "真气者，所受于天，与谷气并而充身者也。"（《灵枢·刺节真邪》）；"真气者，经气也"（《素问·离合真邪论篇》）。

【读经感悟】

此言真气之概念及形成。"真气者所受于天"，此"天"有双重含义：一是先天之天，二是天地之天。真气是以先天之精所化先天元气为根基，得后天之气所充养而运行周身，故曰"真气者所受于天，与谷气并而充身者也"。"人以天地之气生"（《素问·宝命全形论篇》），地气化生的水谷之精气（"谷气"），是后天之气的重要组分，而天气为天之清阳之气，通过肺吸入于胸中，也是后天之气不可缺如者。天地之气在胸中结合形成"宗气"，以此充养先天元气而形成"真气"，所以也可说"真气者所受于天，与谷气并而充身者也"。真气充身，行于经脉中则为"经气"，故曰"真气者，经气也"。

（四）神

1. "阴阳不测谓之神。"（《素问·天元纪大论篇》）

【读经感悟】

此言神之概念。神是中医学的重要概念，在古代也是一个不断发展的概念。《说文解字》释"神"谓"天神引出万物者也"，最初指的是人格化的主宰天地万物的天神。到了春秋战国时期，随着社会生产力的发展，人们认识水平有所提高，认识到天地自然变化的主宰者是"阴阳"，故《易》曰"阴阳不测之谓神"。后来又认识到阴阳变化是有规律的，由此神的概念上升到主宰着天地万物变化的自然界固有规律的哲学范畴，脱下了人格化天神的神秘外衣。《内经》就是在这种背景下提出了"阴阳不测谓之神"，显而易见是《易》的翻版。《内经》所论之神，就是脱去神秘外衣的主宰天、地、人变化的客观规律，即阴阳变化，故《素问·阴阳应象大论》曰："阴阳者，天地之道也，万物之纲纪，变化之父母，生杀之本始，神明之府也。"

2. "夫变化之为用者，在天为玄……玄生神，神在天为风，在地为木；在天为热，在地为火；在天为湿，在地为土；在天为燥，在地为金；在天为寒，在地为水。故在天为气，在地成形，形气相感而化生万物矣。"（《素问·天元纪大论篇》）

【读经感悟】

此言天地之神。《内经》将中国古代已上升为哲学高度的"神"的概念引入，并据"天人相应"之理将其分为"天地之神"和"人身之神"两个层次。本条经文讲的就是天地之神。《内经》在先秦"气一元论"唯物主义哲学思想影响下，认为"气"是产生一切物质的根源，正如《素问·六节脏象论篇》所言："气合而有形，因变以正名。""气"是不断运动着的，由于其不断地运动，才产生了天地间万事万物的复杂变化，《内经》用"阴阳"来概括这种运动变化的规律。由于"阴阳"的变化主导了万物的生长化收藏和生长壮老已，而这种运动变化，又是构成宇宙最基本元素的"气"本身所具有的属性，因此实际上就否认了独立于物质之外"神"的存在，认为主宰万物的"神"，就是天地自然自身所固有的客观规律。正如《素问·阴阳应象大论篇》所云："阴阳者，天地之道也，万物之纲纪，变化之父母，生杀之本始，神明之府也。""神"即寓于"阴阳"之中，而"阴阳"运动所产生的万事万物变幻莫测的各种现象，则是"神"的具体表现，故曰"阴阳不测谓之神"，"夫变化之为用也，在天为玄……玄生神"。玄，玄远、玄妙之义。老子曰："玄之又玄，众妙之门。"（《道德经·一章》）因此，"玄"体现了万物无穷奥妙的变化作用，是天地万物变化之"道"。"道生一，一生二，二生三，三生万物。"（《道德经·四十二章》）"一"为太极，"二"为阴阳，阴阳为神明之府，因此归根结底是"玄生神"。天之风、热（暑）、湿、燥、寒六气之阴阳变化，地之木、火、土、金、水五运之五行变化，这些都是"天地之神"的正常现象。透过现象看本质，天地的正常变化是由反映客观规律的"神"所主导的，故徐灏对《说文·神》笺注曰："天地生万物，物有主之者曰神。"

"在天为气，在地成形，形气相感而化生万物矣"一句，讲的是《道德经》"三生万物"之义。天为阳、地为阴，天地阴阳形气相感，即为"二生三"而"化生万物矣"。这是在"道生一，一生二"的基础上进行的，因此也是由"玄"所生之"神"主导的。

3. "生之来谓之精，两精相搏谓之神"（《灵枢·本神》）；"得神者昌，失神者亡"（《素问·移精变气论篇》）；"失神者死，得神者生也"。（《灵枢·天年》）

【读经感悟】

此言人身广义之神。"形神合一"是中医学的生命整体观，神本于形（精）

而生，依附于形而存，而神又为形之主，主导着化气生精成形的生命活动而呈现出各种正常的生命现象，仿徐灏"天地生万物，物有主之者曰神"之义，余曰"人身生万象，象有主之者曰神"。正因神为生命之主，而成为生命的象征，故曰"得神者昌，失神者亡""失神者死，得神者生"。据此理，先天父母阴阳之精相互媾合而形成的新生命，也可称之为"神"。但"两精相搏"之神，是尚未出生于世的生命体，应视为"先天之神"；而"生之来谓之精"之精，应视为"先天之精"。

4."天食人以五气，地食人以五味。五气入鼻，藏于心肺，上使五色修明、音声能彰；五味入口，藏于肠胃，味有所藏，以养五气，气和而生，津液相成，神乃自生。"（《素问·六节脏象论篇》）

【读经感悟】

此言人身之神的物质基础。神本于先天之精而生，又仰赖后天之精而养。本条经文讲的就是后天之精对神的濡养作用。

5."血气者，人之神"（《素问·八正神明论篇》）；"血者，神气也"（《灵枢·营卫生会》）；"神者，水谷之精气也"（《灵枢·平人绝谷》）；"神者，正气也"（《灵枢·小针解》）。

【读经感悟】

此言人身之神内涵之外延。正因人身之神仰赖后天水谷之精所化生之气血的濡养，故曰"神者，水谷之精气也""血气者人之神""血者神气也"。精气血是神的存在和行使作用的物质基础，故有"神本于形而生"之说。"正气"是针对"邪气"而形成的概念，是机体抵御病邪的功能概括。精血足则神气旺，神气旺则正气充，故曰"神者，正气也"。

6."根于中者，命曰神机，神去则机息；根于外者，命曰气立，气止则化绝。"（《素问·五常政大论篇》）

【读经感悟】

此言"神机""气立"的概念。人之立命之本在于内外两端，即"根于内者，命曰神机""根于外者，命曰气立"。"神机"即人身之神主导机体气化活动之机。机体的物质代谢机能是人的最基本的生命活动，通过在神主导下的脏腑气化活动而将饮食水谷转化为人身之精气，此即所谓"精归化""化生精"（《素问·阴阳应象大论》），精为形之基而形为神之体，如此形神俱在而成为生命整体。倘若人体失去神的主导，则脏腑机能紊乱，气机运转失常，甚则"神去则机息"，化气生精的最基本生命活动也随之终结。由神所主导的气化活动，在体内是不断运转的，若神主失常，则气机不能正常运转，故《素问·玉机真脏论篇》及《素问·玉版论要篇》皆曰："神转不回，回则不转，乃失其机。"倘若这种运转，失却正常之机，则势必导致"逆"。"逆则乱"，天地由之而变，疾病由之而生。

"人以天地之气生"（《素问·宝命全形论篇》），故"根于外者，命曰气立"。人生活于天地之间，天地之精气乃为"根于外者"之立身之本，故曰"气立"。"天食人以五气，地食人以五味"（《素问·六节藏象论篇》），若无天地精气之充养，则机体无物可化，气化运动停止则生命终结，故曰"气止则化绝"。

7. "随神往来着谓之魂，并精出入者谓之魄。所以任物者谓之心，心有所忆谓之意，意之所存谓之志，因志而存变谓之思，因思而远慕谓之虑，因虑而处物谓之智。"（《灵枢·本神》）

【读经感悟】

此言人身狭义之神。本条经文提出了神、魂、魄、意、志、思、虑、智等概念，这些也都是"人身之神"的内涵，但因侧重于精神活动范畴，故属于人身"狭义之神"，这些都是中医心理学的重要内容。

人身之神按其层次和职能，有神、魂、魄、意、志"五神"之分别。"两精相搏谓之神"，象征着由父母之精相互媾和而新生的生命。在"五神"中，此神藏之于心，故心成为"君主之官，神明出焉"，而为"五脏六腑之大主，精神之所舍也"，此神是"总统魂魄，兼赅意志"的人身之总神。

魂是在神的统领之下亦步亦趋的较低层次的神，故曰"随神往来者谓之魂"。往是已往，来是未来，"往来"包括过去、现在和未来。也就是说魂随着神进行着清醒状态下的意识活动，包括对过去的回忆、现在的认知和对未来的谋划。正因魂舍于肝，故"肝……谋虑出焉"。夜卧之时，神归舍于心，减弱了对魂的控制能力，魂摆脱神的监控"偷则自行"（《荀子》），便产生了"如梦寐恍惚，变幻游行之境是也"(《人身通考》)的不同于清醒状态下的不自知的特殊意象活动。此即荀子所言:"心卧则梦,偷则自行,使之则谋。"魂藏之于肝,与所伴随的神皆属于"阳神",而神为阳中之阳,魂为阳中之阴。

魄是与生俱来的。因"精者生之本",所以"并精出入"就是说生命一诞生,魄即随着精而来,故曰"并精出入者谓之魄"。这个"出入",具有指向性。出,由内向外,指的是与生俱来的外向的动作行为,比如婴儿生下来就会手足舞动,会哭叫等;入,由外入内,指的是外在刺激而产生的本能的感知,比如痛、痒等。此即《类经》所说:"魄之为用,能动能作,痛痒由之而觉也。"人体的自稳调节机能也是与生俱来的,婴儿初生就具有很强的免疫力,这都应当属于魄的范畴。魄舍于肺,故"肺……治节出焉"。魄并精出入而属阴,故有"魂为阳神而魄为阴神"之说。

关于意、志,在《内经》中有两个不同范畴的概念。"心有所忆谓之意,意之所存谓之志",这是认知范畴的意和志,指记忆和记忆的存储。另外《灵枢·本脏》所言"志意者,所以御精神、收魂魄、适寒温、和喜怒者也",显然不是由外向内指向的认知范畴的意志,而是由内向外指向的调控精神魂魄、情志活动及身体对外环境适应性的神,是属于意志范畴的概念。

本条经文所言意、志、思、虑、智,又是人类对客观世界认知过程中不断深入的各个阶段。这一认知过程从"任物"开始,最后又落实到"处物",既强调了认知过程的物质第一性,又强调了认知需要通过实践检验,因此这是唯物主义的认识论。这段论述,将认知过程由低级到高级划分为意、志、思、虑、智五个层次,阐述了感知→印象→经验积累→概念形成→创造性思维→理论指导实践的认知全过程,强调了心为任物之所,认知过程自始至终都是在心神主导之下进行,因此界定心为认知过程的中枢。

"所以任物者谓之心":任,有担任、担当的意思。在认知过程中,心一开始就担当着对外界客观事物的感知,通过眼、耳、鼻、舌、身五官来接受外部的信息,这些信息只有传入到心之后才能产生感知。

"心有所忆谓之意":忆,记忆、记录。外部信息通过感官传到心后,心将其记录下来而形成了这个事物的映象,当感官脱离这一事物后,这个映象在心里还存在着，这就是印象。此时所产生的印象只是事物的表面现象，并没有反映事物的本质，因此可称为表象。我们从中医角度也可以叫作心象、意象，这就是心有所忆之"意"。

"意之所存谓之志"：志者，誌也，记在心里而不忘却。这是在"意"的基础上，将心中感知所形成的映象存储起来，再次接收就再存储，积累将越来越多，相当于感知过程中的经验积累阶段。

"因志而存变谓之思"：思，思虑、思维，这是由感性认识跃升为理性认识的重要过程。"物之极谓之变"，在"志"的基础上，随着存储材料的增加，心神可充分地对其进行加工，通过分析、综合、抽象、概括，而形成反映事物本质的概念。这个过程就是思维过程，因此称之谓"思"；这时的认知过程已发生了质的变化，已不再是表象，而是深入到本质了，因此称之为"变"。

"因思而远慕谓之虑"：慕，《说文》释之"习也"，《康熙字典》释之"又思也"。因此"虑"是反复思考。思考什么呢？"远慕"，是指在思的基础上去筹划未来。因此这一过程是心神利用已形成的概念，对未来进行判断、推理的创造性思维过程。

"因虑而处物谓之智"：认知过程发展到"虑"，仍是处于理论的层面。这种认知是否正确？是否符合客观实际？还需到实践中去检验。"实践是检验真理的标准"，只有通过在这一理论指导下去处物理事获得了成功，这个认知才是正确的，这才是真正的智慧。

以上就是《内经》关于认知过程的阐述。这里强调一点就是，整个认知过程一直都是在心神主导下进行的，在感知阶段，要细心观察；在记忆阶段，要牢记在心，用心去记；在思虑阶段，要用心去思考、细心地分析；最后做到心中有数而牢记心头。因此中医心理学将这一过程概括为"心神认知论"。

8."心藏神，肺藏魄，肝藏魂，脾藏意，肾藏志。"（《素问·宣明五气论》）

【读经感悟】

此言"五脏神"与"五神脏"。"形神合一论"认为，神本于形而生、依附于形而存。因五神各以五脏为其所舍，故又有"五脏神"之称，而五脏分别藏五神，故又称为"五神脏"。五脏所以能成为诸神之舍，这和五脏的物质基础对五神的濡养作用分不开，正如《灵枢·本神》所言"肝藏血，血舍魂""心藏脉，脉舍神""脾藏营，营舍意""肺藏气，气舍魄""肾藏精，精舍志"。因为"血气者，人之神"，血气与神的关系尤为密切，诸脏得此血气之濡养，才能发挥其诸神的作用，而"心主身之血脉"（《素问·痿论》），所以心才成为诸神之主而"总统魂魄，兼赅意志"。

9."故神劳则魂魄散、志意乱。"（《灵枢·大惑论》）

【读经感悟】

此言心神在五脏神中的统领作用。神藏于心为"五神"中最高层次之总神而"总统魂魄，兼赅意志"。过劳伤神，失去对魂魄意志的统领作用，故"魂魄散、志意乱"，可出现许多精神症状。

10."志意者，所以御精神、收魂魄、适寒温、和喜怒者也……志意和则精神专直，魂魄不散，悔怒不起，五脏不受邪矣。"（《灵枢·本脏》）

【读经感悟】

此言志意调控机体的重要作用。古籍中多将意志称为"志意"。本条经文所言之志意，其心理动力的指向是由内向外的，故不同于《灵枢·本神》篇认知范畴之意志，而属于现代心理学意志的范畴。中医心理学认为，意与志又有所区别，正如《类经》所说："一念之生，心有所向而未定者曰意"、"意已决而卓有所立者曰志。"

心神主导着人的精神活动，"总统魂魄，兼赅意志"为"五神"之总领，但此处又明确提出"志意者，所以御精神、收魂魄、适寒温、和喜怒者也"。由此可见，心神对精神魂魄以及情志的主导作用，只是发号施令，具体执行调控者则是意志。正如荀子在《解蔽》篇中所言："心者，形之君也，而神明之主也，出令而无所受令。"意志能够驾驭精神、收摄魂魄，调和情志，这是调控机体生命活动的精神方面；而"适寒温"，则是以机体对寒温的调控能力为例，说明意志对机体生理功能的调控作用。在顽强意志的调控下，人的生理极限是可以突破的，例如抗美援朝战争中邱少云烈士，所以能经受住常人所不能忍受的烈火烧身的痛苦，突破生理极限一动不动地潜伏在阵地前沿，就是因为具有一种为了胜利、为了战友安全而不怕自我牺牲的顽强意志。因此意志具有强大的动力作用，这种动力作用对疾病的治疗和康复具有重要的意义。《内经》认为，影响临床疗效的重要原因是"神不使也"，何谓神不使？曰："精神不进，志意不治，故病不可愈。"（《素问·汤液醪醴论篇》）明确地将志意之神视为愈病之关键。意志对疾病的预防也具有重大的作用，即所谓"志意和则精神专直，魂魄不散，悔怒不起，五脏不受邪矣"。

11. "神乎神，耳不闻，目明心开而志先，慧然独悟口弗能言，俱视独见适若昏，昭然独明若风吹云，故曰神。"（《素问·八正神明论篇》）

【读经感悟】

此言智能之神。人们对客观事物及规律的认知和掌握，统称为智能。智能与"神"有着密切的关系，故曰"神乎神"。关于智能的形成，《内经》一方面强调是在"心神"主导之下完成的间接经验和直接经验积累的质变，即《灵枢·本神》所说由"所以任物者谓之心"到"因虑而处物谓之智"的过程。《内经》认为，凡知"道"者，皆"博览杂学""上知天文、下知地理、中知人事"，且能"法古验今""言天应人"，因而能认知并掌握其事物的客观规律，而具有"慧然独悟""俱视独见""昭然独明"不同于常人的高智能。这即所谓"积神于心，以知往今"（《灵枢·五色》），是源于后天发展的"知而获智"论。另一方面，《内经》也不否认智能的高低与先天素质有关，如《素问·上古天真论篇》曰："昔在黄帝，生而神灵，弱而能言，幼而徇齐，长而敦敏，成而登天。"《内经》所推崇的黄帝，就是一位生来就具有聪明才智的天才，这为其后来智能发展奠定了坚实的基础。因此《内经》的智能观，是先后天结合论者，只不过是更多地强调后天知识积累的作用。

深悟"神乎神"，这已不是一般之智能，其高度已达到"慧然独悟"的境界。"智"与"慧"虽都属于神的范畴，但二者却有着本质的不同。"智"是与日俱增的知识积累，为识神；"慧"是除尘净心后悟性所现，是在虚无的境界中所生之神，故可认为是在识神收敛状态下所现之元神。正如老子在"涤除玄览"（《道德经·十章》）、"致虚极、守静笃"（《道德经·十六章》）状态下，"不出户，知天下；不窥牖，见天道"（《道德经·四十七章》）。所以这段经文的"神乎神"，更深刻地说应当是讲顿悟的。

八、生命

（一）人之生

1. "天之在我者德也，地之在我者气也，德流气薄而生者也。"（《灵枢·本神》）

【读经感悟】

此言生命的起源。本条经文从哲学高度阐述了生命起源的问题。"德"，是一个含义很广的概念。《管子·心术上》"德者道之舍"，是指具体事物从"道"所得的特殊规律或特殊性质，属于中国古代哲学范畴的概念。此外，"德"又指品德或恩德。"天之在我者德也"之"德"，即是恩德之义，指天之正常变化，包括气温、日光、空气、雨露等一切有利于人类生命的自然因素。"地之在我者气也"之"气"即地之气，指大地赋予人们生存的物质条件，如饮食五味等。"天之德"与"地之气"，是人类存在的基本条件，故曰"天之在我者德也，地之在我者气也"。天德、地气，可分别用三阴、三阳六气及木、火、土、金、水五运加以概括，因此可以认为五运六气、阴阳五行的正常变化是生命存在的先决条件。"流"，交流、沟通之义；"薄"，通搏，交合搏结之义。"德流气薄"，即天德、地气上下相遘、阴阳交合，此亦《周易》泰卦（☷）之象，此为万物生化之因。故老子《道德经》曰："道生一，一生二，二生三，三生万物。"其"一"，为混沌宇宙；"二"，为天德、地气；"三"，为德流气薄。《素问·天元纪大论篇》所说"在天为气，在地成形，形气相感而化生万物"，说的也是这个道理。天阳之气下交，地阴之气上承，阴阳相合、上下相媾，也是人类生命化生、存续、发展之由，故曰"德流气薄而生者也"。《素问·宝命全形论篇》所说"天地合气，命之曰人"，也是此意。这条经文简明而准确地阐述了生命的起源和发展，充分说明《内经》的唯物主义生命观以及生命与天地自然密切相关的整体观。

2. "人以天地之气生，四时之法成。"（《素问·宝命全形论篇》）

【读经感悟】

此言生命与天地四时的关系。"人以天地之气生"，即天德地气"德流气薄而生者也"。《素问·四气调神大论篇》曰："阴阳四时者，万物之终始也，死生之本也。"故人的生命活动也法于四时阴阳，而曰"四时之法成"。此强调了人与天地相应的生命观。

3. "人始生，先成精，精成而脑髓生，骨为干，脉为营，筋为刚，肉为墙，皮肤坚而毛发长。谷入于胃，脉道以通，血气乃行。"（《灵枢·经脉》）

4. "血气已和，营卫已通，五脏已成，神气舍心，魂魄毕具，乃成为人。"（《灵枢·天年》）

【读经感悟】

以上2条经文是对生命形成过程的阐述。"人始生，先成精"，首先强调了精为生命之本，之后以此为基在母体内发育，内而脏腑、外而形体。在这发育过程中，经脉的通畅尤为重要，因其可转输母体由水谷化生的营卫血气，使生命有了充足的物质供应而不断地发育成人形。形虽全还不能称之为人，只有神亦全，"形与神俱"才完成生命发育的全过程。故曰"神气舍心，魂魄毕具，乃成为人"。这不仅强调了"形神合一"是生命的特征，也强调了神在生命中的重要地位，因此神也成为生命的象征，故曰"得神者生"。

"五脏已成，神气舍心"，说明生命出生之前神已存在并与形相合。此神与后天发展的神识之神其源不同，故可称之为先天之神，后世又称之为"元神"。元神源于先天而与生俱来，虽由先天父母之精所化，因其具有遗传性的特征，故往上追溯应当携带有人类乃至生物进化的某些信息，这是值得研究的生命奥秘。

（二）生命发展

1. "人生十岁，五脏始定，血气已通，其气在下，故好走；二十岁，血气始盛，肌肉方长，故好趋；三十岁，五脏大定，肌肉坚固，血脉盛满，故好步；四十岁，五脏六腑十二经脉，皆大盛以平定，腠理始疏，荣华颓落，发鬓斑白，平盛不摇，故好坐；五十岁，肝气始衰，肝叶始薄，胆汁始减，目始不明；六十岁，心气始衰，苦忧悲，血气懈惰，故好卧；七十岁，脾气虚，皮肤枯；八十岁，肺气虚，魄离，故言善误；九十岁，肾气焦，四脏经脉空虚；百岁，五脏皆虚，神气皆去，形骸独居而终矣。"（《灵枢·天年》）

【读经感悟】

此言人生以十为纪的发展过程。本条经文将人的一生按年龄以10岁为一节段划分，描述了每一阶段的脏腑气血盛衰变化，以及与之相应的行为、言语等变化情况。行为和语言可认为是人格的表征，是心理活动的反映，故从其变化中可洞察心理状态。人降生后随着身体的生长发育，脏腑气血不断充盈，并由旺盛而至衰减，这在形体的变化上表现得很明显，年轻时血气方刚，身强力壮；年迈时气血衰竭，发白齿落。人格形成后虽然在一生中是比较稳定的，但随着脏腑气血的盛衰变化也发生着相应的变化，尤其表现在行为、语言上。随着生命的发展、形体的变化，其行为也有从好动到安稳，进一步发展为好静懒动的变化特点。

《释名》曰："徐行曰步，疾行曰趋，疾趋曰走。"由"好走""好趋""好步"发展到"好坐""好卧"，以此为例说明随着年龄增长，脏腑气血衰减而呈现的行为变化特点，甚至年逾八十，还可出现反映内心世界的语言表达能力衰减，故"言善误"。这一心理层面的变化与体质变化都是以脏腑气血为物质基础，以此为纽带将二者紧密联系起来，体现了身心一体、人格体质相应的"形神合一"整体观思想。

《素问·上古天真论篇》言"能形与神俱，而尽终其天年，度百岁乃去"，此言"百岁，五脏皆虚，神气皆去，形骸独居而终矣"，二者并读可明确地认识到"形与神俱"是生命的特征，而"神气皆去"则是死亡的标准，从而更加明确了"失神者死"的死亡概念。

2. "女子七岁，肾气盛，齿更发长；二七天癸至，任脉通，太冲脉盛，月事以时下，故有子；三七肾气平均，故真牙生而长极；四七筋骨坚，发长极，身体盛壮；五七阳明脉衰，面始焦，发始堕；六七三阳脉衰于上，面皆焦，发始白；七七任脉虚，太冲脉衰少，天癸竭，地道不通，故形坏而无子也。"（《素问·上古天真论篇》）

3. "丈夫八岁，肾气实，发长齿更；二八肾气盛，天癸至，精气溢泻，阴阳和，故能有子；三八肾气平均，筋骨劲强，故真牙生而长极；四八筋骨隆盛，肌肉满壮；五八肾气衰，发堕齿槁；六八阳明气衰竭于上，面焦，发鬓斑白；七八肝气衰，筋不能动；八八，天癸竭，精少，肾脏衰，形体皆极，则齿发去。肾者主水，受五脏六腑之精而藏之，故五藏盛乃能泻。今五藏皆衰，筋骨懈惰，天癸尽矣，故发鬓白，身体重，行步不正而无子耳。"（《素问·上古天真论篇》）

【读经感悟】

以上2条经文分别言男女不同年龄段的生长发育特点，女子以七为纪、男子以八为纪。其中"天癸"是影响生长发育，特别是性发育的重要"物质"。天癸，为天一所生之癸水，即《易》"河图"之"天一生水"。"天在我者德也"，"天"之所赐内含"先天"之义；"一"，元也，为生数之始，万物之始生也，即所谓"水生万物"也。故"天一"所生之水是一种生养万物之真精（元精），也是一种先天的生命起源物质。五行中水位于北方，配天干为壬癸，配人体五脏为肾，肾与膀胱相表里皆主水，膀胱为阳配阳干而为壬水，肾为阴配阴干而为癸水。此"癸水"为"天一"所生，故称"天癸"，在人身即源于先天而藏之于肾的真元之精，也称为"真精"或"元精"。此精虽与生俱来，但生后必须得后天之精所养才能充盈发挥其生理功能，故曰"肾者主水，受五脏六腑之精而藏之，故五藏盛乃能泻"。

天癸的生理功能主要与性发育及生殖能力有关。当女子二七、男子二八（约数）之时，天癸充盈至发挥作用，性发育成熟而"女子月事以时下"、男子"精气溢泻"，此时"阴阳和，故能有子"。当女子七七、男子七八（约数）之时，脏腑经脉气血已衰不能充养天癸，则其作用衰竭，性功能减弱至"地道不通"或"精少"而"无子"。天癸的充盈与否，还影响着人体第二性征，尤其表现在形体的发育方面。天癸充盈则"身体盛壮""筋骨劲强"，而"天癸"衰竭则"发堕面焦""齿去鬓白"，甚则"形体皆极"。根据天癸的形成及其作用，有人从物质的角度认为这类似于性激素；也有人从功能的角度认为这类似于人体"丘脑－垂体－性腺轴"系统。

经络

一、经络的概念及功能

"夫十二经脉者，人之所以生，病之所以成，人之所以治，病之所以起，学之所始，工之所止也，粗之所易，上之所难也。"（《灵枢·经别》）

【读经感悟】

此言经络对生命的重要意义。经络是以十二经脉为主干，包括奇经八脉、经别、络脉，以及经筋、皮部在内的由线形分布至网状再呈面状弥散的网络系统。经络的基本功能，关系到生理、病理及疾病防治等各方面，故曰："夫十二经脉者，人之所以生，病之所以成，人之所以治，病之所以起。"

（一）生理方面

1. "经脉者，所以行气血而营阴阳，濡筋骨，利关节者也。"（《灵枢·本脏》）

2. "夫十二经脉者，内属于腑脏，外络于肢节。"（《灵枢·海论》）

【读经感悟】

以上2条经文言经络在生理方面的重要作用。经络具有运行气血、协调阴阳、沟通表里内外上下左右的作用。"行气血而营阴阳"是经络系统重要的生理功能。气血是生命活动的物质基础、脏腑功能活动的动力源泉。机体各部组织都必须依赖于气血的温煦濡养，才能进行正常的生理活动。但气血的这一重要作用，必须通过经络系统的传注才能实现。由于经络是气血运行的通路，经络系统遍布全身，内而五脏六腑，外而四肢百骸，无处不到，所以能"行气血"于表里内外，使机体得以维持正常的功能活动，如"濡筋骨，利关节者也"。经络运行气血的动力，来源于宗气和原气。"宗气积于胸中，出于喉咙，以贯心脉而行呼吸焉"（《灵枢·邪客》）说明宗气概括了心肺的功能；"诸十二经脉者，皆系于生气之原。所谓生气之原者，谓十二经脉之根本也，谓肾间动气也，此五脏六腑之本，十二经脉之根"（《难经·八难》）说明原气藏之于肾，而十二经之动力皆根之于肾。经络所运行的气血，源于脾胃化生之水谷精微。《灵枢·五味》篇指出："谷始入于胃，其精微者，先出于胃之两焦，以溉五脏别出两行营卫之道。"故经络所行之气，又有营气、卫气之分。"其清者为营，浊者为卫，营行脉中，卫行脉外，营周不休。"(《灵枢·营卫生会》) 血乃营气所化，"营气者，泌其津液，注之于脉，化以为血"(《灵枢·邪客》)。此外，肝胆的条达疏泄，也直接影响着经络的气血运行。所以经络在脏腑的参与下，由原气和宗气的推动，使营气、卫气借此得以周流不息的运行，并渗透弥散到各器官组织中去，这就是经络系统"行气血"的功能。其中原气、宗气、营气、卫气与经络相结合，又可概称为"经气"。

所谓"营阴阳"，除了指经络将气血输送到全身各部，"内溉脏腑，外濡腠理""濡筋骨，利关节"，营养所有组织器官之外，还包含有协调阴阳的功能。"阴阳"这一对概念，既可指人体内外、上下、左右、前后、脏腑、表里之间的关系，也可代表对立而又统一的机体机能的两个方面，同时也说明了机体内环境和自然、社会这一外环境之间的关系。经络系统遍布全身，沟通表里内外，贯穿上下左右，联系脏腑器官，因而人体的五脏六腑、四肢百骸、五官九窍、皮肉脉筋骨等组织器官，虽各有不同的生理功能，但由于经络的联系而又得以保持着协调统一，共同进行着有机的整体活动。同时机体的气血盛衰、机能动静、阴阳虚实等，也都借此调节而保持着一定的节律，从而使机体维持着"阴平阳秘"的阴阳协调生理机能状态。经络系统不仅是机体本身各部分之间联系的通路，同时也是机体与外界相联系的通路，诸如自然环境的变化、社会心理因素的影响等，无一不是通过经络气血而影响着机体，机体也通过经络气血的功能活动，而做出相应的反应以适应之。因此运行气血、协调阴阳，是经络系统的重要功能，二者相互之间又有着密不可分的联系。

但经的功能不止于此，经络还是生命信息传递的通道。王冰注《素问·灵兰秘典论篇》"主不明则十二官危，使道闭塞而不通形乃大伤"句之"使道"云："使道，谓神气行使之道也。"神为生命之主，神行气中、气载乎神，神气相依作为生命信息通过"使道"而内外传递。根据《内经》"血者神气也"、"经脉者所以行血气"(《灵枢·本脏》)、"心主身之血脉"(《素问·痿论》)、"诸血者皆属于心"(《素问·五脏生成篇》)，以及"心藏脉，脉舍神"(《灵枢·本神》)

等论述，可以认为"使道"即指经络而言。因此，经络不仅具有"行气血而营阴阳"功能，也有传递信息的功能，内联五脏六腑、外通四肢百骸，使人体成为一个有机统一的整体。《灵枢·经脉》虽未完全明示这一联络通路，但《灵枢·经别》却补充了其不足，十二经之别脉内属五脏六腑，而又多与心相通。心为君主之官，神明出焉，心主即通过经络系统将神气传递周身。因此经络为"神气行使之道"，是心神传递信息调控脏腑的网络系统。

（二）病理方面

1. "凡十二经络脉者，皮之部也。是故百病之始生也，必先客于皮毛，邪中之，则腠理开，开则客于络脉，留而不去，传入于经；留而不去，传入于腑，廪于肠胃。"（《素问·皮部论篇》）

2. "皮者，脉之部也。邪客于皮，则腠理开，开则邪入客于络脉，络脉满则注于经脉，经脉满则入舍于脏腑也。"（《素问·皮部论篇》）

【读经感悟】

此言经络具有由外向内传注病邪的作用。经络作为一个系统结构，是由线形分布至网络，再至面状弥散。皮部即是经络系统分布于皮表的部位，故曰"凡十二经络脉者，皮之部也""皮者，脉之部也"。这是经络系统的末端，也是最先感受外邪的部位，故"百病之始生也，必先客于皮毛"，然后可由皮部→络脉→经脉→腑脏。因此在病理方面，经络系统成为病邪由外传注入内的通道。不仅如此，因经络是五脏相通、脏腑相表里的联络通道，因此也是病邪在体内脏腑传变的通道。

另外还要认识到，皮部感受外邪并不注定"病之始生"。这是因为"皮者脉之部也"，皮部接受十二经的气血从线状的流行延展为面状的弥散，使皮毛腠理得以温煦濡养。特别是"卫气者，出其悍气之慓疾，而先行于四末分肉之间"（《灵枢·邪客》），使皮部具有了抵御外邪、保卫机体的功能。《灵枢·本脏》指出："卫气和，则分肉解利，皮肤调柔，腠理致密矣。"卫气和则腠理致密，外邪被阻于皮部之外而不能传注，故病不能生。否则外邪即可乘虚而入，导致疾病的发生。

3. "肝病者，两胁下痛引少腹；……心病者，两臂内痛；脾病者，脚下痛；肺病者，肩背痛；肾病者，胸中痛、大腹小腹痛。"（《素问·脏气法时论篇》）

【读经感悟】

此言经络具有由内向外传导病理反应的作用。本条经文所言这些部位的病痛，都是五脏之疾通过经脉传导至相应部位的病理反应，临床时可通过经脉辨证以求病痛之所本而调之，故中医临床不是简单地"头痛治头、脚痛治脚"。

（三）疾病诊断、防治

1. "能别阴阳十二经者，知病之所生；候虚实之所在者，能得病之高下。"（《灵枢·卫气》）

2. "经脉者，所以决生死，处百病，调虚实，不可不通。"（《灵枢·经脉》）

【读经感悟】

此言经络学说在临床对疾病的诊断及防治具有重要的指导意义。在疾病诊断方面，通过分部论经、分经辨证，可知"病之所生"，能得"病之高下"，故可调之以经而"处百病"。在疾病防治方面，经络学说不仅是指导中医非药物治疗的理论基础，也同样指导着药物治疗，如中药归经等。故而强调"经脉者，所以决生死，处百病，调虚实，不可不通"。后世医家通过临床实践，加强了这一认识，总结出"不通十二经络，开口动手便错"（《儒门事亲》）的至理名言。

经络是"神气行使之道"，具有传导感应、调整虚实的功能。针灸、按摩、敷贴、药熨、气功等非药物治疗方法之所以能防病治病，就是基于经络的这一功能。经络功能的物质基础是经气，因此其传导感应的功能也是经气的活动。经气调和则经络就能正常发挥协调阴阳的作用。《灵枢·官能》"审于调气，明于经隧"，强调了"调气"要明了经络的重要性。针刺中的"得气""行气"现象，就是经络传导感应的具体表现。"气"与"神"密切相关，所谓"气行则神行，神行则气行"（《灵枢集注·行针》），"血气者，人之神"（《素问·八正神明论篇》）。因此经络传导感应的功能，又可认为是"神气"的活动。"神气"的活动在疾病的防治中具有至关重要的意义，一切治疗手段，包括内服药物治疗，只有通过机体的这种"神气"活动能力，才能发挥其祛邪扶正、协调阴阳的治疗作用。正如张介宾所说："凡治病之道，攻邪在乎针药，行药在乎神气。故治施于外，则神应于中，使之升则升，使之降则降，是其神之可使也。若以药剂治其内而脏气不应，针艾治其外而经气不应，此其神气已去而无可使也，虽竭力治之，终成虚废已尔。"（《类经》）

经络在正常生理情况下能运行气血、协调阴阳，但在病理情况下则出现气血不和及阴阳失调的虚实证候，这时运用"针石毒药"等治疗手段以"调气""治神"，目的就在于扶正祛邪，使其能恢复到正常的调和状态。经络的调整虚实功能，是以它正常情况下的联络整体、协调阴阳为基础的，这个作用也就是机体的自稳调节机能。各种治疗方法都是通过不同质和量的刺激，分别作用于经络系统的不同层次和部位，来激发经络本身的这种功能，也就是激发"神气"使其应，从而达到补虚泻实、平复阴阳的目的。其中，一切治疗手段都是外因，而机体的自稳调节机能才是内因。外因为条件，内因为根据，外因必须通过内因才能发挥作用。正因机体这种功能的重要作用，所以通过气功、情志调养、心理治疗等方法，也可激发这种功能，对某些疾病甚至可达不药而愈的目的。

经络的基本功能，关系到生理、病理及疾病防治等各方面，所以《灵枢·经脉》篇曰："夫十二经脉者，人之所以生，病之所以成，人之所以治，病之所以起。"

二、十二经脉

（一）十二经脉总论

1. "手之三阴，从脏走手；手之三阳，从手走头；足之三阳，从头走足；足之三阴，从足走腹。"（《灵枢·逆顺肥瘦》）

2. "足太阳与少阴为表里，少阳与厥阴为表里，阳明与太阴为表里，是为足之阴阳也。手太阳与少阴为表里，少阳与心主为表里，阳明与太阴为表里，是为手之阴阳也。"（《素问·血气形志篇》）

【读经感悟】

以上2条经文言十二经脉循行分布规律及手足三阴三阳经表里相合。十二经脉是经络系统的主体干线，故又称"十二正经"。十二经内通五脏六腑，外联四肢百骸，根据其循行分布的阴阳属性，分为手足三阴三阳。脏腑阴阳相表里，而腑为阳、脏为阴，故阳经属腑络脏、阴经属脏络腑；就四肢而言手为阳、足为阴，就五脏而言心肺为阳、脾肝肾为阴，故肺经、心经、心包经及所相合的大肠经、小肠经、三焦经皆为手经，而脾经、肝经、肾经及所相合的胃经、胆经、膀胱经皆为足经；就四肢内外侧而言，阳主外、阴主内，故阳经分布于四肢外侧、阴经分布于四肢内侧；一阴分三阴、一阳分三阳，阳经在四肢外侧的分布为阳明在前、太阳在后而少阳居中，阴经在四肢内侧的分布为太阴在前、少阴在后而厥阴居中。此为手足三阴三阳内外表里相合，故曰"足太阳与少阴为表里，少阳与厥阴为表里，阳明与太阴为表里，是为足之阴阳也。手太阳与少阴为表里，少阳与心主为表里，阳明与太阴为表里，是为手之阴阳也"。十二经脉的循行方向，有上下内外之别，其规律为"手之三阴胸内手，手之三阳手外头；足之三阳头外足，足之三阴足腹走"。

3."故气从太阴出注手阳明，上行注足阳明；下行至跗上，注大趾间与太阴合；上行抵髀，从脾注心中，循手少阴；出腋，下臂，注小指，合手太阳；上行乘腋，出颔内，注目内眦，上巅，下项合足太阳；循脊，下尻，下行注小趾之端，循足心注足少阴；上行注肾，从肾注心，外散于胸中，循心主脉，出腋下臂，出两筋之间，入掌中，出中指之端，还注小指次指之端，合手少阳；上行注膻中，散于三焦，从三焦注胆，出胁，注足少阳；下行至跗上，复从跗注大趾间，合足厥阴；上行至肝，从肝上注肺……复出太阴。"(《灵枢·营气》)

【读经感悟】

此言十二经脉气流注。手足三阴三阳各经之间相互衔接，从而使经脉之气阴阳相贯如环无端，形成了经气的"十二经流注"。本条经文所言其流注的次序是：手太阴肺经→手阳明大肠经→足阳明胃经→足太阴脾经→手少阴心经→手太阳小肠经→足太阳膀胱经→足少阴肾经→手厥阴心包经→手少阳三焦经→足少阳胆经→足厥阴肝经→手太阴肺经→……。气血在十二经流注中也有盛衰变化，根据"人与天地相应"之理，一日之中十二时辰分主十二经，肺经旺于寅时、大肠经旺于卯时、胃经旺于辰时、脾经旺于巳时、心经旺于午时、小肠经旺于未时、膀胱经旺于申时、肾经旺于酉时、心包经旺于戌时、三焦经旺于亥时、胆经旺于子时、肝经旺于丑时。十二经流注歌诀曰："肺寅大卯胃辰宫，脾巳心午小未中，申膀酉肾心包戌，亥三子胆丑肝通。"十二经流注成为后世子午流注针法的重要内容。

（二）十二经脉各论

1. "肺手太阴之脉，起于中焦，下络大肠，还循胃口，上膈属肺……入寸口……出大指之端；其支者，从腕后直出次指内廉，出其端。是动则病，肺胀满，膨膨而喘咳，缺盆中痛，甚则交两手而瞀，此为臂厥。是主肺所生病者，咳，上气喘喝，烦心胸满，臑臂内前廉痛厥，掌中热。……气虚则肩背痛寒，少气不足以息，溺色变。"（《灵枢·经脉》）

【读经感悟】

此言手太阴肺经的循行及病候。手太阴肺经为十二经流注之始，起于中焦，接受中焦所化生之水谷精气而贯注全身。本经从脏走手，由体内外出于上肢内侧之前廉，终于大指之端。其支者，从腕后别出食指桡侧之端，交于手阳明大肠经。沿途经过肺系、喉咙，在体内属肺络大肠。其循行至腕部之动脉应手处，即"诊脉独取寸口"之部位。

手太阴肺经病候，为十二经病候之一。十二经脉在正常情况下，起着运行气血、濡养全身、协调阴阳等作用。当机体受到某种致病因素的侵袭，生理功能发生异常变动时，经络就会通过其所联系的有关部位，将病理变化反映于外，呈现出各种症状和体征，总称为"病候"。《灵枢·经脉》篇所载之十二经病候，皆有"是动"及"所生病"的提法，历代医家多认为这是指十二经病候的分类，但是却有不同的解释。将诸家认识综合起来，可归纳为以下几个主要观点：

1. 在气在血说。《难经·二十二难》曰："邪在气，气为是动；邪在血，血为所生病。……故先为是动，后所生也。"此说认为"是动"是病在气，"所生病"是病在血。由于气为先，血为后，所以进而认为先病"是动"，后病"所生"。此说影响极大，后世多有宗此说而加以发挥者。如唐代杨玄操注《难经》曰："邪中于阳，阳为气，故气先病，阳气在外故也；若在阳不治，则入于阴中，阴为血，故为血后病，血在内故也。"此处据《难经》之说发展为"阴病阳病说"，认为"是动"为阳病，"所生病"为阴病。明代张世贤《图注八十一难经辨真》曰："血为营，气为卫，营行脉中，卫行脉外，邪由外入，先气而后血。"此处又进一步发挥，形成"营卫说"，认为"是动"属于卫分病，"所生病"属于营分病。当今又有人据此进一步阐发提出新的观点，认为"是动"多属于急性病、实证，多见于疾病的早期或急性期阶段；而"所生病"则多已发展为里证、虚证，多见于疾病的中后期或慢性阶段，病邪已入里损及脏腑。（见《中医杂志》1981年，22卷第11期45页）

2. 本经他经说。清代徐大椿《难经经释》云："《经脉篇》是动诸病，乃本经之病；所生诸病，则以类推而旁及他经者。"徐氏认为，"是动"是病在本经，"所生病"是影响其他经所产生的病候。

3. 内因外因说。清·张志聪《灵枢经集注》云："是动者，病在三阴三阳之气，而动见于人迎气口，病在气而不在经。……所生者，谓十二经脉乃脏腑之所生，脏腑之病外见于经证也。夫是动者，病因于外；所生者，病因于内。"他认为"是动"为外因所致之病候；"所生病"为内因所致之病候。

4. 经络脏腑说。《十四经发挥和语钞》认为"是动"为经络病；"所生病"为脏腑病，实际上张志聪已寓有此意。

以上各说都从病候分类的角度出发，虽各有所指、各有侧重，但均经不起深究。例如影响最大的《难经》"在气在血说"，言称"气为是动、血为所生病"，即十二经病候皆可分为气病和血病两大类，但《灵枢·经脉》却明言"胃足阳明之脉，……是主血所生者""三焦手少阳之脉，……是主气所生病者"。再者，细读诸经"是动""所生病"所列病候，多有重复、相似之处，并无法严格地区分气病和血病、本经病和他经病、内因致病和外因致病及经络病和脏腑病，因此疑虑丛生而众说纷纭，但又都不能自圆其说。

对此问题，历史上也不乏有识之士、别有见地者。马莳潜研《灵枢》《素问》，深得其旨，弃"病候分类"之白窠，提出"是动验病说"。马莳指出："按

《至真要大论》云，所谓动者，知其病也。……正以其动则可以验病，不动则气绝。此篇是动之义，正言各经之穴，动则知其病耳。"（《灵枢注证发微》）清代赵术堂所著《医学指归》也宗马莳之说，明确提出了"是动"之义，遗憾的是并未引起人们的重视。

关于"是动""所生病"的问题，在1973年湖南长沙马王堆三号汉墓帛书经脉篇出土后，基本得到了解决。"是动""所生病"的记载，早已见于《阴阳十一脉灸经》。如"钜阳脉……是动则病……是钜阳脉主治其所产病……为十二病"，"钜阳脉"指"足太阳经"，"产"即"生"也，其"所产病"即为"所生病"。《阴阳十一脉灸经》对病候的记载与《灵枢·经脉》篇的记载，二者体例相比甚为相似，只不过后者所载病候更为丰富而已，因此可以认为后者是前者的继承和发展。《灵枢·经脉》篇十二经病候中"是主×所生病"即"主治其所产病"之义，所以"是动""所生病"不是病候分类的概念，二者是从不同角度对病候的概括。"是动"是指经脉功能异常变动时所出现的病候；"所生病"则指该经腧穴可主治本经经气异常时所产生的病候。因此每一经中，"是动"和"所生病"的病候基本相同，简言之，前者是指病理变动，后者则是指主治范围。

《灵枢·经脉》篇所载"十二经病候"，是古人在长期临床实践中总结出的经验，是十二经辨证的重要参考。十二经病候包括有循经病候与脏腑病候两部分。各经病候，实际就是各条经脉所循行部位及所联系的脏腑，在病理情况下所出现的症候群的概括。以手太阴肺经病候为例，"臑臂内前廉痛厥"为循经病候；"肺胀满膨膨而喘咳"则为内脏病候。尽管《灵枢·经脉篇》所载尚未能囊括全部病候，但是这种辨证方法在《内经》时代却广泛运用于临床，通过运用经络理论对病候的分析，求得经脉之病机所在，以指导临床治疗。如《素问·热论篇》之伤寒六经分证、《素问·刺疟论篇》之疟疾六经分证、《素问·刺腰痛论篇》之腰痛六经分证等。《素问·阴阳别论篇》也是以三阴三阳经脉及所属藏府来分析病机、归纳证候的。

张仲景在临床十分重视经络理论的运用，《金匮要略》首篇即为"脏腑经络先后病脉证"，并把临床常见病候按经络－脏腑归纳为"阳病十八""阴病十八"。尤其《伤寒论》的六经辨证，就是继承了《素问·热论篇》的辨证方法，以《灵枢·经脉》篇的十二经病候为依据，并在临床实践中加以补充发展而创立的。六经，即是十二经的手足同名经，六经病候基本上都是十二经中手足同名经病候的精简或补充，其所反映的病机就是相应经脉－脏腑的气化失常。由于十二经病候包括经络和脏腑的内伤杂病与外感病等多种病症，而六经辨证主要是阐述外感病的诊治规律，因此病候记载详于外感病的全身性症状，简或略于局部循经病候和内科杂病症状。如太阳病，即在原来的头痛、项强、腰脊疼痛的病候中，补充了发热、恶风寒、脉浮等症，同时又充实了腑病的证候，组成了能反映其病机特点的太阳证。少阳病，即在原来的汗出、振寒、疟（寒热往来）、口苦、胸胁满的病候中，补充了咽干、目眩、心烦、喜呕、脉弦等症，组成了能反映其病机特点的少阳证。阳明证，即在原来温淫（高热）、汗出、狂（谵语）、口渴引饮、腹胀等病候中，补充了便秘、腹痛拒按、脉洪大或沉实等症，组成了能反映其病机特点的阳明证。三阴病的病候也是如此。《伤寒论》六经所赅范围较广，正如柯琴所说："仲景之六经，是分区地面"、"凡风寒、温热、内伤、外感，自表及里，有寒有热，或虚或实，无乎不包。"（《伤寒论翼》）他将"六经"从十二条经脉，扩展到内至脏腑、外至皮部的广大范围，包括了脏腑、经脉、经别、络脉、经筋、皮部等诸多内容，因而"一身之病，俱受六经范围"、"六经之为病，不是六经之伤寒，乃是六经分司诸病之提纲"（《伤寒论翼》）。正因如此，在十二经病候基础上发展起来的"六经辨证"原则，也广泛运用于内科杂病的临床中，充实和发展了脏腑辨证的内容。

2. "大肠手阳明之脉，起于大指次指之端……入下齿中，还出挟口，交人中，左之右，右之左，上挟鼻孔。是动则病齿痛、颈肿。是主津液（《太素》无此字，疑衍）所生病者，目黄、口干、鼽衄、喉痹……虚则寒栗不复。"（《灵枢·经脉》）

【读经感悟】

此言手阳明大肠经的循行及病候。手阳明大肠经从食指桡侧之端，承接手太阴肺经之气，从手走头。行于上肢外侧前廉，与手太阴肺经内外相对；上颈贯颊入下齿，环唇挟鼻而终。本经由缺盆深入体内，络肺属大肠。

十二经脉病候中，诸阴经是主"所生病"皆为所属本脏病，如手太阴肺经是主肺所生病。但是诸阳经"所生病"并不是所属之腑病，而另有所指。手阳明大肠经"是主津所生病者"，足阳明胃经"是主血所生病者"，手太阳小肠经"是主液所生病者"，足太阳膀胱经"是主筋所生病者"，手少阳三焦经"是主气所生病者"，足少阳胆经"是主骨所生病者"，则可将其主病和主治范围进一步扩展到腑以外。

手阳明经内属大肠络肺，肺为水之上源，宣发布散水津于周身。《灵枢·决气》曰："腠理发泄，汗出溱溱，是谓津。"因此津与液相比，是较为清稀之水液。大肠与肺相表里，为"传导之官，变化出焉"，在水津代谢过程中，吸收由小肠传输来的"化物"中之水津再参与体内代谢，故大肠与"津"的关系也很密切，其病则可见循经部位水津不布而生虚火之症，如"齿痛……目黄、口干、鼽衄、喉痹"等，故曰"主津所生病者"。

3."胃足阳明之脉，起于鼻之交頞中……其支者，别跗上，入大趾间，出其端。是动则病洒洒振寒，善呻数欠，颜黑，病至则恶人与火，闻木声则惕然而惊，心欲动，独闭户塞牖而处，甚则欲上高而歌，弃衣而走，贲响腹胀，是为骭厥。是主血生病者，狂疟温淫汗出、鼽衄，……身以前皆热……消谷善饥，溺色黄……胃中寒则胀满。"（《灵枢·经脉》）

【读经感悟】

此言足阳明胃经的循行及病候。足阳明胃经在鼻旁迎香穴处，承接手阳明大肠经气，从头面下行躯干，循下肢外侧前廉，至足中趾内间（二趾外间）、外间之端而终。其支者别足跗，至大趾内侧端交于足太阴脾经。本经在头面部分布以面颊及前额为主，挟鼻、系目、环唇、绕口入上齿；在躯干则循膺乳，挟脐入气冲，与循背之足太阳主表为开相对，而司阳明主里为阖之职；在体内则属胃络脾，下合大肠、小肠。

足阳明胃经病候中之"骭厥"，是一古病名。骭，足胫也；厥，逆也。《素问·方盛衰论篇》曰："是以气多少，逆皆为厥。"足阳明胃经"下膝膑中，下循胫外廉，下足跗"，因此骭为本经所行之处，骭厥则为足阳明经气机逆乱之证。足阳明经气逆乱运行不畅，则见循经所过部位诸症；又因胃经气机逆乱影响阳明腑，而出现"独闭户塞牖而处，甚则欲上高而歌，弃衣而走"的阳明发狂之腑证。

足阳明经内属胃络脾，胃为水谷之海，脾胃居中焦为气血生化之源，因此本经为多气多血之经。《灵枢·决气》又曰："中焦取汁变化而赤，是谓血。"所以从化源上说，足阳明经与血的关系非常密切。因"其脉血气盛，邪客之则热"（《素问·阳明脉解篇》），故临床多见阳热证、血分证，如"狂疟温淫汗出、鼽衄……身以前皆热……消谷善饥，溺色黄"等；又因"心主血脉"而为"神之舍"，所以可见热扰心神的阳明发狂之腑证。故曰"主血所生病者"。

4. "脾足太阴之脉，起于大指（趾）之端……连舌本，散舌下……注心中。是动则病……。是主脾所生病者……足大指（趾）不用。"（《灵枢·经脉》）

【读经感悟】

此言足太阴脾经的循行及病候，足太阴脾经于足大趾内侧端承接足阳明胃经之气，从足上循下肢内侧前廉（在内踝上八寸以下部位，行于足厥阴肝经之后），上行胸腹，挟咽连舌本，散舌下。本经入腹属脾络胃，并上膈注心中，以与手少阴心经相贯通。正因本经内联心、脾，上通口、舌，故《灵枢·脉度》曰："心气通于舌，心和则舌能知五味矣""脾气通于口，脾和则口能知五谷矣。"

5. "心手少阴之脉，起于心中……系目系……循小指之内出其端。是动则病嗌干心痛，渴而欲饮，是为臂厥。是主心所生病者……掌中热痛。"（《灵枢·经脉》）

【读经感悟】

此言手少阴心经的循行及病候。手少阴心经在心中承接足太阴脾经之气，从脏外出走手，行于上肢内侧后廉，至小指之端而终，交于手太阳小肠经。本经在体内属心络小肠，并联系肺脏，以保证心行"君主"之令时而肺司"相傅"之职；同时上系目系，以行"目者，心使也"（《灵枢·大惑》）之功，而能视万物以精明。

手少阴心经病候中有"臂厥"，手太阴肺经病候中也有"臂厥"。上肢曰臂，肺经循上肢内侧前廉，心经循上肢内侧后廉，故此二脉经气厥逆皆可谓之"臂厥"。"臂厥"也是古病名，手太阴臂厥所见病症为"肺胀满，膨膨而喘咳，缺盆中痛，甚则交两手而瞀"，是太阴肺气逆而不宣之证；手少阴臂厥所见病症为

"嗌干心痛，渴而欲饮"，是少阴心气逆而不畅，郁而化热之证。

6. "小肠手太阳之脉，起于小指之端……入缺盆络心……却入耳中……至目内眦，斜络于颧。是动则病嗌痛颔肿，不可以顾，肩似拔、臑似折。是主液所生病者，耳聋……颈颔肩臑肘臂外后廉痛。"（《灵枢·经脉》）

【读经感悟】

此言手太阳小肠经的循行及病候。手太阳小肠经于小指之端承接手少阴心经之气，从手走头，行于上肢外侧后廉，与手少阴心经内外相对而行，上绕肩背。本经在体内络心抵胃属小肠。其在头面部分布以面颊为主，并入耳中，其支者抵鼻、至目内眦，与足太阳膀胱经相接。正因本经络心并入耳中，故《素问·金匮真言论篇》曰："心开窍于耳。"

《灵枢·决气》曰："谷入气满，淖泽注于骨，骨属屈伸，泄泽补益脑髓，皮肤润泽，是谓液。"手太阳小肠经病候中"（头）不可以顾，肩似拔、臑似折"，为"骨属屈伸"不利之症，而"耳聋"则为"脑髓不满"之症，皆由液失所养而致。液为水谷精微所化，"小肠者，受盛之官，化物出焉"（《素问·灵兰秘典论篇》），参与了液的化生。本经受病影响及腑，而见循经部位出现诸症，故曰"主液所生病者"。

7. "膀胱足太阳之脉，起于目内眦……至小指（趾）外侧。是动则病冲头痛，目似脱，项如拔，脊痛腰似折，髀不可以曲，腘如结，踹如裂，是为踝厥。是主筋所生病者……小指（趾）不用。"（《灵枢·经脉》）

【读经感悟】

此言足太阳膀胱经循行及病候。足太阳膀胱经在目内眦睛明处，承接手太阳小肠经之气，上额交巅，从项后下挟脊背而行下肢外侧后廉，至足小趾之端而终，交于足少阴肾经。本经从巅入络脑，在体内络肾属膀胱。人体背侧主要由足太阳经脉所布，背为阳，阳主表，故曰太阳主表，为人身之藩篱。

足太阳膀胱经病候中之"踝厥"，也是一古病名。本经"出外踝之后"，外踝为足太阳经气所循之处，故经气厥逆称之为"踝厥"。踝厥所见诸症多为循经部位因经气逆乱，血气不能濡养筋脉而致筋脉不舒之证，故曰"是主筋所生病者"。

8. "肾足少阴之脉，起于小指（趾）之下……贯脊属肾络膀胱……入肺中……从肺出络心，注胸中。是动则病饥不欲食，面如漆柴，咳唾则有血，喝喝而喘，坐而欲起，目如无所见，心如悬若饥状，气不足则善恐，心惕惕如人将捕之，是为骨厥。是主肾所生病者……足下热而痛。"（《灵枢·经脉》）

【读经感悟】

此言足少阴肾经循行及病候。足少阴肾经从足小趾下端承接足太阳膀胱经之气，斜走足心，循内踝后，上行下肢内侧后廉。在腹部挟脐而行，上循喉咙挟舌本。本经在体内贯脊属肾络膀胱，并贯肝膈入肺出络心，在胸中交于手厥阴心包经。因其贯脊与督脉合而入脑，所以成为肾藏精生髓而通脑的主要径路。

足少阴肾经病候中之"骨厥"，也是一古病名。肾主骨，其脉为足少阴，故足少阴经气厥逆称之为"骨厥"。骨厥临床见证主要为经气厥逆"入肺中"而出现的如肺经之喘咳。但后者为"臂厥"之喘咳，是"肺所生病者"，而此为"骨厥"之喘咳，是"肾所生病者"，二者临床鉴别非常重要，据病候描述可知，手太阴"臂厥"喘咳是肺气不宣之实喘，而足少阴"骨厥"喘咳为肾不纳气之虚喘。辨析清楚，指导临床治疗，可分别治以宣肺降气平喘，或补肾纳气平喘。

9."心主手厥阴心包络之脉，起于胸中……入掌中，循中指出其端；其支者，别掌中，循小指次指出其端。是动则病……胸胁支满，心中憺憺大动……喜笑不休。是主脉所生病者，烦心，心痛，掌中热。"（《灵枢·经脉》）

【读经感悟】

此言手厥阴心包经循行及病候。手厥阴心包经在胸中承接足少阴肾经之气，从脏外出走手，行于上肢内侧中线，终于中指之端。其支者，别掌中行无名指端而交于手少阳三焦经。本经在体内属心包而络三焦。

《灵枢·邪客》曰："诸邪之在于心者，皆在于心之包络。包络者，心主之脉也。"心主血脉，但心不受邪而包络代之，故心包经"主脉所生病者"，其实是心之病，如"心中憺憺大动""喜笑不休""烦心心痛"等。

在《灵枢·经脉》篇中，唯独手厥阴心包经的命名体例与其他诸经不同。这里提到了"心主"和"心包络"两个概念，"心主"冠于经脉名称之前，与其他5条阴经名前冠以五脏名并举，似有第六脏之义；而其后在"脉"之前又加有"心包络"之名。虽然脏象曰"五脏六腑"，并无六脏之名，但在《素问·灵兰秘典论篇》"十二官相使"中却有"膻中者，臣使之官，喜乐出焉"之句，明确提出"膻中"为一"官"。《灵枢·胀论》曰："膻中者，心主之宫城也。"故膻中除司臣使之职代心传令外，还具有围护"心主"之功能。而《灵枢·邪客》又曰："心者，五脏六腑之大主也，精神之所舍也，其脏坚固邪弗能容（客）也。……故诸邪之在于心者，皆在于心之包络。包络者，心主之脉也。"心之包络简称"心包"，为心之外围具有代心受邪的功能。由此可见，膻中和心包络都是"心主"的从属，可以认为"心主"是膻中和心包络的合体，心主之脉亦即心包经也。

马王堆汉墓出土的《帛书·经脉》篇，学界公认是《灵枢·经脉》篇之前的文献，与《灵枢·经脉》篇对比只有"十一脉"，而无"心主手厥阴心包络之脉"，故命名为"足臂十一脉灸经"及"阴阳十一脉灸经"。"足臂十一脉"与"阴阳十一脉"皆合"五脏六腑"之数，而三焦成为"孤之腑"。《灵枢·经脉》篇补充了这一条经脉，是基于"心包代心受邪"这一学术思想发展而来。这样一来，阴经属脏络腑已突破"五脏六腑"之数而由"五脏"发展至"六脏"，"心主"则成为五脏之外有名无形不称为"脏"之脏，与"有名无形"之三焦腑阴阳表里相合，那么三焦也就不是"孤之腑"了。

10."三焦手少阳之脉，起于小指次指之端……至目锐眦。是动则病耳聋，浑浑焞焞……。是主气所生病者，汗出……小指次指不用。"（《灵枢·经脉》）

【读经感悟】

此言手少阳三焦经的循行及病候。手少阳三焦经在手无名指端承接手厥阴心包经之气，从手走头。在上肢分布于外侧中线，与手厥阴经内外相对；头面分布以侧面、耳四周为主，并入走耳中，最后至目外眦，交于足少阳胆经。本经在体内散络心包，遍属三焦，组成三焦气化通路，故《中藏经》曰："三焦者，人之三元之气也，三焦通则内外左右上下皆通也。"

正因三焦为人身气化之通路，手少阳经气不畅可影响三焦气化，而致如"上气不足，脑为之不满，耳为之苦鸣"（《灵枢·口问》）之"耳聋，浑浑焞焞"、卫气不固而致"汗出"等症，故曰"主气所生病者"。

11."胆足少阳之脉，起于目锐眦……还贯爪甲，出三毛。是动则病口苦，善太息，心胁痛不能转侧，甚则面微有尘，体无膏泽，足外反热，是为阳厥。是

主骨所生病者……胸、胁、肋、髀、膝外至胫、绝骨、外踝前及诸节皆痛，小指（趾）次指（趾）不用。"（《灵枢·经脉》）

【读经感悟】

此言足少阳胆经的循行及病候。足少阳胆经在目外眦承接手少阳三焦经之气，从头下行走足，至足第四趾端而终。其支者，别足背，行足大趾端而交于足厥阴肝经。本经在全身上下分布以侧面为特点。腹侧为阳明，背侧为太阳，少阳居其中以行半表半里主枢之职。头部所行虽广泛布于颞侧，但也循颊抵目，并入走耳中。在体内络肝属胆，表里相合。

足少阳胆经病候中之"阳厥"，也是一古病名。《内经》中记载"阳厥"有二，除足少阳胆经病候外，还有《素问·病能论》"有病怒狂者……生于阳也……，阳气者，因暴折而难决，故善怒也，病名曰阳厥"。阳厥者，阳气逆乱也。"病怒狂"之阳厥，因肝阳逆上而致；本经之阳厥，乃足少阳经气逆乱而致。足少阳经内属胆络肝，肝胆在五行为东方甲乙木，其中胆是阳腑为甲木，甲为十天干之始，木应春为一年四时之始，其性生升疏达，故胆为少阳，主诸脏腑阳气生升、气机疏达，是谓"凡十一脏皆取决于胆也"（《素问·六节藏象论篇》）。所以足少阳经气厥逆必扰动胆中阳气生升疏达失职，而见"口苦，善太息，心胁痛不能转侧，甚则面微有尘，体无膏泽，足外反热"等"阳厥"之症。

足少阳胆经外行身之侧，从上至下所过部位多为骨与关节处，故杨上善曰："足少阳脉主骨，络于诸节。"（《太素》）所以足少阳经气逆乱不畅，可致"胸、胁、肋、髀、膝外至胫、绝骨、外踝前及诸节皆痛"，故曰"主骨所生病者"。

12."肝足厥阴之脉，起于大指（趾）丛毛之际……过阴器，抵小腹，挟胃属肝络胆……上入颃颡，连目系……与督脉会于巅……其支者，从肝别贯膈，上注肺。是动则病……。是主肝所生病者……狐疝，遗溺，闭癃。"

【读经感悟】

此言足厥阴肝经的循行及病候。足厥阴肝经从足大趾端大敦穴处，承接足少阳胆经之气，循足背上行下肢内侧中线（内踝上八寸以下行足太阴之前），循小腹，上行入颃颡，连目系，环唇内，上与督脉会巅而终。本经在体内挟胃、属肝、络胆，并从肝上注肺，与手太阴肺经相接，以完成十二经流注之序。其"连目系"而使"肝开窍于目";而上通督脉于巅,则又是从十二经注督任的"营气之道",以成十四经循行,"常营无已,终而复始"(《灵枢·营气》)。

(三)十二经气血多少

"夫人之常数,太阳常多血少气,少阳常少血多气,阳明常多气多血,少阴常少血多气,厥阴常多血少气,太阴常多气少血,此天之常数。……刺阳明出血气,刺太阳出血恶气,刺少阳出气恶血,刺太阴出气恶血,刺少阴出气恶血,刺厥阴出血恶气。"(《素问·血气形志篇》)

【读经感悟】

此言十二经脉气血多少的问题。《内经》论述十二经脉时经常是以足代手,故只讲三阴三阳。仲景受此影响,在《伤寒论》中也只论"六经"。三阴三阳经脉气血多少,反映了经脉及相关脏腑的生理特点,故在临床上对疾病的诊治具有一定的指导意义,尤其在针灸的气血虚实补泻手法运用上更具有重要意义,故曰"刺阳明出血气,刺太阳出血恶气,刺少阳出气恶血,刺太阴出气恶血,刺少阴出气恶血,刺厥阴出血恶气"。《标幽赋》所云:"要知迎随,须明逆顺;况乎阴阳,气血多少为最。厥阴太阳,少气多血;太阴少阴,少血多气;而又气多血少者,少阳之分;气盛血多者,阳明之位。先详多少之宜,次察应至之气。"也强调了知三阴三阳气血多少在针灸临床中的重要性。后世又有歌诀云:"多气多血惟阳明,少气太阳厥阴经,二少太阴常少血,血亏行气补其荥。气少破血宜补气,气血两充功易成,厥阴少阳多相火,若发痈疽最难平。"这是经脉气血多少指导痈疽治疗的经验总结。

《内经》中关于三阴三阳气血多少的阐述,在《灵枢·九针论》《灵枢·五音五味》也有所载。但三者所载除三阳经外,三阴经却不尽相同。《九针论》曰"太阴多血少气"、《五音五味》曰"少阴多血少气、厥阴多气少血、太阴多血少气"。但后世基本都是以《素问·血气形志》所载为准,如针灸界影响颇大的《标幽赋》及《针灸大全》等。

三阴三阳表里相合而气为阳,血为阴。关于三阴三阳之气血多少,依阴阳互根、阴阳消长之理,气多则血少、气少则血多。经脉具有"行气血而营阴阳"

（《灵枢·本脏》）的自稳调节作用，故少阳少血多气则厥阴调节为多血少气，太阳多血少气则少阴调节为少血多气。按此理，阳明多气多血则太阴应少气少血以调节之。《灵枢·经水》曰："十二经之多血少气，与其少血多气，与其皆多血气，与其皆少血气，皆有大数。"明确指出有"皆少血气"之经，当指太阴而言。但《内经》中仅此一处提到十二经有"皆少血气"，者，故后世皆不认可。

阳明为多气多血之经，此因阳明胃为"水谷之海"气血为水谷之精微所化，故阳明气血俱多。阳明多气多血，需太阴脾气健运方能为其转输而不至于壅滞，故太阴多气而少血，且手太阴肺本为主气之脏。足厥阴肝藏血，手厥阴心包乃心主之脉，故厥阴多血少气而少阳则少血多气以调之，且足少阳胆为甲木主诸气之生发，手少阳三焦为人身气化之通路，少阳当然为多气之经。手少阴心为阳中之阳脏，其性为火，故阳气充盛；足少阴肾虽为阴中之阴，其性为水，但内寓龙雷之火，故六气中少阴火化而阳气盛，太阳为寒水所化而阴气盛。气为阳、血为阴，故少阴多气少血而太阳多血少气。

三、奇经八脉

1. "督脉者，起于少腹以下骨中央，女子入系廷孔，其孔，溺孔之端也；其络循阴器，合篡间，绕篡后，别绕臀，至少阴与巨阳中络者；合少阴上股内后廉，贯脊属肾；与太阳起于目内眦，上额交巅上，入络脑，还出别下项，循肩髆内，侠脊抵腰中，入循膂络肾。其男子循茎下至篡，与女子等；其少腹直上者，贯脐中央，上贯心，入喉，上颐环唇，上系两目之下中央。此生病，从少腹上冲心而痛，不得前后，为冲疝；其女子不孕、癃、痔、遗溺、嗌干。督脉生病治督脉，治在骨上，其至在脐下营。"（《素问·骨空论篇》）

【读经感悟】

此言督脉的循行及病候。督脉是人身奇经八脉之一。奇经八脉也是经络系统的重要组成部分。奇经之"奇"，是区别正经而言，它不像正经那样有明确的表里关系，以及与内脏的属络关系，其"不拘于十二经"而"别道奇行"，故曰"奇经"。"八脉"名称最早散见于《内经》。诸如《素问·骨空论篇》《素问·上古天真论篇》《素问·痿论篇》《素问·刺腰痛论篇》《灵枢·经脉》《灵枢·营气》《灵枢·五音五味》《灵枢·逆顺肥瘦》《灵枢·经别》《灵枢·动输》《灵枢·脉度》《灵枢·寒热》《灵枢·大惑》等篇，均分别记载了八脉，但尚未形成完整的理论系统。奇经八脉作为完整的理论系统，始见于《难经》。《难经·二十七难》曰："脉有奇经八脉者，不拘于十二经，何也？然：有阳维、有阴维、有阳跷、有阴跷、有冲、有督、有任、有带，凡此八脉者，皆不拘于十二经，故曰奇经八脉也。"《难经》并对奇经八脉的循行、病候，做了较系统的阐述。

奇经八脉在循行分布上虽与十二正经有别，但在生理功能上却与其密切联系，相辅相成。奇经犹如湖泽，正经犹如沟渠，"沟渠满溢，流于深湖"（《难经·二十八难》），故奇经起着溢蓄正经气血、调节十二经盛衰的作用。奇经八脉纵横交贯于正经之间，密切了十二经脉之间的联系，对类同性质的经脉起着组合作用。奇经对正经的调节和联系，不仅起着联络通道的作用，更重要的是对其起着统率和主导的作用。所以，若从气血分布运行、上下内外联络的路径来说，十二经脉是经络系统的主体，若从经脉的性质和重要性来说，奇经八脉则又是十二经脉的主导者和统率者，故二者在经络系统中具有同等重要的地位。

督脉起于胞中而根于肾，贯脊而行入属于脑，上巅循额至鼻入龈交，交任脉而终。诸阳经与其交会于大椎穴。故督脉总督诸阳，为"阳经之海"，并有主持肾中元阳、填补脑髓之功。本脉尚有三条分支：其前行者，由会阴向前直上行腹中线，内贯心，上环唇系目，实际是合任脉而上行；其背部上行者，由会阴并足少阴"贯脊属肾"支而上行至肾；其背部下行者，出于目内眦，合足太阳之"挟脊抵腰，循膂络肾"支而下行至肾。故督脉与脑、髓、胞、肾、心、任脉、足少阴经、足太阳经等诸脏腑经脉联系密切，其中尤以与肾、脑关系最为重要。

本脉所以命之曰"督"，《说文解字》曰："督，察视也"，段玉裁《说文解字注》曰："督者，以中道察视之。"因此，"督"可以引申为"监督""总督""统率"之义。李时珍《奇经八脉考》曰："督脉……为阳脉之总督。"张洁古曰："督者，督也。为阳脉之都纲。"督脉为阳经之海，总督诸阳，故曰督。段注：

"衣之中缝，亦曰督缝。"督脉循行于人身后背正中，故曰督。

2. "任脉者，起于中极之下，以上毛际，循腹里，上关元，至咽喉，上颐，循面入目。任之为病，男子为七疝，女子带下瘕聚。"(《素问·骨空论篇》)

【读经感悟】

此言任脉的循行及病候。任脉亦起于肾下胞中，出会阴，沿腹正中线上行，上颐循面，环唇入目，在腹部中极、关元等处与足三阴经交会，而足三阴经又与手三阴经相承接，故任脉总任诸阴，为"阴经之海"，并主持肾中元阴。本脉尚有一分支，由胞中贯脊上行背部，实际与督脉相合，说明了任督二脉，一统阴、一主阳，二者又有阴阳离合之妙。任脉与胞关系至为重要，故又有"任主胞胎"之说。

本脉所以命之曰"任"，《说文解字》曰："任，保也""保，养也。"由此引申为"负担""承任"之义。此脉为阴经之海，总任一身之阴。李时珍《奇经八脉考》曰："任脉……为阴脉之承任"。"任"又通"妊"，养育之义。阳生阴长，阴为长养万物之基，而此脉主持诸阴，故曰"任"。张洁古曰："任者，妊也，为阴脉之妊养。"女子此脉有主胞胎、妊养胎儿之功能。"任"引申为"担负"，但与"担""负"又有区别。"担"，肩担也；"负"，背负也；"任"，怀抱也。此脉循行于人体胸腹正中，故曰"任"。

3. "冲脉、任脉，皆起于胞中，上循脊里，为经络之海。"(《灵枢·五音五味》)

4. "冲脉者，起于气街，并少阴之经挟脐上行，至胸中而散。"(《素问·骨空论篇》)

5. "冲脉者……其浮而外者，循腹上行，会于咽喉，别出络唇口。"(《灵枢·五音五味》)

6. "夫冲脉者……其下者，注少阴之大络，出于气街，循阴股内廉，入腘中，循行骭骨内，下行内踝之后属而别；其下者，并于少阴之经，渗三阴；其前者，伏行出跗属，下循跗入大趾间，渗诸络而温肌肉。"(《灵枢·逆顺肥瘦》)

7. "冲脉为病，逆气里急。"(《素问·骨空论篇》)

【读经感悟】

以上5条经文皆言冲脉的循行及病候。冲脉与督任同起于肾下胞中而曰"一源三岐",出于气冲并少阴经挟脐上行,至胸中而散;合任脉会咽喉,上循面络唇口抵于目,以"渗诸阳,灌诸精"。此外还有两支分支:其下行者,合足少阴肾经下行下肢内侧至足下,并由内踝而别入足大趾,与足厥阴、太阴相通,以"渗三阴""注诸络";其背行者,由胞中分出,与任脉之背行支皆贯脊并督脉而上,以沟通阴阳诸脉,而成"十二经之海"(《灵枢·动输》)。本脉通过气冲,将先天之本足少阴肾与后天之本足阳明胃联系起来,禀先天而受后天,涵蓄人身之真气。冲脉上行于头,下至于足,前循于腹,后贯于脊,通受十二经之气血,是总领诸经气血、渗灌脏腑阴阳之要冲,故又有"五脏六腑之海"(《灵枢·逆顺肥瘦》)、"血海"(《灵枢·海论》)之称。

冲的繁体字为"衝"。《说文》:"衝,通道也。"《集韵》:"衝,要也。"特指交通要道而言。冲脉在人身分布极广,人体上下、前后、左右、内外皆有之。行于前者与任脉交会而通诸阴;行于后者与督脉会通而行诸阳;其上者,在头面灌注诸阳;其下者,在下肢渗入三阴。其脉并与足阳明胃(后天)会于气冲,下与足少阴肾(先天)并行。故为十二经脉之要道,气血之要冲,腹部气冲之所在,而称"十二经之海""血海",故曰"冲"。"冲"又有"上冲""撞击"之义。《广雅》曰:"冲,动也";《说文解字》载《春秋传》曰:"及冲以戈击之";《奇经八脉考》曰:"一云冲脉起于气冲,冲直而通,故谓之冲。"而此脉为病,可见有"逆气里急"的气逆上冲,甚则撞心之症,故曰"冲"。又,"冲",盛也。《内经》称冲脉又为"太冲脉",王冰曰:"肾脉与冲脉并下行,循足合而盛大,故曰太冲。"冲脉的循行特点,正如李时珍所说:"起子会阴,夹脐而行,直冲于上,为诸脉之冲要。"《广雅》:"冲,突也。"也说明了此脉主干循行具有向上的特点。

8. "足少阴之正至咽中,别走太阳之合,上至肾,当十四椎,出属带脉。"(《灵枢·经别》)

9. "阳明者,五脏六腑之海,主润宗筋,宗筋主束骨而利机关也;冲脉者,经脉之海也,主渗灌溪谷,与阳明合于宗筋;阴阳揔宗筋之会,会于气街,而阳明为之长,皆属于带脉,而络于督脉。故阳明虚则宗筋纵,带脉不引,故足痿不用也。"(《素问·痿论篇》)

【读经感悟】

以上2条经文虽不是专言带脉，但涉及带脉。带脉外出于季胁下章门，循足少阳前垂而绕腰一周，于十四椎下与足少阴经别通而内属于肾。故带脉如束带状，总束纵行腰腹诸经，不使其气血妄行及下陷。其中其与足少阴、足阳明及督、任、冲关系最为密切。

本脉所以命之曰"带"，《说文解字》曰："带，绅也"；又曰："绅，大带也。""带"即古人系于腰间而前垂之大带。带脉绕行腰间如带之系，故曰"带"。又，《广雅·释诂》："带，束也。"由此可引申为"约束"之义。此脉横绕腰间，约束诸脉，如束腰带，故称带脉。正如《奇经八脉考》所云："带脉，横围于腰，状如束带，所以总约诸脉者也。"此外，带脉为病，女子可见"带下"。《奇经八脉考》引杨氏曰："带脉总束诸脉，使不妄行，如人束带而前垂，故名。妇人恶露随带脉而下，故谓之带下"。

10. "（阴）跷脉者，少阴之别，起于然骨之后，上内踝之上，直上循阴股，入阴，上循胸里，入缺盆，上出大迎之前，入頄，属目内眦，合于太阳、阳跷而上行，气并相还则为濡。目气不荣，则目不合。"（《灵枢·脉度》）

11. "阴跷、阳跷，阴阳相交，阳入阴、阴出阳，交于目锐眦。阳气盛则瞋目，阴气盛则瞑目。"（《灵枢·寒热病》）

【读经感悟】

以上2条经文以阴跷为例，言阴阳跷脉的循行、功能及与睡眠的关系。阳跷脉、阴跷脉皆起于足跟，分别出于足外踝、内踝之下，沿下肢外侧、内侧上行肩背、胸腹（阳跷行外、行背，阴跷行内、行腹），循面合于目内眦，入风池而终。因其出于足内、外踝下足少阴经（照海）、足太阳经（申脉），所以又分别称阴跷为"少阴之别"、阳跷为"太阳之别"。阴跷、阳跷"分主一身左右之阴阳"，又因同起足跟中且合于目内眦，故又为交通阴阳之道，不仅使下肢阴阳协调、轻健矫捷，且濡目而司开阖，与寤寐密切相关，故曰："阴跷、阳跷，阴阳相交，阳入阴，阴入阳，交于目锐（内）眦，阳气盛则瞋目，阴气盛则瞑目。"

此阴阳二脉所以命之曰"跷"，《说文解字》释之"举足行高也"，《广雅·释诂》释之"健也"，即跷健之谓。以上二者均可释为运动灵活之义。正如李时珍所云："阳跷……阴跷……所以使机关之跷捷也。"此脉有阴阳之分，阴阳跷脉分别由下肢内、外侧而上行，至目内眦，其作用可使下肢运动灵活自如，眼睑开合正常，故曰"跷"。跷又通"蹻"，蹻犹"桥"，此二脉为卫气出阳入阴之桥梁。"蹻"，从足，又有一解"草履也"（此时"蹻"读为决）。如《史记·平原君虞卿传》："蹑蹻檐簦。"蹻，即今之鞋，为足上之物。而阴阳跷脉同起跟中，曰"跷"以示"足"之义。

12."阳维之脉令人腰痛，痛上怫然肿，刺阳维之脉，脉与太阳合腨下间，去地一尺所。飞扬之脉令人腰痛，痛上怫怫然，甚则悲以恐，刺飞扬之脉，在内踝上五寸，少阴之前，与阴维之会。"（《素问·刺腰痛论篇》）

【读经感悟】

本条经文言阳维脉之病候及治法，但未言其循行。据后世文献补充可知，阴维、阳维脉气分别起于"诸阴交"与"诸阳会"。因阴维脉分布于下肢内侧及胸腹，上颈止廉泉，维系了诸阴经；阳维脉分布于下肢外侧及肩背，上头绕项后，故分主"一身表里之阴阳"。阴维交诸阴合于任脉，阳维交诸阳合于督脉，任督相通，阴阳相维，联系、统率、调节了十二经脉。

此二脉所以命之曰"维"，《说文解字》曰："车盖维也"；段注："引申之，凡相系者曰维。"以"维"字冠脉之首，说明了此脉的作用。维脉分阴阳，阴维、阳维二脉分别从下肢内、外而上行腹、背，连系诸阴阳之脉，使之阴阳相维，即阳维"维络诸阳"、阴维"维络诸阴"。正如《奇经八脉考》所云："阳维……阴维……所以为一身之纲维也"。《诗经·小雅》又曰："四方为维。""维"，提示其脉气起于"四方"（多处之义），即起于"诸阳会""诸阴交"。

四、十五别络

"手太阴之别，名曰列缺""手少阴之别，名曰通里""手心主之别，名曰内关""手太阳之别，名曰支正""手阳明之别，名曰偏历""手少阳之别，名曰外关""足太阳之别，名曰飞扬""足少阳之别，命曰光明""足阳明之别，名曰丰隆""足太阴之别，名曰公孙""足少阴之别，名曰大钟""足厥阴之别，名曰蠡沟""任脉之别，名曰尾翳""督脉之别，名曰长强""脾之大络，名曰大包"。（《灵枢·经脉》）

【读经感悟】

此言十五络脉。十五络脉在《灵枢·经脉》篇中将其记载为"某某之别"，故后人又称其为"十五别络"。络者，联络也。因其从同名经脉四肢肘膝以下部位别出后，多直接横行至对侧表里经，故与经脉相比，行程短，一般不入脏腑，具有"支而横"的特点。而任、督之络和脾之大络也具有类似的特点，故统称为"十五络"。络脉和经别虽然都是经脉的分支，但二者又有明显的区别。经别循行具有离合出入的特点，突出阳经的统率、主导作用，着重强调表里两经在躯体内部及头面部的联系，和脏腑有明确的属络关系；而络脉则在四肢体表阴阳交通、表里互络，着重突出了表里二经在肢体的联系。

十五络各以其别出的腧穴命名，此穴又称为"络穴"。即手太阴之络名列缺，手少阴之络名通里，手厥阴之络名内关，手太阳之络名支正，手阳明之络名偏历，手少阳之络名外关，足太阴之络名公孙，足少阴之络名大钟，足厥阴之络名蠡沟，足太阳之络名飞扬，足阳明之络名丰隆，足少阳之络名光明，督脉之络名长强，任脉之络名尾翳，脾之大络名大包。歌诀曰："肺经列缺胃丰隆，通里心经肾大钟，支正小肠大偏历，胆是光明别络从，飞扬膀胱三焦外，内关包肝蠡沟逢，督脉长强任尾翳，公孙脾络大包同。"

十二经脉之络，皆在本经肘膝关节以下部位别出，注入相表里之经，加强了阴阳经脉在四肢部位的联系，故《灵枢·动输》曰："夫四末阴阳之会者，此气之大络也。"任脉之络散于腹，督脉之络散项背，脾之大络散胸胁，加之十二经之络布四肢，构成了体表络脉网络的主干，统率全身络脉，并逐级分支，最后为浮络、孙络，遍布全身各器官、组织，使十二经运行之气血，从线状的流行延展扩大为面状的弥散，从而实现了经络将人体联系成一个完整的有机统一整体的重要作用，使全身上下内外无不受其联络和濡养。

五、十二经别

1. "足太阳之正，别入于腘中……复属于太阳，此为一经也。足少阴之正，至腘中，别走太阳而合……复出于项，合于太阳，此为一合。"（《灵枢·经别》）

2. "足少阳之正，绕髀入毛际，合于厥阴……散于面，系目系，合少阳于外眦也。足厥阴之正，……上至毛际，合于少阳，与别俱行，此为二合也。"（《灵枢·经别》）

3. "足阳明之正，上至髀，入腹里……上通于心，上……合于阳明也。足太阴之正，上至髀，合于阳明……此为三合也。"（《灵枢·经别》）

4. "手太阳之正，……入腋走心，系小肠也。手少阴之正，别入于渊腋两筋之间，……上走喉咙。出于面，合目内眦，此为四合也。"（《灵枢·经别》）

5. "手少阳之正，……别于巅，入缺盆，下走三焦，散于胸中也。手心主之正，别下渊腋三寸，入胸中，别属三焦……出耳后，合少阳完骨之下，此为五合也。"（《灵枢·经别》）

6. "手阳明之正，……别于肩髃，入柱骨下走大肠，属于肺，上循喉咙，出缺盆，合于阳明也。手太阴之正，别于渊腋少阴之前，入走肺……上出缺盆，循喉咙，复合阳明，此六合也。"（《灵枢·经别》）

【读经感悟】

以上6条经文言手足三阴三阳十二经别之六合。十二经别是十二正经离合出入于表里经脉之间的别行部分。十二经别的分布循行规律，基本是从十二正经的四肢部分别离后，深入体内纵行，然后浅出体表，大都于头项部位又合入正经。其中阴经经别合入相表里的阳经，阳经经别合入本经。经别从同名正经的四肢部位别出，称为"离"；从正经别出后深入体内纵行，称为"入"；由体内浅出体表，称为"出"；浅出体表后大都于头项部合于正经，称为"合"。因此"离合出入"就成为十二经别循行的特点。由于十二经别在体内纵行，行径较长，且与脏腑有着明确的属络关系，并阴阳表里配偶组成"六合"，所以经别具有正经的特点，仍属于经脉系统。经别既不同于十二正经循行中的"其支者"，也有别于络脉，故《灵枢·经别》以"某某之正"称之。后人又据此而称经别为"别行的正经"。

十二经别加强了十二经脉表里两经的联系，由于阴经别深入体内后多依附阳经别而行，所以尤其突出了两经在体内之联系。十二经别加强了十二经脉对头面的联系，特别是阴经别皆上头面与阳经相合，因而弥补了三阴经脉基本不循头面的不足。故《灵枢·邪气脏腑病形》曰："十二经脉三百六十五络，其血气皆上于面而走空窍。"此外，十二经别的分布，还补充了十二经脉在身体其他部位循行之不足，沟通了经脉与某些部位的联系。如足太阳膀胱经通过经别而"别入于肛"，足少阴经通过经别"出属带脉"等。特别是十二经别大都系于心，突现了心为"五脏六腑之大主"的联络途径。

六、十二经筋

"足太阳之筋……；足少阳之筋……；足阳明之筋……；足太阴之筋……；足少阴之筋……；足厥阴之筋……；手太阳之筋……；手少阳之筋……；手阳明之筋……；手太阴之筋……；手心主之筋……；手少阴之筋……。"（《灵枢·经筋》）

【读经感悟】

此言《灵枢·经筋》篇全文，阐述十二经筋循行分布及病候特点。经筋是十二经脉所属的筋肉系统，故又称"十二经筋"。十二经筋隶属于十二经脉，分别依赖十二经脉气血的渗灌濡养和调节，行使联缀百骸、维系周身的功能。故其循行分布部位，大体上和相应的经脉一致。但十二经筋也有些部位超出了十二经脉循行所及，其循行分布方式，既不同于十二经脉以阴阳手足传输而成的流注整体，也有异于十二经别表里二经的出入离合，它以独特的结聚络散分布方式，构成经络系统中的筋肉体系。十二经筋只分布在四肢、躯干和胸廓、腹腔，并不入属脏腑；皆起于四肢末端，盘旋结聚于腕、肘、腋、肩、踝、膝、髀等关节处，而后布于胸背，终于头身。

足三阳经筋，皆结于頄（面颧部）；足三阴经筋，皆结于阴器；手三阳经筋，皆结于角（侧头部）；手三阴经筋皆结于贲（胸膈部）。足三阳经筋上于头面，布于目，共同维系眼睑开阖及眼球运动，故《灵枢·经筋》篇曰"太阳为目上网，阳明为目下网""少阳……支者结于目眦为外维"。特别是足厥阴经筋"络诸筋"，体现了"肝主筋"的重要生理功能。十二经筋因其分布、形态的特点，决定了它的功用。和十二经脉不同，它不具有营运气血的功能，而是接受气血的濡养，在经脉的调节作用下，阴阳经筋相互协调，有意识、有目的地进行着肢体的正常运动；并且分布于躯体之外，也成为保护内脏器官的外围组织，使之免受损伤。所以《灵枢·经脉》篇曰："骨为干，脉为营，筋为刚，肉为墙。"

关于十二经筋的病候特点，多为循行分布部位筋肉挛急、疼痛等症，因此属于痹症范畴，并以"天人相应"之理，十二经配属十二月，而按春夏秋冬之孟仲季，分别命名为"孟春痹""仲春痹""季春痹"等。治之以"燔针劫刺，以知为数，以痛为输"。

七、十二皮部

"皮部以经脉为记者，诸经皆然。阳明之阳，名曰害蜚……；少阳之阳，名曰枢持……；太阳之阳，名曰关枢……；少阴之阴，名曰枢儒……；心主之阴，名曰害肩……；太阴之阴，名曰关蛰……。凡十二经络脉者，皮之部也。"（《素问·皮部论篇》）

【读经感悟】

此言十二皮部的分布特点及命名。十二皮部实际是以十二经脉为主干的网络系统浮行于体表的终末分支（浮络）所网络分布的区域。所以《素问·皮部论篇》曰："凡十二经脉者，皮之部也""皮部以经脉为纪。"在一定意义上，皮部可视为十二经脉的体表分区，其分布大致上属于该经脉所分布的范围，只不过更广泛一些。但它与经脉又有所不同，经脉呈线状分布，络脉呈网状分布，而皮部则重于面的划分。十二皮部分属三阴三阳，《素问·皮部论》根据三阴三阳的关

（开）、阖、枢特点，而将其分别命名为关枢（太阳）、害蜚（阳明）、枢持（少阳）；关蛰（太阴）、害肩（厥阴）、枢儒（少阴）。

十二皮部分布于人体最外层，依赖十二经脉气血的濡养，尤其是卫气的温煦与固密，所以具有保护机体，抵御外邪，"卫外而为固"的重要作用。在生理状态下，卫气调和，则"皮肤调柔，腠理致密"，故外邪不易侵入人体。而在病理状态下，皮部则成为人体首先受邪之处，亦为早期治疗之地。故《素问·皮部论》曰："皮者，脉之部也，邪客于皮则腠理开，开则邪客于络脉，络脉满则注于经脉，经脉满则入舍于腑脏也。故皮者有分部，不与而生大病也。"由于十二皮部与十二经脉有着相互对应的关系，所以经络脏腑病位与皮部的部位也有着一定的联系。由于"皮部以经脉为纪"，故可根据体表局部的变化，作为经络脏腑疾病定位的参考。正如《素问·皮部论》所云，"别其分部，左右上下，阴阳所在，病之终始"。由此可见，皮部与经络脏腑内外相关，特别是肺主气属卫、合皮毛，太阳为开、主一身之表，所以皮部与肺及太阳经的关系尤为密切。

八、标本、根结、气街、四海

（一）标本

1. "能知六经之标本者，可以无惑于天下。"（《灵枢·卫气》）

【读经感悟】

此言六经标本的重要意义。此六经乃指手足三阴三阳而言，故"六经之标本"，实为十二经标本。

2. "足太阳之本，在跟以上五寸中，标在两络命门……；足少阳之本，在窍阴之间，标在窗笼之前……；足少阴之本，在内踝下上三寸中，标在背腧与舌下两脉也；足厥阴之本，在行间上五寸所，标在背腧也；足阳明之本，在厉兑，标在人迎颊挟颃颡也；足太阴之本，在中封前上四寸之中，标在背腧与舌本也；手太阳之本，在外踝之后，标在命门之上一寸也；手少阳之本，在小指次指之间上二寸，标在耳后上角下外眦也；手阳明之本，在肘骨中，上至别阳，标在颜下合钳上也；手太阴之本，在寸口之中，标在腋内动也；手少阴之本，在锐骨之端，标在背腧也；手心主之本，在掌后两筋之间二寸中，标在腋下下三寸也。凡候此者，下虚则厥，下盛则热，上虚则眩，上盛则热痛。"（《灵枢·卫气》）

【读经感悟】

此言十二经之标本。标，指末梢，其位在上；本，指根本，其位在下。故标本有高低、上下之义。十二经标本，是指经脉分布有上下、内外部位的不同，但同一经脉分布的上下、内外，因其经气相通，故有着密切的相互对应关系。为了更好地说明这一关系，则引用了标本的概念。相对四肢位置来说，头面、胸背较高，因此头面、胸背为标，四肢为本。

十二经皆有标本：足太阳之本在足跟上五寸（跗阳穴附近），其标在两络命门（睛明穴附近）；足少阳之本在窍阴之间（足窍阴、侠溪穴附近），其标在窗笼之前（听会、听宫附近）；足阳明之本在历兑，其标在人迎颊颃颡（人迎、地仓穴附近）；足太阴之本在中封前上四寸中（三阴交附近），其标在背俞与舌本（脾俞、廉泉附近）；足厥阴之本在行间上五寸（中封穴附近），其标在背俞（肝俞附近）；足少阴之本在内踝下二寸（照海、然谷附近），其标在背俞与舌下两脉（肾俞及金津、玉液附近）；手太阳之本在外踝之后（养老穴附近），其标在命门之上一寸（攒竹、鱼腰穴附近）；手少阳之本在小指次指间上二寸（中渚穴附近），其标在耳后上角和目外眦（颅息、丝竹空附近）；手阳明之本在肘中上至别阳（曲池、臂臑附近），其标在面颊和下颌（迎香、承浆附近）；手太阴之本在寸口之中（太渊附近），其标在腋内动脉（中府穴附近）；手厥阴之本在掌后两筋间二寸中（内关附近），其标在腋下三寸（天池穴附近）；手少阴之本在锐骨之端（神门附近），其标在背俞（心俞附近）。

十二经标本加强了人体头面、躯干与四肢末端的联系。如果经脉之气在标本部位分布异常，就会产生多种病症。"凡候此者，下虚则厥，下盛则热，上虚则眩，上盛则热痛"，这是对十二经标本病候的高度概括。这里的"下"，是指四肢末端，为经脉之本；"上"是指头面、躯干，为经脉之标。若本部经气不足，气血不能温煦四末，则致四肢厥冷；本部邪实气血壅盛，则致发热。若标部经气不足，脑失所养，则致眩晕；标部邪实气血壅盛，经气运行不畅，则致热痛。

（二）根结

1."不知根结，五脏六腑，折关败枢，开阖而走，阴阳大失，不可复取。"（《灵枢·根结》）

【读经感悟】

此言"根结"理论的重要性。根，有根源、开始之义；结，即结聚、归结之义。根结，指经气之始终，有如树木之根结，始为根，终为结。"折关""败枢""开阖"，指经脉之关（开）阖枢功能受损。十二经脉内属五脏六腑，故经气的终始流注与脏腑生理病理密切相关。本句即讲医者不明此理，临床就可能发生误治，以致损伤关阖枢的功能，甚则使人体精气走泄，阴阳大伤，不可救治。"取"，又通"聚"，见《汉书·五行志》颜注。"不可复取"，又可解为误治的结果，甚则使正气损伤而不能复聚之义。

2."太阳根于至阴，结于命门，命门者，目也；阳明根于厉兑，结于颡大，颡大者，钳耳也；少阳根于窍阴，结于窗笼，窗笼者，耳中也……太阴根于隐白，结于太仓；少阴根于涌泉，结于廉泉；厥阴根于大敦，结于玉英，络于膻中。"（《灵枢·根结》）

【读经感悟】

此言三阴三阳经脉根结之所在。此虽只言足六经而未及手经，但若从井穴与头面胸腹的联系来理解，手六经当然也应有根结。《标幽赋》云"更穷四根三结，依标本而刺无不瘥"，便明确指出了这一点。这里所说的"四根"，即指四肢末端之井穴，自然也就包括手六经之根在内；而所说的"三结"，即指经脉结于头、胸、腹三部，也当包括手六经之结。

十二经根结，是指经气的所起与所归。关于经脉之起始，《内经》中有两说，一为今之十二经流注方向；一为古老的"向心说"，即起于四肢末端，止于头面躯干。《灵枢·根结》篇所论之根结，即基于后者。故"根"指四肢末端之井穴，而"结"则指头面躯干的相应部位。十二经根结的意义同标本，《内经》所载之部位也大致相同或相近，都是为了说明经气循行在上下、内外之间具有密切的联系。但二者在具体内容上又有所区别，根和本虽同位于四肢末端，结与标虽同位于头面躯干，但根之上有本，结之外有标。标本所指的区域较广，主要说明经气弥漫散布的影响；而根结所指更趋其"极"，主要说明经气循行两极相联的关系。

3. "足太阳根于至阴，溜于京骨，注于昆仑，入于天柱、飞扬也。足少阳根于窍阴，溜于丘墟，注于阳辅，入于天容、光明也。足阳明根于厉兑，溜于冲阳，注于下陵，入于人迎、丰隆也。手太阳根于少泽，溜于阳谷，注于小海，入于天窗、支正也。手少阳根于关冲，溜于阳池，注于支沟，入于天牖、外关也。手阳明根于商阳，溜于合谷，注于阳溪，入于扶突、偏历也。此所谓十二经者，盛络皆当取之。"（《灵枢·根结》）

【读经感悟】

此言六阳经的根、溜、注、入。本条经文在经脉根结的基础上，具体阐述了六阳经根、溜、注、入诸穴，进一步充实了根结理论及其临床意义。根溜注入与根结同样，都表明脉气向心性流行的特点。此不仅列举了足经（足三阳）的根溜注入，也记载有手经（手三阳）的根溜注入，所以可进一步佐证手经也有根结。根溜注入诸穴与五输穴关系密切，其根皆为井穴，其溜皆为原穴或经穴，其注皆为经穴或合穴。此所载脉气之所入部位有二：一是在本经之络穴处入内，以与对侧相表里之阴经联络，因此说明了络穴的主治功能特点；二是在颈项部本经重要腧穴处入内，而上充头面，故"头为诸阳之会"。此不仅指阳经循头面之外部，更重要的是阳气内充于清空，这在临床上具有重要的意义。至于诸阳经上入头面诸穴（天柱、天容、人迎、天窗、天牖、扶突），在《灵枢·本输》《灵枢·寒热病》中已有明确的阐述。这些穴位都位于颈项部的重要位置，具有重要的功能，尤其是治疗头面部疾患，若能正确取穴，合理使用，临床可取得很好的疗效。

"十二经"，一般多指手足三阴三阳十二正经而言。本条经文所言仅手三阳、足三阳六经之根、溜、注、入，若左右合之也应十二经之数。但上条言经脉根结，不仅列举了阳经，也记载了阴经，故诸阴经也应同样有根、溜、注、入，合之正应十二正经之数。"盛络"，指盛满之络。手足三阳根、溜、注、入诸穴，皆为脉气由深出浅或由外入内所流行灌注之处，因此当邪气未深而充盈经络之时，可取诸穴以泻之，故曰"盛络皆当取之"。

4."太阳为开，阳明为阖，少阳为枢。故开折则肉节渎而暴病起矣，故暴病者，取之太阳，视有余不足。渎者，皮肉宛膲而弱也。阖折则气无所止息而痿疾起矣，故痿疾者，取之阳明，视有余不足。无所止息者，真气稽留，邪气居之也。枢折即骨繇而不安于地，故骨繇者取之少阳，视有余不足。骨繇者，节缓而不收也，所谓骨繇者摇故也，当穷其本也。"（《灵枢·根结》）

5."太阴为开，厥阴为阖，少阴为枢。故开折则仓廪无所输膈洞，膈洞者取之太阴，视有余不足。故开折者气不足而生病也。阖折即气绝而喜悲，悲者取之厥阴，视有余不足。枢折则脉有所结而不通，不通者取之少阴，视有余不足，有结者皆取之不足。"（《灵枢·根结》）

【读经感悟】

以上2条经文言六经之开阖枢及所主病候。关于六经开阖枢的概念，在《素问·阴阳离合论》中已有所论述。经脉的开阖枢是各条经脉生理作用特点的概括，与经脉循行的部位、内属脏腑功能及阴阳气机变化有关。若从经脉而论，太阳主表为开，阳明主里为阖，少阳居太阳、阳明之中为枢；太阴居阴分之表为开，厥阴居阴分之里为阖，而少阴为枢。但实际上三阴经分布是厥阴居太阴、少阴之中，与少阳表里相对，理当为枢。若从阴阳气化论，则少阳为一阳，或阳之初生尚弱而阴气仍盛，或阳气已衰而阴气渐盛，为阴阳转枢之机，而厥阴为一阴，为阴之尽，阴尽则阳生，故也当为阴阳转枢之机。所以当今有人提出，三阴之枢究竟为少阴抑或厥阴？这一质疑是有一定道理的。本条阐述的三阴三阳开阖枢失职所产生的病候，仅是举例而言。六经开阖枢受损，不仅出现各自相应的病候，临床还常见因其相互间功能失调而发病者，故《素问·阴阳离合论篇》强调"三经者，不得相失也"。

（三）气街

1."胸气有街，腹气有街，头气有街，胫气有街。故气在头者，止之于脑；气在胸者，止之于膺与背输；气在腹者，止之于背输与冲脉于脐之左右动脉者；气在胫者，止之于气街与承山踝上以下。"（《灵枢·卫气》）

2."夫四末阴阳之会者，此气之大络也；四街者，气之径路也，故络绝则径通。"（《灵枢·动输》）

【读经感悟】

以上2条经文言气街所在部位及重要作用。街，指通道。气街，就是指经气汇集、纵横循行的共同通道。人体内气街有四，因此又称为"四街"，故曰"四街者，气之径路也"。这里阐述的气街所在部位，主要在头部、胸部、腹部，也包括背部。由于"十二经脉三百六十五络，其血气皆上于面而走空窍"，五脏六腑之精皆上注于目，目系连脑，所以脑为诸经经气汇集通行之处，故曰"气在头者，止之于脑"。由于躯干部为脏腑之气汇聚输注之处，胸腹部有脏腑之募穴，背脊两旁有脏腑之输穴，冲脉为"十二经之海"，其脉起于少腹之内胞中，主干挟脐并少阴之经上行于胸咽，一支脉上循脊里，所以十二经脉、五脏六腑之气皆汇聚通行于胸腹脊背。此即《难经本义》所说"脏腑腹背，气相通应"，故曰"气在胸者，止之于膺与背输；气在腹者，止之于背输与冲脉于脐之左右动脉者"由于足胫部为足三阴三阳经脉分布之所，它们多汇聚通行于少腹之气街（气冲），故曰"气在胫者，止之于气街"。所以胫部气街，实际上仍在腹部。。

气街是指经脉之气汇聚通行于头、胸、腹、背的通道，而十二经脉标、结的经气，也散布于这些部位，故气街与标、结在分布部位上具有一致性，气街是标、结部位经气汇合通行的共同通道。因此，标结取穴、输募取穴等法，就是气街理论在临床上的具体应用。由于气街是经气汇聚于头脑躯干的部位，从而加强了这些部位与四肢的联系，贯通了全身的经气，故对治疗全身性疾病具有重要的意义。同时，气街可以保证经气循行的"阴阳相贯，如环无端"，尤其是在四肢阴阳经气贯通受阻时，气街更具有其特殊的联络作用。故《灵枢·动输》曰："夫四末阴阳之会者，此气之大络也；四街者，气之径路也，故络绝则径通。"气街理论不仅进一步说明了经脉之间的相互联系，而且也强调了机体上下、内外相互联系的整体性和统一性。

（四）四海

1. "胃者，水谷之海，其输上在气街，下至三里；冲脉者，为十二经之海，其输上在大杼，下出巨虚之上下廉；膻中者，为气之海，其输上在于柱骨之下，前在于人迎；脑为髓之海，其输上在于其盖，下在风府。"（《灵枢·海论》）

2."气海有余者，气满胸中，悗息面赤；气海不足，则气少不足以言。血海有余，则常想其身大，怫然不知其所病；血海不足，亦常想其身小，狭然不知其所病。水谷之海有余，则腹满；水谷之海不足，则饥不受食。髓海有余，则轻劲多力，自过其度；髓海不足，则脑转耳鸣，胫痠眩冒，目无所见，懈怠安卧。"（《灵枢·海论》）

【读经感悟】

以上2条经文言人身四海的部位、输之所在及病候。"海"，为江河之水聚集归结之处。《灵枢·海论》曰："经水者，皆注于海。海有东西南北，命曰四海。"人身中的"四海"，是古代医家运用比类取象的方法，用自然界之四海来说明人身气血、津液及精髓也像大地的河流一样，都汇聚到人体的某些部位。正如《灵枢·海论》所说："以人应之奈何？岐伯曰：人有髓海，有血海，有气海，有水谷之海。凡此四者，以应四海也。"本条经文明确指出脑为髓之海、膻中为气之海、胃为水谷之海、冲脉为血海。由于肾藏精，精生髓，"诸髓皆属于脑"，同时"精舍志""脑为元神之府"，故可将髓海的功能概之以精、神的功能。膻中为宗气之所聚，而宗气为天地之精气相合而成，为诸气之宗，故可将其概之以气的功能。胃主受纳、腐熟水谷，化生水谷之精气，为气血生化之源，故可将其概之以后天之本的功能。冲脉为十二经之海，其脉隶属阳明，直接禀受胃中化生之血气，故可将其概之以血的功能。"输"，气机转输之处。四海皆有其输，这是调节其海的重要腧穴。四海就是通过上下之输与经脉的联系，进一步将十二经脉与气、血、精、神及脏腑紧密地联系起来。四海的病候可分为有余、不足两大类。对其治疗，则当"审守其输而调其虚实"。

四海与气街关系密切，髓海相当于头气之街，气海相当于胸气之街，水谷之海和血海相当于腹气之街及胫气之街。当经络中运行的气血精微汇聚在一起时，就形成了四海，而它们的共同通路就是气街。但二者又有所区别，气街连同标本、根结，强调的是经脉上下、内外的联系；而四海则强调的是经脉与脏腑、气血、精神的联系。因为二者的部位基本一致，这样就为这些部位的腧穴治疗全身疾病奠定了理论基础。特别是四海各有其输，这些特定腧穴对治疗四海为病更具有重要意义。

病因病机

一、发病

（一）正邪关系

1. "风雨寒热不得虚，邪不能独伤人。卒然逢疾风暴雨而不病者，盖无虚，故邪不能独伤人。此必因虚邪贼风与其身形，两虚相得，乃客其形。"（《灵枢·百病始生》）

【读经感悟】

此言"两虚相得"的发病观。"两虚相得，乃客其形"，精辟地阐明了中医发病学的唯物辩证法思想。"两虚"，一是指机体的"正气"虚，也就是机体的卫外抗邪和对外界环境变化的调节适应能力低下，这是发病学中很重要的内在因素；另一方面则是指自然界不正常气候变化的"虚邪贼风"。"虚风"，原义是指与季节所应方位相反方向的、能够使人致病的"风"。《灵枢·刺节真邪》曰："邪气者，虚风之贼伤人也。"因此"虚邪之风"又可泛称为致病的"邪气"。《内经》对致病因子的认识，并不只限于自然界气候的反常变化，也认识到了若干内伤性的致病因素。如《素问·调经论篇》说："夫邪之生也，或生于阴，或生于阳。其生于阳者，得之风雨寒暑；其生于阴者，得之饮食居处、阴阳喜怒。"所以《内经》中的"邪气"，实际上包括了外感、内伤等各种致病因子在内，这些都是发病学中的外在因素。

"两虚相得，乃客其形"的含义，是指外界存在着致病的"虚邪"，而又适逢机体"正虚"，此二者相互作用，致病因子才能侵犯人体。这句话不仅阐明了发病必须具备"正虚"和"虚邪"这对发病的内、外因素，而且阐明了内、外因必须相互作用，即所谓"正邪相搏"才能影响机体使之发病的本质。

唯物辩证法认为，"外因是变化的条件，内因是变化的根据，外因通过内因而起作用"（《矛盾论》）。《内经》早已经深刻认识到发病学中内、外因（即

"正""邪")之间的这一辩证关系。人体正气强弱是决定发病与否的重要因素，而邪气只是发病的一个条件，邪气必须在机体正虚不能抵御其侵袭的情况下，才能"客"于人体，使之产生各种病理反应而发病。否则，即使邪气存在也不能致病，故曰："风雨寒热不得虚，邪不能独伤人。卒然逢疾风暴雨而不病者，盖无虚，故邪不能独伤人"。经曰"正气存内，邪不可干""邪之所凑，其气必虚"，即是这一发病观的高度概括。

正虚邪客而发病，邪气所客之部位不同，其病状也异。受邪部位不仅取决于病邪的性质，更重要的是和机体各部位的机能状态有关。《灵枢·口问》篇所说"邪之所在，皆为不足"，即指邪中正虚之处。此外，发病后病情的发展和转归，实质上也是正、邪之间消长进退的结果，其关键在于"正"。

《内经》强调了正气在发病中的决定性作用，但也并未因此而否认邪气的重要性。虽然"正邪相搏"是发病的本质，但实际上正、邪两方面力量的对比才决定发病与否。正气的强弱是关键，但其强弱是相对邪气而言的，并没有绝对的指标。正常的气候变化，在《内经》中又被称为自然界中的"正气"或"正风"，一般情况下，人体的调节机能能够适应这一变化而不会发病。但如果因为过劳或腠理开泄等原因，致使机体的卫外、适应、调节机能低下时，也即人体的正气衰减到不能适应这一正常气候变化时，自然界的"正气"也将成为使人致病的邪气而发病；反之，即使人体正气不虚，卫外抗邪和调节适应能力正常，但外界的致病因子过于强烈，超出了机体所能抗御的最大限度时，也可使人发病。此时正、邪两方面力量的对比，仍是正气相对的不足。所以《内经》在强调"正气存内，邪不可干"的同时，又强调了"避其毒气"。

"两虚相得，乃客其形"不仅科学地揭示了"正邪相搏"的发病本质，这一观点在临床上也有效地指导了疾病的防治，为"扶正祛邪"治则的确立提供了理论依据。"扶正祛邪"的治则，是从发病学内、外因两方面考虑如何避其"两虚"而确立的。由于"正"是关键，所以中医在防治疾病实践中尤重正气的养护以避"身之虚"。"不治已病治未病"的内涵之一就是养生保健、未病先防。《内经》对养生方法有很多论述，如《素问·上古天真论篇》所说"法于阴阳，和于术数，食饮有节，起居有常，不妄作劳"，以及"恬淡虚无""精神内守"等，都是从"正"的方面来考虑如何养护正气使之不受克伐，从而达到"盖无虚，故邪不能独伤人"的防病于未然的目的。但《内经》并未因此而忽视"邪"这一方面的影响，因而也反复强调"虚邪贼风，避之有时"（《素问·上古天真论篇》）、"圣人避虚风如避矢石然"（《灵枢·九宫八风》）等以避"天之虚"，并且从积极预防的角度提出"小金丹"一方（《素问遗篇·刺法论》），在疫疠流行之时服之以避邪防疫。机体一旦发病，"扶正祛邪"就成为临床治疗的重要原则。治疗的目的就是通过各种手段扶助正气、驱除邪气，使正邪力量的对比朝着有利于"正"的方向发展，从而实现正胜邪祛，达到病愈的目的。为此，在临床实践中又要根据邪正虚实、标本缓急等不同情况，灵活运用"扶正以祛邪""祛邪以扶正""先扶正后祛邪""先祛邪后扶正"，或"扶正兼祛邪""祛邪兼扶正"等具体治法。

总之，"两虚相得，乃客其形"不仅朴素、科学地阐明了发病的本质，也有效地指导了对疾病的防治。"两虚相得"，疾病由之而生，因此不论是预防还是治疗，都应该抓住两个"虚"的环节。扶其正气以避"身之虚"，驱其邪气以避"天之虚"。"扶正祛邪"，未病可防病，已病可祛病。

2. "余闻五疫之至，皆相染易，无问大小，病状相似，不施救疗，如何可得不相移易者？曰：不相染者，正气存内，邪不可干，避其毒气。"（《素问遗篇·刺法论》）

【读经感悟】

此处以疫病为例，阐述发病与正邪的关系。发病与否是邪正相搏的结局，是否发病关键在于人身正气之强弱，因此正气强弱是发病与否的内因，而邪气只是发病的条件。唯物辩证法认为，"外因是变化的条件，内因是变化的根据，外因通过内因而起作用"（《矛盾论》），故曰"正气存内，邪不可干"。但是，当邪气的力量超越了人体正气抗御病邪的能力时，正不胜邪，以致病邪侵犯人体而发病，故又强调"避其毒气"。特别是疫病之毒邪不仅毒力强，还具有很强的传染性，故更应注意防护"避其毒气"。

3. "真气者，所受于天，与谷气并而充身者也；正气者，正风也，从一方来，非实风又非虚风也；邪气者，虚风之贼伤人也，其中人也深，不能自去；

正风者，其中人也浅，合而自去，其气来柔弱，不能胜真气，故自去。"(《灵枢·刺节真邪》)

【读经感悟】

此言发病学中真、邪的概念。真、邪从发病学的角度言之，是发病的内在决定因素和外部的发病条件。真气泛指人身之正气，源于先天而成于后天，禀受天地之精气充养全身而为诸气之本，为生命活动之动力，卫外抗邪之总源。关于邪，根据其致病的强弱又可分为"虚邪""正邪"。剧烈的不正常的气候变化之"虚风"属于"虚邪"，因这种自然界的"不正之气"致病力强，是致病的重要因素，故又称为"邪气"。正常和缓的气候变化为"正风"，因是自然界的"正常之气"，故又称为"正气"。"正风"本不应该使人致病，但若体质素虚，腠理不固，或某种原因而致腠理开泄时，则可乘虚而入使人致病，这时"正气"便成为致病之邪，为与"虚邪"区别，故又称之为"正邪"。正邪与虚邪因性质不同，其致病特点亦异，前者因"其气来柔弱，不能胜真气"，故中人也浅，致病轻微，邪可自去，病可自愈；后者因其"虚风之贼伤人也"，故中人也深，不能自去，传变无穷，变化多端。

（二）影响致病的因素

1. "有一脉生数十病者，或痛、或痈、或寒、或痒、或痹、或不仁，变化无穷……此皆邪气之所生也。"(《灵枢·刺节真邪》)

【读经感悟】

此言邪气中人致病的多样性。"一脉"，指同一条经脉。病邪侵犯不同的经脉，可以产生不同的病候，《灵枢·经脉》篇所载十二经病候即为之。但由于病邪性质、轻重不同，邪客经脉之浅深及久暂有别，以及受邪机体的机能状态等因素的影响，即使同一经脉受邪，也可以产生各种各样的病理变化，因而所生病也不同。尽管其病理变化复杂，发病多样，但其邪正相争的总病机一致，故曰"此皆邪气之所生也"。

2. "天之生风者，非以私百姓也，其行公平正直，犯者得之，避者则无殆，非求人而人自犯之……一时遇风，同时得病，其病各异。……肉不坚，腠理疏，则善病风；……五脏皆柔弱者，善病消瘅；……小骨弱肉者，善病寒热；粗理而肉不坚者，善病痹。……皮肤薄而不泽，肉不坚而淖泽，如此则肠胃恶，恶则邪气留止，积聚乃伤肠胃之间，寒温不次，邪气稍至，蓄积留止，大聚乃起。"（《灵枢·五变》）

【读经感悟】

此以病风、消瘅、痹、积聚为例，阐述体质差异对发病的影响。同一致病因素侵犯人体，由于体质不同可发生不同的疾病。体质差异反映了机体各部虚实有别，因此正不御邪之发病，"邪之所在，皆为不足"（《灵枢·口问篇》）之处，故可见"同时得病，其病各异"。致病的邪气对所有人来说都是客观存在的，固护正气、注意防范则可避免邪气伤人，故曰"天之生风者，非以私百姓也，其行公平正直，犯者得之，避者则无殆，非求人而人自犯之"。

3. "春伤于风，邪气留连，乃为洞泄；夏伤于暑，秋为痎疟；秋伤于湿，上逆而咳，发为痿厥；冬伤于寒，春必病温。四时之气，更伤五脏。"（《素问·生气通天论篇》）

【读经感悟】

此言发病的季节性特点。"人以天地之气生，四时之法成"，四时气候变化不同所伤五脏有别，而发病也有不同。本条经文所说的四时发病不是当时发病，而是伏而后发，内寓"伏邪发病"的思想。

4. "虚邪之中身也，洒淅动形；正邪之中人也微。"（《灵枢·邪气脏腑病形》）

【读经感悟】

此言邪之轻重对发病的影响。《灵枢·刺节真邪》曰："邪气者，虚风之贼伤人也，其中人也深……正风者，其中人也浅。"可知"正邪"乃伤人之正风，与"虚邪"相比其致病力较弱，故发病轻浅。

5. "虚邪之中人也，洒淅动形，起毫毛而发腠理。其入深，内搏于骨，则为骨痹；搏于筋，则为筋挛；搏于脉中，则为血闭，不通则为痈；搏于肉，与卫气相搏。……气往来行则为痒，留而不去则痹，卫气不行则为不仁。"（《灵枢·刺节真邪》）

【读经感悟】

此以虚邪所伤皮、脉、肉、筋、骨部位不同，其发病也异为例，阐述虚邪中人发病与邪所中部位的关系。《素问·皮部论篇》曰："是故百病之始生也，必先于皮毛，邪中之则腠理开"，"邪之始入于皮也，泝然起毫毛，开腠理。"虚邪贼风从外袭内，首先是腠理毫毛受邪而病在表，因受邪后皮腠紧束、毫毛竖起的反应，而产生"洒淅动形"的恶寒症状。"洒淅动形"，如冰水洒身之寒栗状。若邪未去而入深，"内搏入骨"，则病在骨，可产生诸如"骨痹"之类的病证。"搏"，此处通"薄"，迫也，《吕氏春秋·仲夏》高注："犹损也。""骨痹"，为《内经》中的古病名。《灵枢·寒热病》曰："骨痹，举节不用而痛，汗注烦心。"《素问·逆调论篇》曰："骨痹，是人当挛节也。"《素问·长刺节论篇》又曰："病在骨，骨重不可举，骨髓酸痛，寒气至，名曰骨痹。"邪气若"搏于筋"，则病在筋，可发"筋挛"；邪气若"搏于脉中"，则病在脉，可使血气运行受阻，以致壅塞不通而发痛疽；邪气若"搏于肉"，则病在分肉，因分肉间为卫气所布，故曰："与卫气相搏"。此时因机体的机能状态不同，而病又有寒、热之分，阳盛者则邪易热化而为热，阴盛者则邪易寒化而为寒，故曰"阳胜者则为热，阴胜者则为寒"。"寒则真气去，去则虚，虚则寒"，乃是补充说明寒化之理。卫气为阳，是人身真气之行于脉外而抗邪者，真气虚则卫阳不足而阴气盛，故虚寒内生。邪气若"搏于皮肤之间"，向外发泄则腠理开而汗出不敛，阴津损伤则皮毛失养而毛悴摇落。由于邪气对该部气血运行状态的不同影响，因而又有病"痒""痹"及"不仁"之不同。病"痒"者，因邪气客于皮肤之间，随卫气之往来运行，故皮肤如蚁走而痒；病"痹"者，因营卫被邪气郁阻于皮肤，故"血凝于肤者为痹"（《金匮·血痹虚劳》），此即《金匮》之"血痹"；病"不仁"者，因邪客皮肤，"与卫气相干，其道不利""卫气有所凝而不行"（《素问·风论篇》），故"皮肤不营，故为不仁"（《素问·痹论篇》）。

6. "邪在肺，则病皮肤痛，寒热、上气喘、汗出，咳动肩背。……邪在肝，则两胁中痛，寒中，恶血在内，行善掣节，时脚肿。……邪在脾胃，则病肌肉痛。阳气有余，阴气不足，则热中善饥。阳气不足，阴气有余，则寒中肠鸣、腹痛。……邪在肾，则病骨痛、阴痹。阴痹者，按之而不得，腹胀，腰痛，

大便难，肩背颈项痛，时眩。……邪在心，则病心痛，喜悲，时眩仆。"（《灵枢·五邪》）

【读经感悟】

此亦言邪中部位与发病的关系。上条是以邪中五体为例，而本条则讲邪在五脏的发病情况。邪在五脏，分别影响五脏的正常功能，因而发病时出现各自不同的病症。

7. "今有其不离屏蔽，不出室穴之中，卒然病者，非不离贼风邪气……此皆尝有所伤于湿气，藏于血脉之中、分肉之间，久留而不去；若有所堕坠，恶血在内而不去，卒然喜怒不节、饮食不适、寒温不时，腠理闭而不通，其开而遇风寒，则气血凝结，与故邪相袭，则为寒痹。其有热则汗出，汗出则受风，虽不遇贼风邪气，必有因加而发焉。"（《灵枢·贼风》）

8. "其毋所遇邪气，又毋怵惕之所志，卒然而病者……此亦有故邪留而未发，因而志有所恶，及有所慕，血气内乱，两气相博。其所从来者微，视之不见，听而不闻，故似鬼神……可祝而已也。"（《灵枢·贼风》）

【读经感悟】

以上2条经文言伏邪发病的情况。"正气存内，邪不可干""邪之所凑，其气必虚"，当人体卫外抗邪能力降低时，虽感受病邪，但正气尚盛，可抑制邪气发病，此邪气潜留于体内"久留而不去"成为"故邪"，即后世所谓"伏邪"。其潜伏期视具体情况可长可短，一旦遇到一些特殊情况，如"有所堕坠""卒然喜怒不节、饮食不适、寒温不时"等，机体受到损伤，正气受损不能抑制伏邪，则故邪"必有因加而发焉"。特别是仅"志有所恶，及有所慕"而无明显诱因引动伏邪发病者，因"所从来者微，视之不见，听而不闻"，故似"鬼神"作祟。可见《内经》是否认"鬼神致病说"的，但医者若抓住病人的迷信心理，运用"祝由"疗法可"祝而已"矣。所以《内经》"祝由"疗法的实质，并不是驱鬼邪，而是一种心理疗法。

综合以上诸条经文，可总结出影响发病的因素如下：

1.体质因素　致病多样性除与邪气有关外，还与体质因素密切相关，具体取决于发病时的机体状态。因"邪之所在，皆为不足"，故可见"同时得病，其病各异"。

2. 季节气候　四时气候变化不同所伤五脏有别，发病也有所不同。

3. 邪之轻重　邪轻则病轻，可自愈；邪重则病重，可传变发展，变化多端，如"正风"中人、"虚风"伤人。

4. 邪中部位　邪在表则"洒淅动形，起毫毛而发腠理"；其入深"内搏于骨，则为骨痹；搏于筋，则为筋挛；搏于脉中，则为血闭；不通则为痈"；以及邪在五脏发病各不同等。

5. 伏邪发病　"故邪留而未发"，"必有因加而发焉"。

二、病因

（一）病因总论

1. "夫百病之始生也，皆生于风雨寒暑，清湿喜怒。"（《灵枢·百病始生》）

2. "夫百病之所始生者，必起于燥湿寒暑风雨、阴阳喜怒、饮食居处。"（《灵枢·顺气一日分为四时》）

【读经感悟】

以上2条经文总论病因。"风雨寒暑清湿"或"燥湿寒暑风雨"，皆属于外界不正常气候变化所致病因，故《三因方》称之为致病的"外因"。其中"清"为清冷，尚未达到寒的程度，与"燥"同属于秋之气。其余春主风、夏主暑、长夏主湿、冬主寒，五运之气失常皆可致病。"喜怒"为情志变化之两极，在此概括了全部的情志致病因素，故又曰"阴阳喜怒"。《素问·阴阳应象大论》曰："五脏化五气，以生怒喜思悲恐。"因情发于内，故《三因方》称情志失常的致病因素为"内因"。"饮食居处"作为病因，包括饮食不节、饮食不洁、起居不调等诸方面，这些既不属于致病的外因，也不属于内因，故《三因方》称之为"不内外因"。

（二）外感六淫

1. "夫病之始生也，皆生于风寒暑湿燥火，以之化之变也。"（《素问·至真

要大论篇》）

【读经感悟】

此言"六淫"概念。"风寒暑湿燥火"，为一年四时气候变化特点，正常的变化称为"六气"，而不正常的变化称为"六淫"。本条经文所言"病之始生"，是指外感病而言。外感病的病因不外乎"风寒暑湿燥火"六者，故又合称为外感"六淫"。"淫者，过也"（《诗·关雎序》），故"六淫"是指六种不正常的气候变化给人造成的病害。《素问·天元纪大论篇》曰："在天为热，在地为火。"暑热与火同性，火为热之极、热为火之渐，故"六淫"实则为五。风、暑、湿、燥、寒分别对应春、夏、长、夏、秋、冬，因此六淫也成为时令病的病因。六淫之邪伤人后，其病情发展将根据人的体质及治之是否得当等诸多因素而变化多端，如寒化热、湿化热、热生风、暑化燥、燥生热，以及热极生寒、寒极生热等，故又强调"以之化之变也"。

2."风胜则动，热胜则肿，燥胜则干，寒胜则浮，湿胜则濡泻。"（《素问·阴阳应象大论篇》）

3."因于寒，欲如运枢，起居如惊，神气乃浮；因于暑，汗，烦则喘喝，静则多言，体若燔炭，汗出而散；因于湿，首如裹，湿热不攘，大筋緛短，小筋弛长，緛短为拘，弛长为痿。"（《素问·生气通天论篇》）

【读经感悟】

以上2条经文总论六淫致病的特点。风的特性是"善行而数变"，故风病特点是"风胜则动"，这一方面表现在病情变化快，另一方面则是症状多见"动"的特点，如震颤、抽搐、眩晕等，即《素问·至真要大论篇》所谓"诸风掉眩"之类。湿的特性是腻滞重浊，故湿邪犯上，困阻清阳而"首如裹"；湿酿化热，灼伤阴津，筋脉失养，故致拘、痿；脾为湿土而恶湿，湿邪伤脾故"湿胜则濡泻"。寒为阴邪易伤阳气而主收引，故寒邪伤人使阳气运行不畅，内外转枢不利。卫阳夜不能入阴而不寐，神气夜不能归舍而浮于外，以致起居失常、心神不安如惊状，故曰"寒胜则浮"。暑为火热之阳邪，其性开泄，故"暑则皮肤缓而腠理开"（《灵枢·岁露》），"烦劳则张"腠理开，津外泄则"汗出"，气外泄则"喘喝"。汗为心之液，心气受损，神不安则"烦"，其或"静则多言"。但若腠理郁闭汗不出，则暑热内盛而"体若燔炭"，此时当治以"汗出而散"。此为暑病常见之症状。燥邪伤津，故"燥胜则干"，外可见皮毛、五官不润，内可见五脏六腑失养之候。关于"热胜则肿"，是指邪热壅遏肌肤，局部气血瘀阻而肿胀，甚则腐蚀血肉而为痈肿疮疡，表现为红肿热痛。这是疮疡外科常见之病因。

4."风者，善行而数变……故风者百病之长也，至其变化乃生他病也，无常方，然至有风气也。"（《素问·风论篇》）

5."风者，百病之始也。"（《素问·骨空论篇》）

【读经感悟】

以上2条经文专论风邪致病的特点。"风者，善行而数变"，这是自然界的风之象，《易》曰"立象以尽意"，故此象可尽"风胜则动"之意。六气各有主时，致病因时而异，惟风气四时常在，"东风生于春、南风生于夏、西风生于秋、北风生于冬"（《素问·金匮真言论篇》），四时皆可挟诸邪伤人，致病最为广泛而为六淫之首，故曰"风者百病之长也"。《内经》曰"在天为风，在地为木"，木应春为一岁之始，木性条达主疏泄，伤人则开腠理，可引诸邪入侵而为之先导，故曰"风者百病之始也"。概而言之，风邪致病具有突发性、多变性、广泛性、多发性等发病特点，其症状具有游走性、动摇性、复杂性等特点。

6."痛者寒气多也，有寒故痛也。"（《素问·痹论篇》）

7."寒气入经而稽迟，泣而不行，客于脉外则血少，客于脉中则气不通，故卒然而痛。"（《素问·举痛论篇》）

8."今夫热病者，皆伤寒之类也……人之伤于寒也，则为病热。"（《素问·热论篇》）

【读经感悟】

以上3条经文专论寒邪的致病特点。寒为冬之主气，"冬三月，此谓闭藏，水冰地坼，无扰乎阳"（《素问·四气调神大论篇》），故寒主收引、凝滞，易伤阳气。"因于寒，欲如运枢"，寒邪伤人阳气转输不利，经气运行不畅，故气血凝滞不通，痛则由生。此即后世所言"不通则痛，痛则不通"也。所以，"痛"是寒邪致病的一大特点。"风寒湿三气杂至合而为痹……寒气胜者为痛痹。"（《素问·痹论篇》）痛，虽然是痹病共有症状，但寒邪所致其痛尤为显著且痛处固定，因此在痹病的病因辨证中，"痛"成为要点。

寒虽为阴邪易伤阳气，但"之化之变"后可成为热病之因。如寒伤于外，闭塞腠理，使阳气不得发泄而郁于肌表，则见发热恶寒之太阳表证；入里化热，则见但发热不恶寒之阳明经证；入于半表半里，则见寒热往来之少阳证；入于阴分化热伤阴，则见少阴热化证等。所以寒邪伤人具有易热化的特点，而成为诸多热病的始生病因。仲景深得经旨，故将一部辨治外感热病的著作命之曰《伤寒论》。

9．"暑则皮肤缓而腠理开。"（《素问·岁露》）

【读经感悟】

此言暑邪伤人的特点。这也是《素问·生气通天论篇》所言"因于暑，汗，烦则喘喝，静则多言，体若燔炭，汗出而散"的病机要点。

（三）内伤七情

1．"天有四时五行，以生长收藏，以生寒暑燥湿风；人有五脏化五气，以生喜怒悲忧恐。"（《素问·阴阳应象大论》）

2．"天有五行御五位，以生寒暑燥湿风；人有五脏化五气，以生喜怒思忧恐。"（《素问·天元纪大论篇》）

【读经感悟】

此言情志由五脏气化而生。情志，为七情五志的总称。七情，具体指怒、喜、思、忧、悲、恐、惊七种不同的情志变化，若按五行归类合并为怒、喜、思、悲（忧）、恐（含惊）五种，便为"五志"。实际上人的情志变化非常复杂，远不止七、五之数，何况还存在很多复合的杂情，如因思而至忧为"忧思"，忧又可至悲而为"悲忧"，故《素问·阴阳应象大论篇》言"五志"为"喜怒悲忧恐"，而《素问·天元纪大论篇》则为"喜怒思忧恐"。因此中医之七情、五志应是全部情志活动之总称。

"人非草木，孰能无情"，情志变化是人类正常的精神活动，是重要的心理过程之一。本条经文以"天人相应""五行归类"之理，阐述这一精神活动产生的物质基础。天以"五行御五位"而生"寒暑燥湿风"，而人为一小天地，以五脏化五行之气而生"五志"。这就是说人的情志变化是以五脏精气为物质基础的气化活动的一种表现形式，具有脏腑气血的生理基础。五脏藏精化气生神，神接受客观事物的刺激而产生各种功能活动，神动于内，情表现于外，这便是五脏主五神产生情志活动的全过程。陈无择《三因极一病证方论·三因论》对此阐发尤佳，明确指出："七情，人之常性，动之则先自脏腑郁发，外形于肢体。"认为情志活动乃人之常情，当人体受到外部情景触动时，内在脏腑气机首先发生变动，然后才产生相应的情志变化，并且通过各种表情动作外显出来。这也可以理解为情志是人体与外环境之间的一种信息交流，内心的感受是脏腑机能活动产生的主观体验而指向外界的表达，这与现代的心理应激理论在认识上有相似之处。

3."肝在志为怒""心在志为喜""脾在志为思""肺在志为悲（忧）""肾在志为恐。"（《素问·阴阳应象大论篇》）

【读经感悟】

此言五志与五脏相关。"五脏化五气"而生之"五志"，五志与五脏有着密切的对应关系，在中医学中称为"脏腑与情志相关"，在中医心理学中称为"五脏情志论"。这种对应关系是"肝在志为怒，心在志为喜，脾在志为思，肺在志为悲（忧），肾在志为恐"。当然这种对应关系是在心神主导之下得以实现的。

1.怒：是由于愿望得不到满足，实现愿望的行为一再受阻引起的紧张积累而产生的情绪体验。其产生过程是当心神接收到这种让人气愤的刺激后，指使肝这一"将军之官"加强其升发疏泄之职能，而表现为"怒则气上"的气化特点。"肝藏血，开窍在目，发为血之余"，故出现气愤填膺、面红目赤、怒发冲冠等愤怒的情绪变化。这一变化充分体现了肝的气化功能特点，所以认为"怒为肝之志"。怒的程度可从轻微不满、生气、愤怒到大怒、暴怒。

2.喜：是需要获得满足时，伴随着愿望实现、紧张解除而产生的轻松愉快的内心体验。此时不由得"喜上心头"，因为"喜则气缓"，故这种愉悦的心情可缓解经脉血气之拘急，不仅使"气和志达、营卫通利"，而且形之于外还表现为容光焕发、笑容满面。因"心主神明、主血脉，其华在面"，这一变化充分体现了心的气化功能特点，所以认为"喜为心之志"。喜的程度可从满意、愉快到异常的欢乐、大喜、狂喜。

3.思：指思虑、思考、思索，从现代心理学的角度而言，应属于认知的范畴。思对各种情绪都具有认知评价的中心决定作用，思而否定为怒，思而肯定为喜，思而担心为忧，思后无奈为悲，思觉危险而恐，不及思索而为惊。七情五志皆以思为中心，正因思为情志活动的核心，所以《内经》也将其纳入情志范畴。思在七情五志中排列位置居中，如同脾为中土，不独主于时而"常以四时长四脏"（《素问·太阴阳明论篇》）。思在情志活动中的中心作用，如同脾为气机上下升降之枢纽，故归类"思为脾之志"。思作为一种情绪，又可认为是对所思索的问题尚无结果，事情尚未解决，思虑与担忧的复合情绪状态，故又可称为"忧思"。此时脾主气机升降的枢纽作用受到影响，即所谓"思则气结"。因此七情之"忧"有时也可并入五志之"思"，或以"七情"之忧替代"五志"之思，如《素问·阴阳应象大论篇》中"五志"，就以"忧"代"思"。

4.悲：是指失去所爱或所追求的愿望破灭时产生的情绪体验，轻则为难过，重则为悲伤，甚则为哀痛。这是一种消极的态度体验，如同自然界萧瑟肃杀之秋，阳气消乏、气机内敛，即所谓"悲则气消"。"人与天地相应"，肺金的气化特点与秋气相应，所以认为"悲为肺之志"。因为忧是对所面临的问题一筹莫展，心情低沉并伴有自卑的一种消极情绪，对气机的影响类似于悲，故七情之"忧"有时又并入"五志"之"悲"，或直接称肺"在志为忧"，如《素问·阴阳应象大论篇》《素问·五运行大论篇》即是。

5.恐：是指企图摆脱、逃避某种情景或面临、预感危险而又缺乏应对能力时产生的情绪体验。其关键因素是缺乏处理、摆脱可怕情景或事物的能力。中医认为，这主要是由于肾中精气不足所致。"恐则气下"，这与肾虚气化无力，下焦不固而气机趋下的气化特点相同。正因恐的心身变化特点与肾的气化功能密切相关，所以认为"恐为肾之志"。惊为七情之一，也是一种惧怕不安的情绪，和恐经常同时出现，也常相互引发，因此可将"七情"之惊并入"五志"之恐。惊与恐二者之间关系虽然非常密切，但又有所区别。恐由内而生，惊则由外而致，是突然受到意外事件引发的紧张惊骇的情绪体验。《内经》云"惊则气乱"，惊可扰乱气机使神无所归而惊慌失措。

五脏与五志的这种对应关系，只是在五脏气化功能正常的情况下才得以实现，从而保持人的正常情志的化生，表现出正常的情绪、情感。若五脏虚实变化、机能失调，则可引起异常的情志变动，如《灵枢·本神》所说"肝气虚则恐，实则怒""心气虚则悲，实则笑不休"等。这是因为当五脏发生虚实盛衰的病理变化时，往往对外界的某种刺激变得极为敏感，外界刺激会直接影响到人的脏腑活动，产生不正常的变化，极易发生相应的情绪波动。例如，当肝气盛、肝阳上亢时最容易发怒，常常有一点不顺心便大发雷霆；当肺气虚时，机体对不良精神刺激的耐受性降低，最容易引起悲忧的情绪变化。日常生活中可经常看到这种现象，当一些人患病之后，社会和家庭生活中的一些轻微刺激往往能引起其强烈的情绪反应，性情变得异常焦虑烦躁，常常大发脾气。这种从脏腑气血生理病理变化去探讨情志变化的认识方法，正是中医心理学的特色。此外，五脏虚实变化有时也可使其对相应的刺激变得迟钝起来，甚至因五脏"虚而相并"表现出它脏的情志变动。例如肝气虚时对引发怒气的刺激迟钝而怒不起来，反因木不疏土，脾土偏并于肾而表现为肾志之恐；心气虚时因对喜的刺激迟钝，不仅高兴不起来，因肺金反侮心火而现肺志之悲。正如《素问集注》所言："心在志为喜，在声为笑，故有余则笑不休，不足则金气反胜而为悲"、"肝志怒，肾志恐，故血有余则肝气盛而主怒……木不足则土气盛，土气盛则并于所胜之肾脏而为恐。"这样一来，就使得情志变化与五脏之间的关系变得复杂起来，必须要在中医阴阳五行、脏象理论的指导下来认识，绝不能将五脏与五志的关系简单地对号入座。

4."喜怒不节则伤脏，脏伤则病起于阴也。"（《灵枢·百病始生》）

【读经感悟】

此为内伤七情致病之总纲。喜怒者，以情志之两端概言七情；不节者，失去节制，变化太过；阴者，内也。可见《内经》即已明确指出七情过度为内伤之因。《三因方》进一步阐明："七情……动之则先自脏腑郁发，外形于肢体，为内所因。"七情过度内伤脏腑，可造成各种内伤性疾病，故临证时要特别注意。

5."怒伤肝""喜伤心""思伤脾""悲伤肺""恐伤肾。"（《素问·阴阳应象大论篇》）

【读经感悟】

此言七情过度内伤五脏的规律。正常之情志活动由五脏所化，并有其相互对应关系；过度的情志变化伤及五脏，仍循此路径。肝喜条达、主藏血，大怒气上，血随气涌，可见呕血卒厥；郁怒不解，肝气不疏，可见满闷胁痛，故怒多伤肝矣。心为阳脏、神之舍，暴喜伤阳，气缓不收，可见心悸失眠；神失所主，精神错乱，可见狂笑不休，故喜多伤心矣。脾为后天、司运化，思虑过度，气结不行，可见脘闷纳呆；水津不布，聚湿生痰，可见痰饮肠鸣，故湿多伤脾矣。肺为华盖、气之主，愁忧气闭，上焦不通，可见胸闷太息；悲哀气消，竭绝失生，可见气虚脉空，故悲多伤肺矣。肾为先天、精之处，恐惧不解，精伤肾虚，可见骨痿痿厥；大惊卒恐，气下精却，可见精时自下，故恐多伤肾矣。这个规律的总结，虽然受当时"五行学说"的影响，采用了"五行归类"的方法，但绝不是没有实践基础的主观臆测，这一点已被后世乃至今天的大量临床实践所证实。如《名医类案》《续名医类案》《古今医案按》等，就记载了很多情志太过内伤相应五脏的病例。不仅如此，在古今小说中也记载了很多与此相关的故事，如《三国演义》中"诸葛亮三气周瑜"，周公瑾暴怒伤肝，气厥身亡；《儒林外史》中"范进中举"，范童生54岁中举暴喜伤心，神乱而狂；《红楼梦》中"黛玉葬花"，林妹妹悲悲戚戚久而伤肺，终因肺痨而命丧黄泉。这些家喻户晓、脍炙人口的典故，映射出民众早已知晓"怒伤肝""喜伤心""悲伤肺"等五志伤五脏的道理。

但是，情志对脏腑的反作用，并不只是"五志内伤五脏"的简单对应关系，由于"五志惟心所使"（《医门法律》），七情刺激首先动心，然后五脏才为之应，所以情志太过又皆可伤心，此即《医醇賸义·劳伤》所谓："七情之伤，虽分五脏，而必归本于心。"故《内经》云"忧思伤心"（《灵枢·百病始生》）、"悲哀愁忧则心动"（《灵枢·口问》）、"心怵惕思虑则伤神"（《灵枢·本神》）等。七情内伤始之于气，最易造成气机失调而使肝失条达疏泄之职，尤其是消极情绪皆可导致气郁，故临床对有不良精神刺激病史者，尽管无明显的气郁表现，也应重视这一病理变化而予以适当地调理，故《医学入门》说："所处逆则气血怫郁，须于所服药中量加开郁行气之剂。"特别应注意的是，由于五脏相关、病邪移易，故五脏情志虽各有所伤，但若本脏不虚而他脏不足之时，则可"虚而相并"病发他脏。另外，七情内伤也可同时病发数脏，如《儒门事亲》说："夫怒伤肝，肝属木，怒则气并于肝而脾土受邪，木太过则肝亦自病。"所以临证之时，应结合病人体质因素、脏腑机能状态，以及具体脉证等，灵活运用七情内伤五脏的致病规律，切忌刻板拘泥。

6. "心怵惕思虑则伤神""脾愁忧而不解则伤意""肝悲哀动中则伤魂""肺喜乐无极则伤魄""肾盛怒而不止则伤志……恐惧而不解则伤精。"（《灵枢·本神》）

【读经感悟】

此言七情太过致病情况。情志本属于人的正常精神活动范畴，是人们对外界精神性刺激因子做出的应答性反应，而它是以五脏的正常气化活动为其生理基础的。但是，过激或过于持久的七情刺激，可超出机体的调节能力，则必然影响五脏的气化活动而成为致病因素。故此处所言七情病因，皆为过度的情志变化。"过"，既指过激，也指过久。属于过激的如"悲哀动中""喜乐无极""盛怒"等，属于过久的如"愁忧而不解""怒而不止""恐惧而不解"等。正如《素问·经脉别论篇》所说，"生病起于过用，此为常也"。情志变化不论是其强度或是持续时间，凡是超出自身调节能力者，都会扰乱脏腑气血而使人致病，这就是中医病因学说中所说的"七情病因"。现代医学也认为，情绪活动中枢与控制内脏器官和内分泌腺体的中枢（包括下丘脑在内的边缘系统和自主神经中枢）紧密联系着，于是在人的不同情绪活动状态下，就可表现出各种各样的生理反应。因此异常的情志变动，就成为影响心身健康的重要应激源。

七情内伤五脏的规律，《素问·阴阳应象大论篇》中虽有"怒伤肝""喜伤心""思伤脾""悲伤肺""恐伤肾"的记载，但临床中所见却不如此简单。由于五脏相通、病邪移易之理，故五脏情志虽各有所伤，但若本脏不虚而他脏不足之时，则可"虚而相并"而病发他脏。此处所说"脾愁忧而不解则伤意"，即因"母子气通"而肺志并脾；"肺喜乐无极则伤魄"，即因"暴喜伤阳，火邪乘金"而心志并肺；"肾盛怒而不止则伤志"，即因"肝肾为子母，其气相通"而肝志并肾。同理，"肝悲哀动中则伤魂"，则因木衰而肺志并肝；"心怵惕思虑则伤神"，也可理解为肾志、脾志并心。所以此处所言七情内伤五脏致病，是运用了五行生克乘侮的理论，更适合于七情致病理论在临床上的具体灵活运用。关键是必须明了五脏情志"虚而相并"之理，才能正确地确定病位、病性，以指导正确的治疗。《灵枢·口问》所言"邪之所在，皆为不足"可供借鉴，以加深理解。

七情五志属于"神"的范畴，因此七情内伤五脏，最易扰动五脏之神，而伤及神、魂、魄、意、志，出现精神活动方面的失常，如"恐惧自失""狂忘不精""意不存人""喜忘其前言"等。但神乃精之所生，精乃神之所守，神伤则精耗，精耗则形损，故七情为病也可见形体虚损之象，如"破䐃脱肉""皮革焦""毛悴色夭""阴缩挛筋""胁骨不举""骨痿痿厥"等。此即张志聪所言："情志伤而及于形也"。（《灵枢集注·卷一》）正因七情内伤五脏，精、神俱损，久可致危候，故临床察情志、望神态，"以知精神魂魄之存亡得失"，是十分重要的。

7."喜怒伤气，寒暑伤形"（《灵枢·寿夭刚柔》）；"忧恐忿怒伤气，气伤脏，乃病脏"（《素问·阴阳应象大论篇》）。

【读经感悟】

此言七情内伤始之于气。"喜怒伤气，寒暑伤形"，明确指出七情内伤与六淫外感的发病规律不同。五脏气化活动是情志产生的生理基础，反之情志内伤也始之于气，首先导致体内气机失调，进而才伤及五脏，因此"气"成为情志与五脏相互影响的纽带。七情属于"神"的范畴，"神"虽以"气"运动的形式而存在，但又主导着"气"的运动，故云"神即气也"（《类经图翼·大宝论》）。七情动神首先影响气，虽然"喜则气和志达，荣卫通利"，但七情过度则可导致气机失调而百病皆由乎生。故《素问·举痛论》曰："百病生于气也。"七情内伤始之于气的发病规律，在临床上对情志病的治疗具有重要的指导意义。遵循"不治已病治未病"的原则，在七情伤气而致气机失调尚未及脏之时（在临床多为亚健康状态），及早调理气机不失为最佳的治疗方法。"神即气也"，运用心理治疗调神以调气，更是最佳的治疗手段。

8."余知百病生于气也，怒则气上，喜则气缓，悲则气消，恐则气下……惊则气乱……思则气结。"（《素问·举痛论篇》）

【读经感悟】

此言七情内伤导致体内气机失调的规律。根据所伤情志不同，气机失调虽然有以上的规律可循，但临床又常见有多种消极的情绪变动，即使不太激烈未能即刻引起明显的气机紊乱，若时日过久也能产生气机郁滞的病理变化，并不只限于"思则气结"，故《内经》又有"愁忧者气闭塞而不行"（《灵枢·本神》）等论。长期情志不舒可致气郁，并且进一步可导致血瘀，以及湿聚痰生、化火动风等，诸变丛生，百病乃起。正如《七松岩集》所云："忧愁、思虑、郁怒、矜持、恐怖、惊疑，此皆情志抑郁"，"若人情志抑郁，怀抱不舒，意兴不畅，则生机遏绝，而精神气血亦无不受伤矣。所以营卫不调，三焦不利，肠胃痞膈，而诸郁生焉"，"渐成痞、嗝、中满、劳瘵、鼓胀诸病。"因此临床对慢性病的辨证论治，要特别重视情志抑郁的病机。

9. "精气并于心则喜，并于肺则悲，并于肝则忧，并于脾则畏，并于肾则恐。是谓五并，虚而相并者也。"（《素问·宣明五气论》）

【读经感悟】

此言五脏情志"虚而相并"。患病后病人精神情绪的改变，虽然与五脏病理变化有着相应的关系，一般可用"五志－五脏定位"的方法确定病位，但由于五脏相关，"虚而相并"，所以临床所见某种情志的异常变动，往往不只反映本脏的病变，也可因疾病原发他脏而偏并本脏所致，或因本脏虚他脏之志偏并而得，本条经文即阐述其理。《医宗必读》云："按经文论恐，有肾、肝、心、胃四脏之分，而肝胆于肾，乙癸同源者也；胃之于肾，侮所不胜者也；心之于肾，畏其所胜者也。故恐之一证，属肾之本志，而旁及他脏，治法则有别焉。"所以临证若见有与主证病位不相应的情志异常变动时，必须要结合病史，参合脉症，全面分析。

余在临床遵此"虚而相并"之旨，曾治一胆气虚"脏躁"病例，颇有收益。《金匮要略·妇人杂病脉证并治》云："妇人脏躁，喜悲伤欲哭，象如神灵所作，数欠伸，甘麦大枣汤主之。"患者女，初诊曾用甘麦大枣汤治之不效，后遵仲景"知犯何逆，随证治之"之训认真辨证分析，治病求本。《金匮》用甘麦大枣汤治"脏躁"，乃为一般正治法。因"肺在志为悲，在声为哭"，故其病位在肺，而用甘麦大枣培土生金。但肺志因何而变？抑本脏自病？抑他脏偏并？或肺志偏并他脏？当须辨明。再诊，此患者除善悲欲哭外，尚有心悸易恐、头眩、虚烦不眠、胸闷太息、多唾纳呆、苔白脉虚弦等诸多胆虚兼症。综观脉症，此乃胆虚肺志偏并所致。善悲欲哭虽为肺志，但胆虚则肺志可并，此即"木虚金迫之也"。故此例"脏躁"病本在胆，治当"伏其所主"，投以温胆汤激发胆木少阳之气而愈。

此外，由于五志"虚而相并"之理，所以脏腑的虚实病理变化，也可表现出不同的情志异常变动，故《内经》又有"心气虚则悲，实则笑不休""肝气虚则恐，实则怒"（《灵枢·本神》）的论述。其实，这只不过是举例而已。心气虚，肺志并之则为悲，以其金气反侮也；但肝气虚，肺志并之亦可为悲，以其木虚金乘也。肝气虚，肾志并之则为恐，以其母气通子也；但肺气虚，肾志并之亦可为恐，以其子通母气也。这些情况在临床上，都应针对病情具体分析，切不可简单机械地将肝与怒、心与喜、脾与思、肺与悲、肾与恐对号入座。

（三）不内外因

1. "以酒为浆，以妄为常，醉以入房，以欲竭其精，以耗散其真，不知持满，不时御神，务快其心，逆于生乐，起居无节，故半百而衰也。"（《素问·上古天真论》）

【读经感悟】

此言日常生活不检点是造成早衰的重要因素。绝大多数早衰都不是生理性而是病理性的衰退，是因病致衰，所以在此可借鉴其作为不内外因致病的总纲。生活不检点致病，既不是外感六淫也不是内伤七情，故归类于不内外因，其中包括饮食不调、起居无节、不良嗜好、纵欲房劳等违背正常生活规律的诸方面。

2. "饮食自倍，肠胃乃伤"（《素问·痹论篇》）；"膏粱之变，足生大丁"（《素问·生气通天论篇》）。

3. "谷不入半日则气衰，一日则气少矣。"（《灵枢·五味》）

4. "因而饱食，筋脉横解，肠澼、为痔；因而大饮，则气逆。"（《素问·生气通天论篇》）

5. "阴之所生，本在五味；阴之五宫，伤在五味。是故味过于酸，肝气以津，脾气乃绝；味过于咸，大骨气劳，短肌、心气抑；味过于甘，心气喘满、色黑，肾气不衡；味过于苦，脾气不濡，胃气乃厚；味过于辛，筋脉沮弛，精神乃央。"（《素问·生气通天论篇》）

【读经感悟】

以上4条经文皆言饮食不调而致病的情况。一是饮食饥饱无度，过度者如"饱食""大饮""自倍"，过饥者如"谷不入"；一是饮食有所偏嗜，如"高粱"厚味、"五味"偏嗜等。

6."五劳所伤：久视伤血，久卧伤气，久坐伤肉，久立伤骨，久行伤筋，是谓五劳所伤。"（《素问·宣明五气论篇》）

【读经感悟】

此言劳逸过度使人致病。《素问·举痛论篇》曰"劳则气耗"，这是过劳致病的总病机，此处所言"五劳所伤"，则有针对性地分言"久劳"的各种致病情况。其中"久卧""久坐"既是一种劳作姿势，但也寓有不劳过逸之意。"流水不腐，户枢不蠹，动也。"（《吕氏春秋·尽数》）过劳伤人可致病，但过逸不动，犹如水不流而腐、枢不转而蠹，气血生化运行失常，皮肉筋骨失养，故也可致病。因此中医在养生防病中提倡"不妄作劳"的同时，还强调适当地运动锻炼，正如华佗所言："人体欲得劳动，但不当使极耳。动摇则谷气得消，血脉流通，病不得生，譬犹户枢不朽是也。"（《三国志·华佗传》）

7."若有所堕坠，恶血在内而不去。"（《灵枢·贼风》）

【读经感悟】

此以"堕坠"为例，言跌扑损伤等意外伤害也是致病之因。此既不属外感六淫，也不属七情内因，故后世将其归入不内外因。

三、病机

（一）病机十九条

1."诸风掉眩，皆属于肝""诸寒收引，皆属于肾""诸气膹郁，皆属于肺""诸湿肿满，皆属于脾""诸痛痒疮，皆属于心。"（《素问·至真要大论篇》）

【读经感悟】

此5项为病机十九条中五脏病机。

肝在五行属木，应春，其令为风，为体阴而用阳之刚脏，故曰"将军之官"。但若肝之阴阳失调，或阴虚阳亢、或肝阳暴张，则用阳过而生风，肝风内动而见振掉、眩晕等"风胜则动"之风证。

肾在五行属水，应冬，其令为寒，肾藏精（阴）而寓龙雷之火（阳），若肾阳式微寒从内生，寒主收引，则可见拘挛、疼痛等"经行稽迟"之寒证。肾与膀胱相表里，"膀胱者，州都之官，津液藏焉，气化则能出矣"（《素问·灵兰秘典论篇》）。肾阳式微虚寒内生，膀胱不能化气而"收引"，则见小便不利、浮肿等"寒胜则浮"之寒证。

肺在五行属金，应秋，其令为燥，肺主气司呼吸，其性清肃为娇脏，虽主肃降，但居上焦而又有司宣发之职。肺失宣降，气郁于肺则胀满而喘，肺气上逆则咳，故曰"诸气膹郁，皆属于肺"。

脾在五行属土，应长夏，其令为湿，脾为湿土喜燥恶湿而主运化。若脾湿不运，水湿停蓄，痰湿阻滞则痞满，泛于肌肤则肿满，故曰"诸湿肿满，皆属于脾"。

心在五行属火，应夏，其令为热，心为阳中之阳脏，内寓少阴君火。心开窍于舌，若心火亢盛，则口舌生疮而痛，热壅肌肤，轻者生疹疮而痒，甚者成痈肿而痛，故曰"诸痛痒疮，皆属于心"。王冰注之曰："心寂则痛微，心躁则痛甚。"痛痒为人之躯体觉，心神主导人体感知，故痛痒之微甚与心神状态密切相关。

2."诸暴强直，皆属于风""诸病水液，澄澈清冷，皆属于寒""诸痉项强，皆属于湿""诸热瞀瘛，皆属于火""诸逆冲上，皆属于火""诸躁狂越，皆属于火""诸禁鼓栗，如丧神守，皆属于火""诸病胕肿，疼酸惊骇，皆属于火""诸胀腹大，皆属于热""诸病有声，鼓之如鼓，皆属于热""诸转反戾，水液浑浊，皆属于热""诸呕吐酸，暴注下迫，皆属于热。"（《素问·至真要大论篇》）

【读经感悟】

此12项为病机十九条中六气病机，其中风、寒、湿各1，火5，热4，燥缺如。火热同气，合之为9，其所占比例颇高，可能是当时热病居多引起医家重视的缘故。

风者"善行而数变",故其伤人多病起迅猛而呈暴发性；其气通于肝，肝主筋，故风邪伤肝引动肝风，筋脉拘急而强直，故曰"诸暴强直，皆属于风"。破伤风所以名之曰"风"，即因其具备风邪伤人"暴"而"强直"的特征。

水为生命活动的重要物质基础，正常在体内运行者为津液，排出体外者为水液，如汗液、尿液、痰液等。水在体内的代谢主要与肺、脾、肾三脏的气化功能有关，此三脏分居三焦，故三焦为"决渎之官"而通调水道。寒为阴邪易伤阳气，阳不化气则水津代谢失调，排出体外之水液呈现"澄澈清冷"之状，如肺脾之寒痰清稀，肺肾之寒冷汗出，脾肾之寒泄下清冷、小便清长。广而言之，鼻流清涕多为外感风寒；带下清稀多为寒湿下注；溃处流清水多为寒性疮疡等。总之"诸病水液，澄澈清冷，皆属于寒"，这是通过望排泄物而辨寒邪的要点。

"痉"，《说文》解之"僵急也"，临床指筋肉拘急强直之病证；"项强"，指痉在项背，似《伤寒论》太阳病之痉（痓）证。"诸暴强直，皆属于风"，痉虽多为风邪致病，但也有因寒、因湿者。因寒者如太阳病之痉，因湿者即此条所述。湿为阴邪易伤阳气，"阳气者，精则养神，柔则养筋"（《素问·生气通天论篇》），湿邪腻滞阻碍气机，阳气不得温煦筋肉，故筋脉失养而拘急强直。若湿阻气机郁而化热，"湿热不酿，大筋软短"，也可拘急为痉，故曰"诸痉项强，皆属于湿"。但验之于临床，"诸痉项强"未必"皆属于湿"，故临床宜谨察之。

火与热性质相同，仅程度有所差异。火性炎上为热之极，伤人可使气血冲逆而上，多见于急性热病中，挟胃气冲逆则剧烈呕吐，挟肺气冲逆则剧烈喘嗽，挟血气冲逆则突发吐衄，故曰"诸逆冲上，皆属于火"。心属火而藏神，火邪同气相通而易伤心神。火扰心神，轻则为"躁"，重则"狂越"，故曰"诸躁狂越，皆属于火"。"如丧神守""惊骇"等精神症状，也皆与火扰心神有关。"瞀"，昏昧状；"瘛"，搐动状。热、瞀、瘛三症并见，多因火热之邪逆传心包或入营劫阴而致，故曰"诸热瞀瘛，皆属于火"。热为阳邪，火为之极，穷极则变，阳极则阴，热极生寒。"诸禁鼓栗，如丧神守"，描述的就是一真热假寒之证。"禁"通"噤"，牙关禁闭口噤不语；"鼓"，鼓颔战齿；"栗"通慄，寒战抖动，同时出现"如丧神守"之火扰心神症状，因此为火热内盛、阳郁不伸、格阴于外之重证，临床应与阴寒证认真鉴别，以免误用扶阳之法。

痛，为临床常见症状，多由寒邪所致，即所谓"痛者寒气多也，有寒故痛也"（《素问·痹论篇》）。但也有由火热阳邪所致者，"诸病胕肿，疼酸惊骇"即为之。此病因为火，症状为肿痛，部位为"胕"，故曰"诸病胕肿，疼酸惊骇，皆属于火"。"胕"，古籍有多解。《集韵》曰"跗，足也，或作胕"，又曰"胕，（浮）肿也"，以此释足部浮肿为"胕肿"；《战国策·楚》有"蹄申膝折，尾湛胕溃"一语，其"胕"当为"肤"，以此释肤肿为"胕肿"；此外又有以"胕"通"肘"之说，因此"胕肿"可引申为关节部位的皮肤肿胀。"疼酸"，酸楚疼痛之谓。酸入肝，肝主筋，筋联属于骨为之节，故"胕肿疼酸"可理解为关节之处的肿痛，甚则活动不慎可触发剧痛而呈"惊骇"状。此因火热阳郁所致，局部应为红肿热痛，故当为热痹之属。

热为火之渐，热邪也可造成腹胀，如阳明腑实证即为邪热结滞胃肠，腑气不得通降而致，"诸胀腹大，皆属于热"应当指此类实热病证而言。腹胀大"如鼓"，是谓"臌胀"，而鼓之"有声"者，则为"气臌"。气滞留于腹中，故"鼓之如鼓"而"有声"。肝主疏泄，调达气机，此多因邪热郁滞肝经，肝失条达疏泄之职，故积于腹中而腹胀如鼓，此应是"诸病有声，鼓之如鼓，皆属于热"所指。"诸转反戾"，是指筋脉拘急抽搐所致身扭转、背反张、体屈曲的一种状态。"诸暴强直，皆属于风"，这本是风邪致病的特点，但热灼阴津，筋脉失养也可致之，其鉴别要点在"水液浑浊"。"诸病水液，澄澈清冷，皆属于寒"，与此相对，"诸转反戾，水液浑浊"就"属于热"了。在临床中，排泄物的望诊对辨别寒热非常重要，呕吐物也是如此。"胃者，水谷之海"，呕吐酸腐或因胃热炽盛腐败水谷，或因肝经郁热肝胃不和，皆为逆上而致；若热邪下迫于肠而致暴注下泄，其泻下物也呈酸腐味，故曰"诸呕吐酸，暴注下迫，皆属于热"。

正因病机十九条六气病机中缺"燥"一项，刘河间结合临床经验，仿此体例，在《素问玄机原病式》中补充："诸涩枯涸，干劲皴揭，皆属于燥"。此为燥邪伤津，内而五脏六腑、外而肌肤皮毛失养的病机。

3."诸痿喘呕，皆属于上""诸厥固泄，皆属于下。"（《素问·至真要大论篇》）

【读经感悟】

此为病机十九条中上下病机。此处所言之上下，即指人身部位之上下，也指气机升降之上下。就部位上下言，上为上焦心肺，下为下焦肝肾，而中焦脾胃则分为二，阳为上阴为下，故胃为上而脾为下。人身上下各部，皆为气化运动上下升降之所。《素问·六微旨大论篇》曰："出入废则神机化灭，升降息则气立孤危。故非出入则无以生长壮老已，非升降则无以生长化收藏。"生命在于气的升降出入运动，气机"升降息"则亡，升降失调则病。故此处之上下，若将人身部位与气机升降结合起来，则更能说明上下各部气机升降失调之病机。

"痿"为萎软无力状，无论"痿"在何处，皆是由于失去"水谷精气"濡养而致萎废不用。"上焦开发，宣五谷味，熏肤充身泽毛，若雾露之溉"，水谷精气对机体的濡养，是依靠肺气的宣发肃降，若肺受病其气不得宣降，则体不得养而"痿"，正如《素问·痿论篇》所云："五脏因肺热叶焦，发为痿躄。"而胃为水谷之海，"食气入胃，浊气归心，淫精于脉……；饮入于胃，游溢精气，上输于脾，脾气散精，上归于肺"（《素问·经脉别论》），阳明胃所受纳的水谷通过心脾肺的气化作用而濡养脏腑筋肉，故《素问·痿论篇》曰："阳明者，五脏六腑之海，主润宗筋。"因此阳明胃之气化功能失常也可致痿，故有"治痿独取阳明"（《素问·痿论篇》）之论。肺主气、心主血，胃为水谷之海气血生化之源，气血充周身得养而痿无由生。"喘"与"呕"，一为肺气上逆、一为胃气上逆，也皆为人身上部气机失调所致，故曰"诸痿喘呕，皆属于上"。

"厥"者，逆也，凡气机逆乱甚者皆可致厥，其症或四肢厥冷（热），或晕厥。如"大怒则形气绝，而血菀于上，使人薄厥"（《素问·生气通天论篇》）；"血之与气，并走于上，则为大厥"（《素问·调经论篇》）；"阳气者，烦劳则张，精绝，辟积于夏，使人煎厥"（《素问·生气通天论篇》），皆为下焦肝肾不能潜阳，气机升降失调所致，症虽见于上但其本在下。《素问·厥论篇》所云"阳气衰于下则为寒厥，阴气衰于下则为热厥"，是指肾中阳气或阴气衰竭所致之厥。"四肢者，诸阳之本也。"（《素问·阳明脉解篇》）肾阳衰，阳气不能充达温煦四末，故足冷而为寒厥；肾阴虚，阴不能敛阳入阴而郁于四末，故足下热而为热厥。可见诸厥发病之机皆在于下。肾主前后二阴，其气化作用关系到二便之

"固""泄"，肾阳虚精关不固则早泄，不能温煦脾土也可泄泻，故曰"诸厥固泄，皆属于下"。

（二）表里上下病机

1. "故犯贼风虚邪者，阳受之；饮食不节、起居不时者，阴受之。阳受之则入六腑，阴受之则入五脏。"（《素问·太阴阳明论篇》）

【读经感悟】

此言邪气性质不同，其始发部位及传变也异。阳主表、阴主里，腑为阳、脏为阴。"贼风虚邪"等外感病邪伤人，先始于表而见表证，此时宜解表以祛病邪。若未解则由表入里而见腑证，如太阳病表证未解入腑而成阳明腑证。"饮食不节、起居不时"等乃为生活失调而内生之邪，故病之始即伤于内而现五脏之里证。若再结合七情伤人始于气而内伤五脏的规律，则诸邪伤人之大况可明。

2. "故伤于风者，上先受之；伤于湿者，下先受之。"（《素问·太阴阳明论篇》）

【读经感悟】

此言风邪、湿邪伤人之首发部位。就外感病邪而言，风为阳邪，湿为阴邪，阳主上、阴主下，故风邪上受多从口鼻而入，而湿性趋下多从足下始。这对避其邪气预防发病及临床谨察病机审因论治，都具有重要意义。

3. "上气不足，脑为之不满，耳为之苦鸣，头为之苦倾，目为之眩；中气不足，溲便为之变，肠为之苦鸣；下气不足，则为痿厥心悗。"（《灵枢·口问》）

【读经感悟】

此分言上、中、下三部气不足之病机。本条经文出自《灵枢·口问》篇，继"邪之所在皆为不足也"句后，应是言人之上中下三部正气不足邪之所在之证，但可引申为三部正气不足之病机。

人身之气由精所化，率血行周身，营运上中下。头为诸阳之会、精明之府，在人身其位最高，颅内藏脑，面布五官，皆靠清阳之气充养。故上气不足，清空失养则"脑为之不满，耳为之苦鸣，头为之苦倾，目为之眩"。中焦脾胃位人之中，脾为湿土主升清，胃为燥土主降浊，为气机升降之枢。中气不足气机升降失司，清气不升浊气不降，故"溲便为之变，肠为之苦鸣"。肾居下焦，"主水，受五脏六腑之精而藏之"，故下气不足是指肾中精气不足，不能濡养机体而"痿"。肝也属下焦，藏血而主筋，故下气不足也可指血气不足，不能濡养筋脉而痿废不用。病机十九条云"诸痿……皆属于上"，此又曰"下气不足，则痿……"，可知五脏精气不足皆可致痿。肾虽为水脏，但内寓龙雷之火而藏元阴元阳，因此下气不足也指肾之阴阳气衰，"阳气衰于下则为寒厥，阴气衰于下则为热厥"，此与病机十九条中"诸厥……皆属于下"同理。"悗"，烦闷。下气不足，肾水不能上济心火，心火独亢不得散而扰神明，故心烦闷乱。综上所述，故曰"下气不足，则为痿厥心悗"。

4."清气在下，则生飧泄；浊气在上，则生䐜胀。此阴阳反作，病之逆从也。"（《素问·阴阳应象大论》）

【读经感悟】

此言中焦脾胃气机升降失调之病机。人的生命活动，是在水谷之气不断新陈代谢的过程中进行的。气有阴阳清浊之分，其清气主升而在上，浊气主降而在下。脾胃为气之清浊升降之枢纽，若脾气不升，"清气在下，则生飧泄"；胃气不降，"浊气在上，则生䐜胀"。此为阴阳升降之机失调而"阴阳反作"，故为"逆"。

（三）邪正虚实病机

1."邪之所在，皆为不足。"（《灵枢·口问》）

【读经感悟】

此言虚处受邪之病机。经曰"正气存内，邪不可干；邪之所凑，其气必虚"。正气虚不能御邪，邪气伤人后发病，一般都有规律可循。如外感之邪由表入里，始于皮部，继之经络，再入腑脏；七情内伤，始之于气，内伤相对应之五脏。但由于体质因素或宿疾等影响，邪气伤人往往未按此规律而出现一些特殊情况。如外感之邪在太阳未解，本应按六经传变，但少阴心肾阳虚则可"直中"；七情内伤五脏，本应怒伤肝、喜伤心等相对应，但若本脏不虚而它脏不足时，则可"虚而相并"偏并它脏。"邪之所凑，其气必虚"，是从整体而言人体受邪发病；"邪之所在，皆为不足"，是从局部而言受邪后邪伤之处，二者皆强调了正气虚在发病中起决定性作用的重要意义。

2. "邪气盛则实，精气夺则虚。"（《素问·通评虚实论篇》）

【读经感悟】

此为虚实病机之总纲。邪气伤人发病后，正邪力量的对比是虚实病机之关键。邪气盛若正气尚能与之相搏，则为实证；若精气已夺正气不能与之相争，则为虚证。因此发病后正气的强弱仍是病证虚实的决定因素。

3. "形肉已夺，是一夺也；大夺血之后，是二夺也；大汗出之后，是三夺也；大泄之后，是四夺也；新产及大血之后，是五夺也。"（《灵枢·五禁》）

【读经感悟】

此言"五夺"。"五夺"在《灵枢·五禁》篇中本是指针刺不可妄用泻法的五种禁忌，也是造成人体元气大伤的五种情况，故可引申为"五夺"致虚之病机。

4. "脉盛、皮热、腹胀、前后不通、闷瞀，此谓五实；脉细、皮寒、气少、泄利前后、饮食不入，此谓五虚。浆粥入胃，泄注止，则虚者活；身汗得后利，则实者活。"（《素问·玉机真脏论篇》）

【读经感悟】

此言"五实""五虚"。"邪气盛则实，精气夺则虚"，故"五实"是指邪气盛与正气相搏而致五脏气机壅滞之证，"五虚"是指精气已夺不能与邪相争之五脏皆虚之证。心主血脉，故"脉细""脉盛"为心之虚实；肺主皮毛，故"皮寒""皮热"为肺之虚实；肾司二便，故"泄利前后""前后不通"为肾之虚实；脾主运化，故"饮食不入""腹胀"为脾之虚实；肝主疏泄，故"闷瞀"可认为是邪气盛肝失疏泄之实证，而"气少"为诸脏虚共见之症。邪气壅盛之"五实"似指闭证而言，精气脱失之"五虚"似指脱证而言，二者在临床都属危重症候预后不佳。"人有胃气者生"，"五虚"者若"浆粥入胃，泄注止"，说明胃气尚存，故"虚者活"；"五实"者，"身汗得后利"则邪有出处，故"实者活"。这对临床判定闭、脱等危重病候的预后，具有重要意义。

5. "风雨之伤人也，先客于皮肤……血气与邪，并客于分腠之间，其脉坚大，故曰实。实者外坚充满，不可按之，按之则痛。"（《素问·调经论篇》）

【读经感悟】

此以风雨为例，阐述外邪伤人所致表实证之病机。外邪客于皮肤，正邪相争于分腠之间，故"其脉坚大""外坚充满"。太阳病表实证之脉浮而紧，即"脉坚大"；而头项强痛，可理解为正邪相争"外坚充满"，太阳经脉"不通则痛"。因是由气血郁滞实邪引起。属于实性疼痛，故"不可按之，按之则痛"，此可引申为痛证虚实之鉴别要点。

6. "寒湿之中人也，皮肤不收，肌肉坚紧，荣血泣，卫气去，故曰虚。虚者聂辟，气不足，按之则气足以温之，故快然而不痛。"（《素问·调经论篇》）

【读经感悟】

此言"寒湿之中人"而非"客于皮肤"，乃因"皮肤不收"，腠理失于密固而邪中于内。寒湿为阴邪易伤阳气，寒主收引，湿性腻滞，中于肉则"肌肉坚紧"，舍于脉则"荣血泣"，伤卫阳则"卫气去"；卫阳不足不能温养肌肤，故皮肤"聂辟"。此为外邪入内损伤阳气所致之虚证。肌肤四末因失卫气温煦而冷，"按之则气足以温之，故"快然"自足。阳气虚营卫不能畅行也可致痛，但"按之则气足以温之，故快然不痛"。痛处喜温喜按，按之痛减者为虚寒疼痛，当与实性疼痛鉴别。

7. "喜怒不节则阴气上逆，上逆则下虚，下虚则阳气走之，故曰实矣。……喜则气下，悲则气消，消则脉虚空……故曰虚矣。"（《素问·调经论篇》）

【读经感悟】

此言七情内伤的虚实病机。外邪伤人有虚实之变，七情内伤也有虚实之别。"喜怒不节"概言情志失调，经曰"喜怒不节则伤脏，脏伤病起于阴也"，故"阴气上逆"是指五脏气机失调升降失司脏气逆上而言，如"怒则气上"。阴与阳、上与下皆为相对的概念，"阴气上逆"则阴盛于上而阳虚于下，故曰"下虚则阳气走之"。此似指"大怒则形气绝，而血菀于上，使人薄厥"之病机，故"曰实矣"。七情致病，但凡使气血亏乏者则皆谓之"虚"，如"悲则气消，消则脉虚空"。此处虚之病机又言"喜则气下"，此疑为"恐则气下"。但"喜则气缓"，过喜则心气涣散也可成为情志致虚之病机。

（四）阴阳寒热病机

1. "阴胜则阳病，阳胜则阴病；阳胜则热，阴胜则寒；重寒则热，重热则寒。"（《素问·阴阳应象大论篇》）

【读经感悟】

此为寒热病机之总纲及真寒假热、真热假寒之病机。

2. "阳胜则身热，腠理闭，喘粗为之俯仰，汗不出而热，齿干以烦冤，腹满，死，能冬不能夏。阴胜则身寒，汗出身常清，数慄而寒，寒则厥，厥则腹满，死，能夏不能冬。"（《素问·阴阳应象大论篇》）

3. "阳胜则外热，阴胜则内寒。……上焦不通利，皮肤致密，腠理闭塞，玄府不通，卫气不得泄越，故外热矣；……厥气上逆，寒气积胸中而不泻，不泻则温气去，寒独留，则血凝泣，凝则脉不通，其脉盛大以涩，故中寒。"（《素问·调经论篇》）

【读经感悟】

以上2条经文，皆言寒热实证之病机。

4. "阳虚则外寒，阴虚则内热。……阳受气于上焦，以温皮肤分肉之间，今寒气在外，则上焦不通，上焦不通则寒气独留于外，故寒栗；……有所劳倦，形气衰少，谷气不盛，上焦不行，下脘不通，胃气热，热气熏胸中，故内热。"（《素问·调经论篇》）

【读经感悟】

此言寒热虚证之病机。

5. "气实者，热也；气虚者，寒也。……气盛身寒，得之伤寒；气虚身热，得之伤暑。"（《素问·刺志论篇》）

【读经感悟】

此言气之虚实寒热病机。"气实者，热也；气虚者，寒也"，是指阳气之虚实。阳盛则热，故"气实者热也"；阳虚则阴盛，故"气虚者寒也"。而"气盛身寒"，则由于外感寒邪束表，腠理闭塞，阳气不得发散故"气盛"，郁于肌表不能驱散束表之寒邪故"身寒"。此"身寒"为身恶寒，因"气盛"则身热。这是太阳病"伤寒"身热而恶寒之病机。"气虚身热",是因暑热伤气而致。"暑则皮肤缓而腠理开"（《灵枢·岁露》），腠理开则汗出阳气外泄，故"气虚"；暑为阳邪其性火热易伤阴气，加之腠理开泄汗出过多阴津大伤，阴虚则热故"身热"。

6."胃中热则消谷，令人悬心善饥，脐以上皮热；肠中热，则出黄如糜，脐以下皮寒。胃中寒则腹胀；肠中寒则肠鸣飧泄。胃中寒、肠中热，则胀而且泄；胃中热、肠中寒，则疾饥，小腹通胀。"（《灵枢·师传》）

【读经感悟】

此言胃肠之寒热病机。胃为水谷之海，主腐熟水谷，胃中热腐熟太过则"消谷"，消谷则"善饥"，懊憹如"悬心"状；胃中寒阳气不运，通降失司则"腹胀"。"小肠者，受盛之官化物出焉"，"大肠者，传导之官变化出焉"。肠中热，化物因热而黄糜，则排便"出黄如糜"；肠中寒，化物变化不及而清冷，则"肠鸣飧泄"。若胃肠上下寒热错杂，则见复合症状。脐之上下乃胃肠之所部，故胃中热应"脐以上皮热"，肠中热应"脐以下皮热"。"皮寒"疑"皮热"之误。文中未言及胃中寒、肠中寒脐上下皮寒热的问题，但临床多见胃中寒病人脐上胃脘部按诊皮寒而喜温，肠中寒病人脐下腹部按诊皮寒而喜温。

病

能

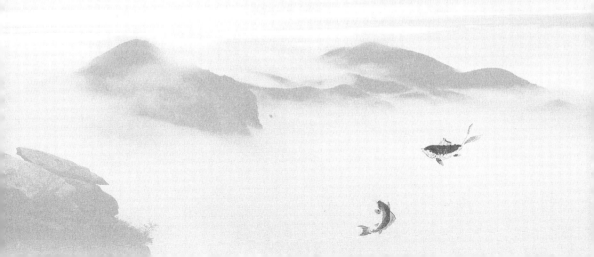

一、概念

1."五脏风之形状不同者何？愿闻其诊及其病能。"(《素问·风论篇》)

2."阳胜则身热……阴胜则身寒……此阴阳更胜之变，病之形能也。"(《素问·阴阳应象大论篇》)

【读经感悟】

以上2条经文言"病能"的概念。病能，是"病之形能"的简略语。"能"通"態"，"病之形能"，即"病态"之谓，是指疾病的临床证候表现以及发生、发展变化的势态等，广义包括了发病、病因、病机，狭义则指病症、病证、病名等。《内经》阐述了数百种疾病，并设了若干专篇，如《素问》有咳论、热论、风论、痹论、痿论、举痛论、疟论、气厥论等，《灵枢》有寒热病、热病、厥病、癫狂、胀论、水胀、痈疽等。《素问·病能论》还集中阐述了胃脘痛、卧而不安、不得偃卧、厥病、腰痛、颈痛、怒狂、酒风等病能及治疗。可见"病能"在《内经》中是一个很常见的重要概念。

二、热病

（一）伤寒

1."今夫热病者，皆伤寒之类也。"(《素问·热论篇》)

【读经感悟】

此言广义之"伤寒"。以发热为主要症状的一类疾病，统称为"热病"，风热寒暑等外感病邪皆可致之，其中伤于寒邪者称为"伤寒"。但此条所言之"伤寒"，作为所有热病之总称，则是包括"伤寒"在内的广义之伤寒。仲景曾"撰用《素问》《九卷》"，著外感热病之经典而名之《伤寒论》，也是《内经》广义伤寒之谓。

2. "气盛身寒，得之伤寒。"（《素问·刺志论篇》）

【读经感悟】

此言狭义之伤寒。这是以外感寒邪为病因命名的一类热病。因寒为阴邪主收引，故外感寒邪束表则"身寒"，腠理闭塞阳气郁于肌表不得发泄故"气盛"。此为伤寒病初始之病能，其"身寒"并非体寒而是身恶寒，甚则寒战；"气盛"因阳气郁于肌表必发热。

3. "伤寒一日，巨阳受之，故头项痛，腰脊强。二日阳明受之，阳明主肉，其脉侠鼻络于目，故身热目痛而鼻干，不得卧也。三日少阳受之，少阳主胆，其脉循胁络于耳，故胸胁痛而耳聋。……四日太阴受之，太阴脉布于胃中，络于嗌，故腹满而嗌干。五日少阴受之，少阴脉贯肾络于肺，系舌本，故口燥舌干而渴。六日厥阴受之，厥阴脉循阴器而络于肝，故烦满而囊缩。"（《素问·热论篇》）

【读经感悟】

此以伤寒为例，阐述外感热病由外向内循经传变的一般规律。这与《伤寒论》六经传变规律相似，但因其描述的临床表现主要是循经病候，所以不如《伤寒论》完备。因此可以认为，《伤寒论》的六经传变是在此基础上发展完善的。

（二）温病

1. "凡病伤寒而成温者，先夏至日为病温，后夏至日为病暑。"（《素问·热论篇》）

【读经感悟】

此言温病。这是以温热病邪为病因命名的一类热病。四时气候有春温夏热秋凉冬寒的变化规律，因此温病具有时令性的特点而成为春季的多发病、常见病，此称之为春温。但若气候变化反常，其他季节也可见之，如秋温、冬温。温邪还可与它邪合而为病，如风温、暑温、湿温、温燥等。此条所言之"病温"，发于盛夏之前，是属于春季常见的春温、风温，应与发于夏至后盛夏之时的暑温相鉴别。"凡病伤寒而成温者"之"伤寒"，一是指广义伤寒之热病，也指"冬伤于寒"伏而未发者。

2."冬伤于寒，春必病温"（《素问·阴阳应象大论篇》《素问·生气通天论篇》）；"夫精者，身之本也。故藏于精者，春不病温"（《素问·金匮真言论篇》）。

【读经感悟】

此言伏邪温病。寒为阴邪是冬季之主气，但冬伤于寒伏而未发，郁而化热，至春季"发陈"之时蓄势而发，故"冬伤于寒，春必病温"，是指伏邪温病而非新感。所以然者，乃因肾为"封藏之本，精之处也"（《素问·六节脏象论篇》），其令为冬主藏，故冬季不注意"养藏之道"，精气内耗，正气不足以祛邪于外，邪气伏于内，故待机而发。因为"精者，身之本也"，故"藏于精者，春不病温"。因此这是预防春温病的重要措施。

3."冬伤于寒，春生瘅热。"（《灵枢·论疾诊尺》）

【读经感悟】

此言春温。"瘅"，热气盛也，故比温更热胜一筹。此"瘅热"指"春必病温"之热盛者，为后世所称之"春温"。

4."太阳司天之政……初之气，地气迁，气乃大温，草乃早荣，民乃厉，温病乃作，身热头痛呕吐……""少阳司天之政……初之气，地气迁……温病乃起，其病气怫于上，血溢目赤，咳逆头痛，血崩胁满，肤腠中疮。"（《素问·六元正纪大论篇》）

【读经感悟】

此从运气学说角度阐述温病发病规律及所见症状。"初之气"，指大寒至春分前的4个节气，此为一年中阴气将退阳气见长的初春之时。太阳寒水司天初之气为少阳相火，加于主气风之上，风火相煽，故"气乃大温"，因此"温病乃作"；少阳司天初之气为少阴君火，客主加临风火相煽，所以"温病乃起"。寅申之岁少阳相火司天、辰戌之岁太阳寒水司天，故虎年、猴年、龙年、狗年，初春之时是温病多发季节，当然这还需与五运相合才能确定。

5."人一呼脉三动，一吸脉三动而躁，尺热，曰病温"（《素问·平人气象论》）；"尺肤热甚，脉盛躁者，病温也"（《灵枢·论疾诊尺》）。

【读经感悟】

此言温病的脉诊与尺肤诊。温为阳热之邪，鼓动脉中气血加速运行，故脉躁动盛大而数，热邪充斥肌肤，故尺肤热。

6. "二阳俱搏，其病温，死不治，不过十日死。"（《素问·阴阳别论》）

【读经感悟】

此言温病预后之判断。二阳，阳明也。"二阳俱搏"，指手足阳明经脉动腧之处皆搏击应指。胃主阳明，为"五脏六腑之海"（《素问·太阴阳明论篇》），"人所以受气者，谷也，谷之所注者，胃也，胃者，水谷气血之海也"（《灵枢·玉版》），"五脏六腑皆禀气于胃"（《灵枢·五味》），所以脉中胃气之有无至关重要，即所谓"有胃气者生，无胃气者死"。有胃气之脉从容和缓，若温病见"二阳俱搏"，则胃气已无，故预后不佳，"死不治"。

（三）暑病

1. "凡病伤寒而成温者，先夏至日者为病温，后夏至日者为病暑，暑当与汗皆出，勿止。"（《素问·热论篇》）

【读经感悟】

此言暑病。这是以发病季节与病因结合命名的一类热病。"后夏至日"为盛夏之时，暑热炽盛，为暑病的多发季节。暑病按病位之表里及病情之轻重，又有"伤暑""中暑"之分。"暑则皮肤缓而腠理开"（《灵枢·岁露》），腠理开则汗出，汗出则暑邪随之而解，以免中于内。汗出既是伤暑后的病理反应，也是生理性的防御机制，故曰"勿止"。

2. "气虚身热，得之伤暑。"（《素问·刺志论篇》）

【读经感悟】

此言伤暑。暑为阳邪主发散，伤人之表则腠理开，气随汗外泄故"气虚"；暑邪其性火热，犯之则"身热"。此条之"伤暑"虽是病因病机概念，但也是暑病初起，邪伤于表，尚未入里之轻证，故"伤暑"也可视为病名。

3. "因于暑，汗，烦则喘喝，静则多言，体若燔炭，汗出而散。"（《素

问·生气通天论篇》)

【读经感悟】

此言中暑。本条所阐述的暑病之病能，已有"烦则喘喝、静则多言"等心肺症状，可知暑邪已中于内，故为暑病中之"中暑"。此是暑病之重证，治之必使邪有出路，故曰"汗出而散"。但此时已气阴两伤，故治疗时还应重视益气养阴，如《温热经纬》"清暑益气汤"。

（四）五脏热病

1. "肝热病者，小便先黄，腹痛多卧身热；热争则狂言及惊，胁满痛，手足躁，不得安卧。"（《素问·刺热篇》）

【读经感悟】

此言肝热病之病能。肝热病为五脏热病之一，所谓"五脏热病"，都是将发热作为主要症状，结合五脏病位命名的一类热病。究其病因，或外邪入里化热，或内伤七情化火，饮食劳倦等不内外因也可化热。肝热病则是邪热在肝的热病。肝主疏泄性喜条达，与胆相表里，热郁于肝则肝失疏泄，胆汁不能正常输注，溢于外则为黄疸，黄疸则"小便先黄"。身热、黄疸（小便先黄），这是肝热病的主证，其他临床表现或为循经病候，或为本脏病候，或为影响它脏之病候。

2. "心热病者，先不乐，数日乃热；热争则卒心痛，烦闷善呕，头痛面赤无汗。"（《素问·刺热篇》）

【读经感悟】

此言心热病之病能。心藏神其志为喜，邪热在心扰及心神，首先出现"不乐"等情志变化，继之热盛伤及心脉"则卒心痛"。身热而见情绪低落、卒心痛，这是心热病的临床特点。

3. "脾热病者，先头重颊痛，烦心颜青，欲呕，身热；热争则腰痛不可俯仰，腹满、泄，两颔痛。"（《素问·刺热篇》）

【读经感悟】

此言脾热病之病能。脾为湿土主升清，与胃相表里，邪热在脾与湿合邪，湿热困阻清阳不升，则浊气不降而"头重""欲呕"；湿热困阻，脾胃失司，则"腹满、泄"。身热而见头重如裹、腹满呕泄，这是脾热病的临床特点。

4. "肺热病者，先淅然厥，起毫毛，恶风寒，舌上黄，身热；热争则喘咳，痛走胸膺背，不得大息，头痛不堪，汗出而寒。"（《素问·刺热篇》）

【读经感悟】

此言肺热病之病能。肺主皮毛、主气司呼吸，肺热病始发于肌表，故先见"淅然厥，起毫毛，恶风寒"等表证；热壅于肺，肺失肃降气逆于上，故"喘咳"。先恶寒而身热，热盛则喘咳，这是肺热病的临床特点。

5. "肾热病者，先腰痛胻酸，苦渴数饮，身热；热争则项痛而强，胻寒且酸，足下热，不欲言，其逆则项痛员员，淡淡然。"（《素问·刺热篇》）

【读经感悟】

此言肾热病之病能。腰为肾之府，肾藏精，主骨，生髓，与足太阳膀胱相表里。邪热在肾，灼伤阴精，肾虚不能养腰、生髓、主骨，故始见"腰痛胻酸"；若热邪炽盛，热极生寒则"胻寒"；"阴气衰于下则热厥"，故"足下热"。身热而腰腿酸痛、足心热，这是肾热病的临床特点。

（五）寒热病

1. "风气藏于皮肤之间，内不得通，外不得泄。风者善行而数变，腠理开则洒然寒，闭则热而闷。其寒也则衰食饮，其热也则消肌肉，故使人怢慄而不能食，名曰寒热。"（《素问·风论》）

【读经感悟】

此言"寒热病"之病能。寒热病，是以发热、恶寒症状特点命名的一类热病。发热、恶寒为疾病常见的临床症状，或发热恶寒并见，或寒热往来，或由发热恶寒而变化为但发热，或热极生寒等，临床可见有各种各样的情况。因此"寒热病"不是指某种具体疾病，狭义为有发热恶寒并见或寒热往来症状者，广义则泛指有发热或恶寒症状者。本条经文所言为发热恶寒并见的寒热病，其病因为外感风邪，故《素问·生气通天论篇》曰："因于露风，乃生寒热。"其病位在太阳之表，故《素问·阴阳别论篇》曰："三阳为病发寒热。"

2. "皮寒热者，不可附席，毛发焦，鼻槁腊""肌寒热者，肌痛，毛发焦而

唇槁腊""骨寒热者、病无所安，汗注不休……齿已槁，死不治。"（《灵枢·寒热病》）

【读经感悟】

此言"皮寒热""肌寒热""骨寒热"三种但热不寒的寒热病。皮寒热，是指外邪侵犯皮毛而致之寒热病。肺主皮毛，开窍于鼻，外邪侵犯皮毛，内应于肺，肺气失宣阻遏卫阳，故发热而见皮痛"不可附席"，此即《灵枢·五邪》所言："邪在肺，则病皮肤痛、寒热。"肺津不布，毛窍失养，故毛发焦枯、鼻腔干燥如腊肉状。肌寒热，是指邪已入达肌肉而致之寒热病。脾主肌肉与阳明胃相表里，阳明多气多血，肌肉受邪而内应脾胃，阻遏阳明，气血不利则肌痛，此即《灵枢·五邪》所言："邪在脾胃，则肌肉痛。"阳气内壅则发热。脾主运化水谷之精，开窍于口，其华在唇。脾失健运，水津不布，阳热内炽，胃津亏耗，毛发失养而枯，口唇失润而干，故"毛发焦而唇槁腊"。骨寒热，是指邪已深入于骨而致之寒热病。骨为肾所主而属少阴，故此证似后世少阴温病。因其热邪已伤及肾阴，阴虚不能制阳则躁扰不宁，故"病无所安"；阳强不能固密则液脱，故"汗注不休"。齿为骨之余，可反映肾中精气之虚实盛衰。若齿已枯槁，说明肾中真阴已竭，病势深重，预后不良，故言"死不治"。

以上所述三种寒热病，虽然分别以皮、肌、骨之病位命名，但更重要的是反映了其病机的不同。肺主皮毛、脾主肌肉、肾主骨，故皮寒热、肌寒热、骨寒热的病机重点分别在于肺、脾、肾。此外，通过对"鼻槁腊""唇槁腊""齿未槁""齿已槁"等体征的描述，反映了望诊重视审察五官苗窍，在疾病定位、定性诊断方面的重要意义。特别是察齿之槁与未槁，以审肾阴之亡竭程度，判定热病之预后，这是后世温病学察舌验齿的理论渊薮，对温热病的辨证论治具有重要的指导意义。

3. "肺脉……微急为肺寒热，怠惰、咳唾血，引腰背胸，若（苦）鼻息肉不通。"（《灵枢·邪气脏腑病形》）

【读经感悟】

此言"肺寒热"之病能。这里将脉象列在病症之前，是以脉来阐释病机，仲景在《伤寒杂病论》中也多以脉来说明病机，故每篇皆以"脉证并治"为名。"急"，有紧急、急速双重含义，寒主收引故脉紧急，热为阳邪故脉急速，所以"肺脉微急"意为肺感寒邪而发热，此即为"肺寒热"。此病应与"肺热病""皮寒热"相参。

4. "尺肤炬然先热后寒者，寒热也""尺肤先寒，久大（持）之而热者，亦寒热也。"（《灵枢·论疾诊尺》）

【读经感悟】

此以尺肤之诊言寒热真假之"寒热病"。"尺肤炬然先热后寒者"，乃阴寒盛于内格阳于外，故为真寒假热之寒热病；"尺肤先寒，久持之而热者"，乃阳热盛于内格阴于外，故为真热假寒之寒热病。

5. "阳明司天之政……三之气，天政布，凉乃行，燥热交合，燥极而泽，民病寒热""少阳司天之政，气化运行先天……风乃暴举……炎火乃流……火木同德……故风热参布，云物沸腾，太阴横流，寒乃时至，凉雨并起……往复之作，民病寒热""少阴司天之政……四之气，溽暑至，大雨时行，寒热互至，民病寒热。"（《素问·六元正纪大论篇》）

【读经感悟】

此从运气学说角度阐述寒热病的发病规律。阳明司天，凉燥当令，加于小满至大暑前三之气少阳相火之上，"凉乃行，燥热交合"，气候反常而"民病寒热"。少阳司天之岁运为阳，皆为太过，故"气化运行先天"，木运早行而"风乃暴举"；少阳相火司天则"炎火乃流"，此"火木同德"风火相煽而"风热参布"，故全年气候反常而"民病寒热"。少阴司天，君火当令，加于大暑至秋分前四之气太阴湿土之上，"溽暑至，大雨时行，寒热互至"，气候反常而"民病寒热"。阳明司天为卯酉之岁、少阳司天为寅申之岁、少阴司天为子午之岁，故兔年鸡年盛夏、虎年猴年全年、鼠年马年夏秋之交应加强"寒热病"的预防。若结合每年之运，运气相合进行预测，则更确切。

（六）其他热病

1. "热病头痛，颞颥目瘛脉痛，善衄，厥热病也。"（《灵枢·热病》）

【读经感悟】

此言"厥热病"之病能。厥者，逆也。厥热病为邪热上逆而致，此是以病机与病因结合而命名的热病。从其症状特点看，应是邪热上逆于足少阳胆经之证。

2."有病温者，汗出辄复热，而脉躁疾不为汗衰，狂言不能食……病名阴阳交，交者死也。"（《素问·评热病论篇》）

【读经感悟】

此言"阴阳交"之病能。阴阳交，是热病的一种危重情况。温热病汗出则热当解，若汗出后复热且脉躁疾，未因汗出而缓和，反增"狂言不能食"，说明阳热之邪已交入于阴分，阴气大伤，故名之曰"阴阳交"，这是以病机命名的热病危重证候。"狂言"，神已伤；"不能食"，胃气无，故曰"交者死也"。

3."巳亥之岁，君火升天……升之不前，即清寒复作……民病伏阳，而内生烦热，心神惊悸，寒热间作""丑未之年，少阳升天……升天不前，即寒雾反布……民病伏阳在内，烦热生中，心神惊骇，寒热间争。"（《素问·本病论》）

【读经感悟】

此言"伏阳"之病能。伏阳，阳气伏藏也。作为热病之属，是指阳热之邪被抑伏于内的病证。如巳亥之岁厥阴风木司天，少阴君火应从上一年太阴在泉之右间升至本年司天左间，但若遇水运太过，则水克火将其压伏而"升之不前"，故阳热伏于内而"民病伏阳"。此为少阴心火被伏，故心烦热，扰及心神则惊悸不安。同理，丑未之岁太阴湿土司天，少阳相火应从上一年阳明在泉之右间升至本年司天左间，但若遇水运太过，则水克火将其压伏而"升天不前"，故阳热也伏于内而"民病伏阳在内"。因此，伏阳是以病机命名的热病。

三、疫病

1."五疫之至，皆相染易，无问大小，病状相似。"（《素问·刺法论》）

2."疠大至，民善暴死""温疠大行，远近咸若。"（《素问·六元正纪大论》）

【读经感悟】

以上2条经文言"疫""疠"的传染性。疫，《说文》释之"民皆疾也"，《字林》释之"病流行也"。疫病是以其流行病学特点命名的急性流行性传染病的统称，其流行病学特点为"五疫之至，皆相染易，无问大小，病状相似"。"五疫"，是指其流行与五运之岁相关的木疫、火疫、土疫、金疫、水疫的统称。

疠，《说文》释之"恶疾也"，《玉篇》释之"疫气也"。在此，疠与疫所指相同，故"五疫"也有木疠、火疠、土疠、金疠、水疠之称。

3．"辰戌之岁……木运升天，金乃抑之，升而不前……民病瘟疫早发，咽嗌乃干，四肢满，肢节皆痛。"（《素问·本病论》）

4．"巳亥之岁……君火欲升，而中水运抑之，升之不前……日久成郁，即暴热乃至……化疫，温疠暖作，赤气彰而化火疫，皆烦而燥渴，渴甚。"（《素问·本病论》）

5．"丑未之年，少阳升天……升天不前，即寒雾反布……以成久郁，即暴热乃生，赤风气瞳翳，化成郁疠，乃化作伏热内烦，痹而生厥，甚则血溢。"（《素问·本病论》）

【读经感悟】

以上3条经文，以岁支为纪，阐述因运气不和而致气候异常变化所发生之疫情。

（附）痊病

"坚成之纪……其动暴折疡痊。"（《素问·五常政大论篇》）

【读经感悟】

此言"痊病"。"坚成之纪"是金运太过之岁，燥气大盛，火气承制，木气复之，故"其动暴折"，燥热合邪，易伤肺金。"痊"乃"注"也，有转注、留注之义。《释名》曰："注病，一人死，一人复得，气相灌注也。"作为古病名，"痊病"是以其具有传染性的特点而命名的一类慢性传染性疾病。燥热伤肺之"痊"，有如后世之"劳瘵"、当今之肺结核之类。"痊病"虽然与"疫病"都具有传染性的特点，但在流行病学方面却有着明显不同，故附于"疫病"之后以别之。

四、疟疾

1. "疟者，风寒之气不常也，病极则复。至病之发也，如火之热，如风雨不可当也""夫疟者之寒，汤火不能温也；及其热，冰水不能寒也。"（《素问·疟论篇》）

【读经感悟】

此言"疟"之病能。疟，《说文》曰"寒热休作"，疟疾就是以寒热交替、休作有时的症状特点命名的一类疾病。其病之因乃"风寒之气不常也"；其病之形，热则如火，"冰水不能寒也"，寒则如冰，"汤火不能温也"；其发作之急"风雨不可挡也"，发作特点是"极则复"，即大寒后继之大热。虽然当时尚未认识到这是由疟原虫引发的一种流行性传染病，但已明确了这与气候异常变化有关。

2. "夫痎疟皆生于风，其蓄作有时……疟之始也，先起于毫毛，伸欠乃作，寒栗鼓颔，腰脊俱痛，寒去则内外皆热，头痛如破，渴欲冷饮。"（《素问·疟论篇》）

【读经感悟】

此言"痎疟"。"痎"，皆也，故"痎疟"是疟疾的统称。《说文》释"痎"为"二日一发疟也"，故"痎疟"狭义是指隔日发作的疟疾，即"间日疟"。此言疟疾发作"蓄作有时"及先寒后热之病能。

3. "其气之舍深，内薄于阴，阳气独发，阴邪内著，阴与阳争不得出，是以间日而发也。"（《素问·疟论篇》）

【读经感悟】

此言间日疟。疟疾发作有时，其间日而作者名曰"间日疟"。间日疟是因邪气入舍较深而内著于阴，不能即时随阳气昼行于外而发，迟滞于间日而作。

4. "夏伤于暑，秋为痎疟。"（《素问·生气通天论篇》）

【读经感悟】

此言疟之伏而后发。夏秋之交为暑湿之际，是疟疾多发之时，故疟疾发作具有季节性。有夏伤于暑伏而未发，延至秋季乃发者，说明疟疾发作具有一定的潜伏期。

5. "夏暑汗不出者，秋成风疟"（《素问·金匮真言论篇》）；"风疟，疟发则汗出恶风"。（《素问·刺疟篇》）

【读讲感悟】

此言"风疟"之病能。风虐，是因夏伤暑邪未随汗解而伏于内，至秋复感风邪而引发的一种疟疾。临床除见寒热交作外，以汗出恶风为特点。

6. "夫寒者阴气也，风者阳气也。先伤于寒而后伤于风，故先寒而后热也，病以时作，名曰寒疟。"（《素问·疟论篇》）

【读经感悟】

此言"寒疟"之病能。寒疟是因先伤于寒而寒邪内伏，再感风邪而发的一种疟疾，其临床特点是"先寒而后热也，病以时作"。

7. "先伤于风而后伤于寒，故先热而后寒也，亦以时作，名曰温疟。"（《素问·疟论篇》）

【读经感悟】

此言"温疟"之病能。温疟是因先伤于风而邪伏于内，再感寒邪而发的一种疟疾，其临床特点是"先热而后寒也，亦以时作"。

8. "肺素有热，气盛于身，厥逆上冲，中气实而不外泄。因有所用力，腠理开，风寒客于皮肤之内、分肉之间而发，发则阳气盛，阳气盛而不衰则病矣。其气不及于阴，故但热而不寒，气内藏于心，而外舍于分肉之间，令人消烁脱肉，故命曰瘅疟"；"其但热不寒者，阴气先绝，阳气独发，则少气烦冤，手足热而欲呕，名曰瘅疟。"（《素问·疟论篇》）

【读经感悟】

此言"瘅疟"之病能。"瘅"，热气盛也。"瘅疟"，是指素体阳盛者感受外邪，因内热炽盛耗伤气阴而发的一种疟疾。其临床特点是"但热而不寒"，以及形气皆伤之"少气烦冤""消烁脱肉"。瘅疟之"但热而不寒"，非疟疾寒热交作之症，之所以仍名之为"疟"，应是保留有"休作有时"的特点，以此可与"瘅热"鉴别。

9. "足太阳之疟，令人腰痛头重，寒从背起，先寒后热，熇熇暍暍然，热止汗出，难已""足少阳之疟，令人身体解㑊，寒不甚，热不甚，恶见人，见人心惕惕然，热多，汗出甚""足阳明之疟，令人先寒，洒淅洒淅，寒甚久乃热，热去汗出，喜见日月光火气，乃快然""足太阴之疟，令人不乐，好大息，不嗜食，多寒热汗出，病至则善呕，呕已乃衰""足少阴之疟，令人呕吐甚，多寒热，热多寒少，欲闭户牖而处，其病难已""足厥阴之疟，令人腰痛，少腹满，小便不利如癃状，非癃也，数便意，恐惧气不足，腹中悒悒。"（《素问·刺疟篇》）

【读经感悟】

此言六经疟之病能。"六经疟"是以病发三阴三阳六经而命名，其发作时病症主要与经脉循行部位有关，并涉及属络脏腑；其发作时间也应与十二经流注有关。六经疟虽未言及手之三阴三阳，但以足代手（这是《内经》中常见之现象）有相同之规律，而且在脏腑六疟中对手六经有所补充。

10."肺疟者，令人心寒，寒甚热，热间善惊，如有所见""心疟者，令人烦心甚，欲得清水，反寒多，不甚热""肝疟者，令人色苍苍然，太息，其状若死""脾疟者，令人寒，腹中痛，热则肠中鸣，鸣已汗出""肾疟者，令人洒洒然，腰脊痛宛转，大便难，目眴眴然，手足寒""胃疟者，令人且病也，善饥而不能食，食而支满腹大。"（《素问·刺疟篇》）

【读经感悟】

此言五脏疟及胃疟之病能。此六疟是以并发相应脏腑而命名，发作时病症主要与相应脏腑有关，其发作时间也应与所属经脉十二经流注相关。

六经疟及五脏疟、胃疟，合称"十二疟"，概括了疟疾发病的十二种病证，其意义在于通过辨证可知其发作时间规律，以便"先发其时而治之"。此即《素问·刺疟篇》所云："十二疟者，其发各不同时。察其病形，以知其何脉之病也，先发其时如食倾而刺之。"

五、风病

（一）风病总论

1."风之伤人也，或为寒热，或为热中，或为寒中，或为疠风，或为偏枯，

或为风也，其病各异，其名不同，或内致五脏六腑。"（《素问·风论篇》）

【读经感悟】

此为"风病"之总论。风病，是以外感风邪为病因所致一类疾病的总称，如寒热、寒中、热中等，后世将其称之为"外风"；但临床症状表现具有风之特征的一类疾病，也往往称为风病，如"内至五脏六腑"的中风等，后世将其称之为"内风"。

2. "诸风掉眩，皆属于肝""诸暴强直，皆属于风"（《素问·至真要大论》篇）；"风者善行而数变"（《素问·风论篇》）；"风胜则动"（《素问·阴阳应象大论篇》）。

【读经感悟】

此言"风"的症状特点。掉眩、暴、强直、善行数变、动等，都是"风"的特征，大凡临床表现具有这些特征的病证，也皆可称为风证。如震颤、眩晕等肝风内动、发病急暴之卒中、痉挛之强直、癫痫（俗称"抽风"）等。这些都属于"内风"范畴。

（二）外风为病

1. "病在阳者，命曰风。"（《灵枢·寿夭刚柔》）
2. "病风且寒且热，炅汗出，一日数过（欠）。"（《素问·长刺节论篇》）

【读经感悟】

以上2条经文言外风之典型病能。外感风邪始发病位在表，表为阳，故曰"病在阳者，命曰风"；风邪在表的典型症状是汗出、恶寒、发热，故曰"病风且寒且热，炅汗出"；阳气郁而不伸，故"数欠"。

3. "风气藏于皮肤之间，内不得通，外不得泄。风者善行而数变，腠理开则洒然寒，闭则热而闷，其寒也则衰食饮，其热也则消肌肉，故使人怢栗而不能食，名曰寒热。"（《素问·风论篇》）

【读经感悟】

此言风邪袭表外风所病之病能。因其有典型的恶寒发热症状，故名曰"寒热"，又纳入热病范畴。

4."风气与阳明入胃，循脉而上至目内眦，其人肥则风气不得外泄，则为热中而目黄；人瘦则泄而寒，则为寒中而泣出。"（《素问·风论篇》）

5."风气与太阳俱入，行诸脉散于分肉之间，与卫气相干，其道不利，故使肌肉愤膜而有疡；卫气有所凝而不行，故其肉有不仁也。"（《素问·风论篇》）

【读经感悟】

以上2条经文言外风变生它病的情况。《素问·风论篇》曰："风者百病之长也，至其变化乃生它病也。"外感风邪循阳明经入胃，因体质差异而有热化、寒化不同，分别变生为"热中""寒中"；太阳主一身之表，外风袭表若循太阳入于脉中，则可热化使肌肉生"疡"，或寒化致"卫气凝而不行"而"肉有不仁"。

（三）脏腑风病

1."以春甲乙伤于风者，为肝风""肝风之状，多汗恶风，善悲，色微苍，嗌干，善怒，时憎女子，诊在目下，其色青。"（《素问·风论篇》）

2."以夏丙丁伤于风者，为心风""心风之状，多汗恶风，焦绝善怒吓，赤色，病甚则言不可快，诊在口，其色赤。"（《素问·风论篇》）

3."以季夏戊已伤于邪者，为脾风""脾风之状，多汗恶风，身体怠堕，四支不欲动，色薄微黄，不嗜食，诊在鼻上，其色黄"（《素问·风论》）；"风寒客于人……传之脾，病名曰脾风，发瘅，腹中热，烦心出黄"（《素问·玉机真脏论篇》）。

4."以秋庚辛中于邪者，为肺风""肺风之状，多汗恶风，色皏然白，时咳短气，昼日则差，暮则甚，诊在眉上，其色白。"（《素问·风论篇》）

5."以冬壬癸中于邪者，为肾风""肾风之状，多汗恶风，面痝然浮肿，脊痛不能正立，其色炲，隐曲不利，诊在肌上，其色黑"（《素问·风论篇》）；"有病肾风者，面胕痝然壅，害于言"（《素问·评热病论》）。

【读经感悟】

以上5条经文阐述"五脏风"之病能。五脏风，是以发病季节所对应之脏而命名的一类风病，因其皆有"多汗恶风"的风病特点，故名之曰"风"。春应东方甲乙木，其气通于肝，故春季甲乙日感邪所病"多汗恶风"，并有色苍、善怒、目下青等肝之见证者，名曰"肝风"。夏应南方丙丁火，其气通于心，故夏季丙丁日感邪所病"多汗恶风"，并有面红、唇舌赤、焦躁不安等心之见证者，名曰"心风"。季夏（长夏）应中央戊己土，其气通于脾，故季夏戊己日感邪所病"多汗恶风"，并有身重、四肢倦怠、厌食、面色微黄等脾之见证者，名曰"脾风"；脾为湿土，若邪蕴湿化热，则见"发瘅，腹中热，烦心出黄"。秋应西方庚辛金，其气通于肺，故秋季庚辛日所病"多汗恶风"，并有咳嗽气喘、面色㿠等肺之见证者，名曰"肺风"。冬应北方壬癸水，其气通于肾，故冬季壬癸日感邪所病"多汗恶风"，并有颜面浮肿、腰脊疼痛、小便不利、面色晦暗等肾之见证者，名曰"肾风"。

风为六气之首，虽为春之主气，但终年常在，四时皆有，故从病因论五脏感邪皆以风为之先导，"风者百病之始也，百病之长也，至其变化乃生他病"，此之谓也。以天干记日，是中国古代历法的特点，五脏风分别发病于春甲乙日、夏丙丁日、季夏戊己日、秋庚辛日、冬壬癸日，具有流行病学的意义，因此五脏风可视为时令病。《灵枢·五阅五使》曰："五官者，五脏之阅也。"故五脏风重视五官之诊，肝风"诊在目下"、心风"诊在口（舌）"为五脏之开窍；脾风"诊在鼻上"、肺风"诊在眉上"为五脏明堂之所部。但肾风"诊在肌上"尚不知所宗。

6."胃风之状，颈多汗，恶风，食饮不下，膈塞不通，腹善胀，失衣则䐜胀，食寒则泄，诊形瘦而腹大。"（《素问·风论篇》）

【读经感悟】

此言"胃风"之病能。胃风，为邪气犯胃而致胃失通降的病证，之所以命之曰"风"，因具有"多汗恶风"的风病特征。

7."久风入中，则为肠风飧泄。"（《素问·风论篇》）

【读经感悟】

此言"肠风"之病能。风邪入中于肠日久未除，若其传导、变化功能失职，可致"飧泄"。但后世多以"便血"作为肠风之主证，即所谓"肠风便血"。此处虽未言及，但久病伤络可见便血。

（四）头面风病

1."新沐中风，则为首风""首风之状，头面多汗，恶风、当先风一日则病

甚，头痛不可以出内，至其风日则病少愈。"（《素问·风论篇》）

【读经感悟】

此言"首风"之病能。首风是以病因与病位相结合而命名的风病。"伤于风者，上先受之"（《素问·太阴阳明论篇》），故新沐之时腠理开泄，风邪入中于头而有头痛、恶风、头面多汗等见症，并且呈发作性加重的特点，其发作规律与风气之变化有关。

2."风气循风府而上，则为脑风。"（《素问·风论篇》）

【读经感悟】

此言"脑风"之病名。脑风，也是以病因与病位相结合命名的风病。本病因风邪犯上由风府入脑所致，此处虽未言症状，但头痛可知。脑为精明之府，若风邪入中于脑则为"卒中暴扑"，故此处脑风之"脑"当另有所指，后世多以"脑户"为解。脑户为督脉项后正中之腧穴，风邪稽留于此，则发项后风冷头痛。此与首风皆以头痛为主症，其病位相似，皆在头，故后世也有将其共同纳入"头风"病范畴。

3."风入系头，则为目风眼寒。"（《素问·风论篇》）

【读经感悟】

此言"目风"之病能。目风，也是以病因与病位相结合命名的风病，泛指因风邪所致之目疾。因头与目有脉系相联，故风入系头影响于目而病"目风"。其症除眼寒外，迎风流泪、目瘾等也皆有风病之特征，可补充之。

（五）中风

1."其有三虚而偏中于邪风，则为击仆偏枯矣"（《灵枢·九宫八风》）；"阳明司天之政……四之气，寒雨降，病暴仆"（《素问·六元正纪大论篇》）；"辰戌之岁……木运升天，金乃抑之，升而不前……久而化郁，即大风摧拉……民病卒中偏痹，手足不仁"（《素问遗篇·本病论》）。

【读经感悟】

此言"中风"之病能，中风一病所以名之为"风"，是因其病发急暴，且病情变化迅速，具有"风者善行而数变"的特点。究其病因，《内经》时代多以外风为论，以上诸条所述之"击仆偏枯""暴仆""卒中偏瘫"等，皆指中风而言，且是由外风所致者。

2. "仆击偏枯……甘肥贵人则高粱之疾也。"（《素问·通评虚实论篇》）

【读经感悟】

此"仆击偏枯"之中风，非中于外风，乃养尊处优肥胖之人过食肥甘厚味所致，是内所因，中于"内风"也，故后世有"中风非风"之说。

3. "汗出偏沮，使人偏枯"（《素问·生气通天论篇》）；"偏枯痿易，四肢不举"（《素问·阴阳别论篇》）；"偏枯，身偏不用而痛，言不变，志不乱，病在分腠之间"（《灵枢·热病》）；"虚邪偏客于身半，其入深，内居荣卫，荣卫稍衰，则真气去，邪气独留，发为偏枯"（《灵枢·刺节真邪》）。

【读经感悟】

此言"偏枯"之病能。偏枯是以症状特点命名风病，指中风之轻证或中风后常见之肢体偏废不用，即半身不遂。

4. "风中五脏六腑之俞……各入其门户，所中则为偏风"（《素问·风论篇》）；"肺脉……微缓为痿瘘、偏风"（《灵枢·邪气脏腑病形》）。

【读经感悟】

此言"偏风"之病名。偏风，乃风偏中一侧而致半身不遂的风病，证同"偏枯"，可认为是偏枯之别称。二者的区别在于，偏枯之名重在症，偏风之名重在因。

（六）痱

"痱之为病也，身无痛者，四肢不收，智乱不甚，其言微知，可治；甚则不能言，不可治也。"（《灵枢·热病》）

【读经感悟】

此言"痱"之病能。痱，《韵书》曰"风病也"，故又称"风痱"。其症见麻木不仁、四肢不用。病重者见舌强不能言，又称"瘖痱"。

（六）其他风病

1. "劳风法在肺下，其为病也，使人强上冥视，唾出若涕，恶风而振寒，此为劳风之病。……以救俛仰……咳出清黄涕，其状如脓，大如弹丸，从口中若鼻中出，不出则伤肺，伤肺则死矣。"（《素问·评热病论篇》）

【读经感悟】

此言"劳风"之病能。劳风，是以病因命名的一类风病。因劳而虚，风邪犯肺，症见恶风振寒、项强昏眩、咳唾浓痰、呼吸困难等。从病症看与肺痈同，从病程看似现代所谓由外感所致肺内感染。"俛仰"是浓痰壅阻气道所致呼吸困难状。"以救俛仰"，强调当本病出现严重呼吸困难时，应紧急处置以通利气道，并以浓痰是否能咳出来判断预后。

2."饮酒中风则为漏风""漏风之状，或多汗，常不可单衣，食则汗出，甚则身汗，喘息恶风，衣常濡，口干善渴，不能劳事"（《素问·风论篇》）；"有病身热解堕，汗出如浴，恶风少气……病名曰酒风"（《素问·病能篇》）。

【读经感悟】

此言"漏风""酒风"之病能。漏风，是以病因与病症特点结合命名的一类风病。因酒性阳热，饮酒后腠理开泄，风邪袭入而致本病，症见大汗出如漏水状，故曰"漏风"。又因其由饮酒所致，故又曰"酒风"。本病症见汗出、恶风、身热等风病特征，故谓之"风病"。

3."外在腠理，则为泄风""泄风之状，多汗，汗出泄衣上，口中干，上渍其风，不能劳事，身体尽痛则寒。"（《素问·风论篇》）

【读经感悟】

此言"泄风"之病能。泄风，也是以病因与病症特点结合命名的一类风病。风性开泄，久在腠理，则腠理不固而多汗，因"汗出泄衣"，故曰"泄风"。症见多汗、口干、恶寒而身痛。此与"漏风"有相似之处，但可以饮酒与否进行鉴别。另外《金匮要略·水气病》篇也有"泄风"一名，曰"风气相博，风强则为瘾疹，身体为痒，痒为泄风"，二者名同病不同。

4."入房汗出中风，则为内风。"（《素问·风论篇》）

【读经感悟】

此言"内风"之病名。内风，是因行房事时汗出而受风邪所致的一种风病。房事，房内之事，因此而"汗出中风"，故曰"内风"。此虽未言病症，但命之曰

"风"，则至少可知有汗出、恶风等。

5."疠者，有荣气热胕，其气不清，故使其鼻柱坏而色败，皮肤疡溃。风寒客于脉而不去，名曰疠风"（《素问·风论篇》）；"脉风成为疠"（《素问·脉要精微论篇》）。

【读经感悟】

此言"疠风"之病能。疠，恶也。疠风是以病因命名的一类恶性风病。疠风者，有毒之风也，这是一种恶毒之邪气，客于脉而不去，久之壅而化热，腐败肌肤，以致"鼻柱坏而色败，皮肤疡溃"，故曰"脉风成为疠"。此"疠"非"疫疠"之疠，后世多将"疠风"以"麻风病"称之。

6."病大风，骨节重，须眉堕，名曰大风。"（《素问·长刺节论篇》）

【读经感悟】

此言"大风"之病能。大风，强烈之风。作为病因而言，是指毒力强烈之风邪，因此"大风"与"疠风"之邪同义。大风作为病名，为疠风同病之别名，"骨节重，须眉堕"可补充本病之症状。

六、水病

（一）水病总论

1."肾者胃之关也，关门不利，故聚水而从其类也。上下溢于皮肤，故为胕肿。胕肿者，聚水而生病也"；"水病下为胕肿大腹，上为喘呼不得卧者，标本俱病。故肺为喘呼，肾为水肿，肺为逆不得卧，分为相输俱受者，水气之所留也。"（《素问·水热穴论篇》）

【读经感悟】

此言"水病"之病能。水病，是人体水液代谢失常而停蓄在体内的一类疾病。水液代谢与肺、脾、肾三脏密切相关，脾胃相表里，饮入于胃，由脾上输于肺，肺为水之上源，主宣发肃降，通过三焦水道而下注于肾，肾主水司膀胱开阖排出水液，故从水液代谢终始来说，"肾者，胃之关也"。本条经文即从"关门不利"来阐述"聚水而生病"的各种情况。水聚体内上下溢于皮肤，则全身浮肿；若水病在下则足跗肿，聚于腹中则腹水；水气上逆影响肺气肃降，则"喘呼不得卧"。水病之本在肾、标在肺，故"标本俱病"则喘息、水肿。

2. "颈脉动，喘疾咳，曰水；目裹微肿如卧蚕起之状，曰水"；"面肿曰风，足胫肿曰水。"（《素问·平人气象论篇》）

3. "水始起也，目窠上微肿，如新卧起之状，其颈脉动，时咳，阴股间寒，足胫肿，腹乃大，其水已成矣。以手按其腹，随手而起，如裹水之状，此其候也。"（《灵枢·水胀》）

【读经感悟】

以上2条经文言水病之病能。

（二）风水

1. "有病肾风者，面胕痝然壅，害于言……少气时热，时热从胸背上至头，汗出手热，口干苦渴，小便黄，目下肿，腹中鸣，身重难以行，月事不来，烦而不能食，不能正偃，正偃则咳甚，病名曰风水。"（《素问·评热病论篇》）

2. "勇而劳甚则肾汗出，肾汗出逢于风，内不得入于脏腑，外不得越于皮肤，客于玄府，行于皮里，传为胕肿，本之于肾，名曰风水。"（《素问·水热穴论篇》）

【读经感悟】

以上2条经文言"风水"之病能。风水是以病因命名的一类水病。该病本于肾，因过劳伤肾汗出而外感风邪，此风因肾伤而致，故名"肾风"。肾风入内，"客于玄府，行于皮里"，影响水液代谢，水气停蓄而成水病。此水因风邪而致，故名之曰"风水"。风水为病，因肾伤关门不利，内不能通过脏腑代谢而排出；也因邪客玄府开阖失司，外不能从皮肤汗出而驱除；水蓄于体内，随风先上溢于颜面，则"面胕痝然壅""目下肿"，继之"传为胕肿"。因外感风邪，故见汗出、身热、时咳；水气上逆，肺失肃降，则咳而"不能正偃"；邪气化热伤津，则"口干苦渴、小便黄"；水走肠间，则"腹中鸣"；水泛肌肤、四肢，则"身重难以行"。

此水也可影响月经、饮食等。"风水"极似现代急性肾小球肾炎之水肿。

3."视人之目窠上微痈，如新卧起状，其颈脉动，时咳，按其手足上，窅而不起者，风水肤胀也。"（《灵枢·论疾诊尺》）

【读经感悟】

此言风水浮肿之特点。风为阳邪，风邪犯人上先受之，故其水肿先始于面部，"目窠上微痈，如新卧起状"。本病其本在肾、其标在肺，肺失清肃而"时咳"。"颈脉动"为人迎脉动，"寸口主中，人迎主外"（《灵枢·禁服》），故主病在阳分，因此风水可称之为"阳水"。因水肿在肌肤，故按之"窅而不起"。

（三）石水

1."石水，起脐以下至小腹，腄腄然，上至胃脘，死不治。"（《灵枢·邪气脏腑病形》）

2."阴阳结斜，多阴少阳，曰石水，少腹肿。"（《素问·阴阳别论》）

3."肾肝并沉为石水。"（《素问·大奇论》）

【读经感悟】

以上3条皆言"石水"之病能。石水，是对病症进行类比命名的一类水病。因其水聚集于脐下小腹而未泛全身，以致少腹肿大硬满"腄腄然"如石状，故名曰"石水"。其脉"肾肝并沉"，言其病本于肾肝，其水在下。水为阴、气为阳，水气郁结谓之"阴阳结"。"斜"，不正也，"阴阳结"是一种不正常的病理状态；"多阴少阳"，则为阳气虚不能化水而阴水停蓄。所以"阴阳结斜，多阴少阳"，是阐述本病之病机。此与风水不同，风水之肿始于上而遍及全身肌肤，石水之肿局限于脐下而积于腹内，若"上至胃脘"则预后不佳，"死不治"；风水之"颈脉动"主病在阳分，在表，石水之"肾肝并沉"主病在阴分，在里，因此二者阴阳有别，风水为"阳水"，而石水为"阴水"。因石水之水仅积于腹内，故后世又有称"单腹胀"者，可与现代之肝硬化腹水相参。

（四）涌水

"肺移寒于肾，为涌水。涌水者，按腹不坚，水气客于大肠，疾行则鸣濯濯，

如囊裹浆，水之病也。"（《素问·气厥论》）

【读经感悟】

此言"涌水"之病能。涌水，也是以对病症进行类比命名的一类水病。因"水气客于大肠"，疾行于肠间，如水之涌入"鸣濯濯"，故名之曰"涌水"。本病由肺移寒于肾而致。肺为水之上源主宣降，风邪袭肺，因风主散肺主皮毛，故肺宣发水气于外而"风水肤胀"；肺感寒邪，寒主收引，故肺不宣发水气于外而降于下，移寒于肾则阳不化气，关门不利，水无外出之路故客于大肠而成涌水。涌水与石水虽然水皆在腹，但石水腹硬"腄腄热"，涌水则"腹不坚""如囊裹浆"。

（五）饮

1. "土郁之发……故民病……饮发注下，胕肿身重"（《素问·六元正纪大论篇》）；"太阴之胜……饮发于中，胕肿于上""太阴之复……饮发于中，咳喘有声"（《素问·至真要大论篇》）。

【读经感悟】

此言"饮"之病能。脾为中土主运化水湿，脾湿不运则水湿停蓄为"饮"，因此"饮"也是由于体内水液代谢失调而产生的病理产物，只不过由肺及肾所生者多称为"水"。饮与水其性同，所致之病从广义言之皆为水病，但由脾所化生之饮为病者，又可称为饮病。从运气发病的角度看，"土郁之发""太阴之胜""太阴之复"，皆为湿土气盛而易伤中土，故"饮发于中"而生诸症。

2. "肝脉……其耎而散，色泽者，当病溢饮。溢饮者，渴暴多饮，而易入肌皮肠胃之外也"（《素问·脉要精微论篇》）；"肝脉……涩甚为溢饮"（《灵枢·邪气脏腑病形》）。

【读经感悟】

此言"溢饮"之病能。溢饮，是以病机特点命名的一类水病。此因大渴饮水过多，超出脾之运化能力而溢出于肠胃之外，移入于肌肤而成水肿，故曰"溢饮"。《金匮要略·痰饮咳嗽》篇中，将溢饮列为"四饮"之一，曰"饮水流行，归于四肢，当汗出而不汗出，身体疼重，谓之溢饮"。"归于四肢"与"易入肌皮"义同，都是指肢体浮肿，"色泽者"其水在表，故也谓之"阳水"。至于这里阐述"肝脉"，意在强调肝在溢饮形成中的重要作用。肝主疏泄，脾的运化功能有赖于肝气之疏达，肝脉"涩甚"是肝气郁而不畅之象，"其耎而散"，是肝气虚无力疏达之象，其结果都可以影响脾运化水湿，以致饮溢于外而成"溢饮"。

七、胀病

（一）胀病总论

"夫胀者，皆在于脏腑之外，排脏腑而郭胸胁，胀皮肤，故命曰胀""其脉大坚以涩者，胀也"（《灵枢·胀论》）；"脉……盛而紧曰胀"（《素问·平人气象论》）。

【读经感悟】

此言"胀病"概念。胀病，是以"胀"这一主症命名的一类疾病。其病机是气滞不行，邪气客于体内，留滞于脏腑之外，排脏腑、郭胸胁、胀皮肤而成胀病。其脉"大坚以涩""盛而紧"，皆为邪气盛而滞留之象。

（二）脏腑之胀

1. "心胀者，烦心短气，卧不安；肺胀者，虚满而喘咳；肝胀者，胁下满而痛引小腹；脾胀者，善哕，四肢烦悗，体重不能胜衣，卧不安；肾胀者，腹满引背央央然，腰髀痛。"（《灵枢·胀论》）

2. "胃胀者，腹满，胃脘痛，鼻闻焦臭，妨于食，大便难；大肠胀者，肠鸣而痛濯濯，冬日重感于寒，则飧泄不化；小肠胀者，少腹䐜胀，引腰而痛；膀胱胀者，少腹满而气癃；三焦胀者，气满于皮肤中，轻轻然而不坚；胆胀者，胁下痛胀，口中苦，善太息。"（《灵枢·胀论》）

【读经感悟】

以上2条经文分别阐述五脏六腑胀之病能。这虽然是以脏腑病位命名的病证，但胀病的病位实际是在脏腑之外，故此五脏六腑之胀是邪气在脏腑之外排挤相应脏腑而产生的病证。其中既有相应脏腑功能失调的症状，如"肺胀者，虚满而喘咳"；也有循经症状，如"肝胀者，胁下满而痛引小腹"；还有脏腑所主部位的症状，如"肾胀者，腹满引背央央然，腰髀痛"。

（三）肤胀

1. "肤胀者，寒气客于皮肤之间，鼕鼕然不坚，腹大，身尽肿，皮厚，按其腹，窅而不起，腹色不变，此其候也。"（《灵枢·水胀》）

2. "卫气并脉循分为肤胀。"（《灵枢·胀论》）

【读经感悟】

以上2条经文言"肤胀"之病能。这是以主症部位命名的胀病，气滞于皮肤之间作胀，故名曰"肤胀"。此因寒气客于皮肤，卫气应之"并脉循分（肉）"以御邪，故气盛而滞于皮肤之间。肤胀者全身肿胀，因气胀于皮肤之间故"皮厚"；气胀于腹内故"腹大"，扣之"然不坚"，这是与腹水之鉴别。腹部皮肤气胀而厚，故按之也"窅而不起"。

（四）水胀

"邪气内逆，则气为之闭塞而不行，不行则为水胀""阴阳气道不通，四海闭塞，三焦不泻，津液不化，水谷并行肠胃之中，别于回肠，留于下焦，不得渗膀胱，则下焦胀，水溢则为水胀。"（《灵枢·五癃津液别》）

【读经感悟】

此言"水胀"之病机。胀病皆因气滞不行而致，可谓之因气而胀。但气"闭塞而不行"则水道也不通利，"水溢"也可作胀。此胀病以其"水溢"为特点而名之曰"水胀"。这里虽未言水胀之病症，但可推知此与水病之水肿还是有所区别的，此因气滞而水溢，故应是水与气相互混合而致胀者，非单纯水肿或气胀而言。

（五）脉胀

"营气循脉，卫气逆为脉胀。"（《灵枢·胀论》）

【读经感悟】

此言"脉胀"之病机。营气行于脉中，泌其津液变化而赤乃为血；卫气剽悍滑疾，虽行于脉外但与营气并脉而行。若营卫运行失调，卫气"并脉循分为肤胀"，而营气循脉内为"脉胀"。脉胀为血气充斥脉内作胀，此虽未言及脉胀之病症，但可推知其脉象之变化应大而弦劲。从本病病机、病位言之，似现代血管内压力增高所致高血压病之早期阶段。

（六）鼓胀

1. "鼓胀……腹胀身皆大，大与肤胀等也，色苍黄，腹筋起，此其候也。"（《灵枢·水胀》）

2. "有病心腹满，旦食则不能暮食……名为鼓胀。"（《素问·腹中论篇》）

【读经感悟】

以上2条经文言"鼓胀"之病能。鼓胀，是以胀形如鼓的类比方法命名的胀病。其病虽然也可全身浮肿，"身皆大，大与肤胀等也"，但以其腹胀如鼓、腹皮青筋暴起、色苍黄，可与"肤胀"鉴别。从病证辨之，此病因肝气久郁已入血分，气血瘀滞木不疏土，影响脾胃运化，故"旦食则不能暮食"。从本病病能言之，鼓胀极似现代肝硬化失代偿期。

八、痹病

（一）痹病总论

1. "痹，或痛，或不痛，或不仁，或寒，或热，或燥，或湿……痛者寒气多也，有寒故痛也；其不痛不仁者，病久入深，荣卫之行涩，经络时疏，故不痛；皮肤不营，故为不仁；其寒者，阳气少、阴气多，与病相益，故寒也；其热者，阳气多、阴气少，病气胜，阳遭阴，故为痹热；其多汗而濡者，此其逢湿甚也，阳气少、阴气盛，两气相感，故汗出而濡也。"（《素问·痹论篇》）

【读经感悟】

此总论"痹病"。"痹",蔽也、闭也，阻塞不通之义。"痹病"，是以"阻塞不通"病机命名的一类疾病。"不通则痛"，因此疼痛是痹病的主要症状，但由于气血运行不畅，痹病也可有"不痛不仁""或寒或热""或燥或湿"者。本条经文即阐述痹病所出现诸多症状之病机。

2. "痹在于骨则重，在于脉则血凝而不流，在于筋则屈不伸，在于肉则不仁，在于皮则寒。"(《素问·痹论篇》)

【读经感悟】

此言痹之病位。痹病的病位很广泛，外可在皮、脉、肉、筋、骨五体，内可在肝、心、脾、肺、肾五脏。痹之部位不同，其病能亦异。本条经文即言痹在五体所分别出现的症状：痹在皮，阻塞卫阳之温煦，故寒；痹在肉，阻塞营血之濡养，故不仁；痹在脉，阻塞血之运行，故血凝而不流；痹在筋，筋失所养，故筋急不能屈伸；痹在骨，骨失所养，故骨痿而沉重。

3. "凡痹之类，逢寒则虫，逢热则纵。"(《素问·痹论篇》)

【读经感悟】

此言痹之共性。痹为阻塞不通，寒主收引，故遇寒如虫之收屈拘急状，加重阻塞而病情加重，故后世多将"虫"释为"急"。热与寒正好相反，可使皮肉筋脉松弛，有利于气血之流通，故可以减轻病情。这对痹病的治疗和防护具有重要的指导意义。

4. "诸痹不已，亦益内也""痹……其入脏者死，其留连筋骨间者疼久，其留皮肤间者易已。"(《素问·痹论篇》)

【读经感悟】

此言痹病之传变及预后。痹之为病，虽因部位不同而有"诸痹"之名，但都有由表入里、由浅入深、由轻转重的发展规律，故曰"诸痹不已，亦益内也"。痹之在五体者轻，而入脏者重，预后不佳；在五体者，因皮在表而筋骨在里，故"其留连筋骨间者疼久，其留皮肤间者易已"。

5. "五脏皆有合，病久而不去者，内舍于其合也。故骨痹不已，复感于邪，内舍于肾；筋痹不已，复感于邪，内舍于肝；脉痹不已，复感于邪，内舍于

心；肌痹不已，复感于邪，内舍于脾；皮痹不已，复感于邪，内舍于肺。"（《素问·痹论篇》）

【读经感悟】

此言痹病由外向内发展之规律。五脏与五体内外相合，即肾与骨相合、筋与肝相合、心与脉相合、肌肉与脾相合、皮与肺相合，故痹在五体"病久而不去者，内舍于其合也"。

（二）风寒湿痹

1. "所谓痹者，各以其时重感于风寒湿之气也。"（《素问·痹论篇》）

2. "风寒湿三气杂至，合而为痹也。其风气胜者为行痹；寒气胜者为痛痹，湿气胜者为著痹也。"（《素问·痹论篇》）

【读经感悟】

以上2条经文总论风寒湿痹之病因。风寒湿痹，是以病因命名的一类痹病的总称，"风寒湿三气杂至，合而为痹"，故名曰"风寒湿痹"。风为春之主气、寒为冬之主气、湿为长夏之主气，故发病具有时令性。风终年常在，四时皆有，故风寒、风湿常为合邪，也有时令的特点，如冬季以风寒为重、长夏以风湿为重，故曰"所谓痹者，各以其时重感于风寒湿之气也"。

风寒湿三者虽杂合为痹，但孰多孰少又有行痹、痛痹、著痹之别，三者皆是以偏重之病邪的特点命名的痹病。风者善行数变也，故痛处游走不定者为风气胜，名曰"行痹"；寒主收引痛之因也，故痛处固定而痛重者为寒气胜，名曰"痛痹"；湿性重著而主肿满，故痛处肿胀著着不移者为湿气胜，名曰"著痹"。

3. "寒痹之为病也，留而不去，时痛而皮不仁。"（《灵枢·寿夭刚柔》）

【读经感悟】

此言"寒痹"之病能。寒痹，是以病邪命名的痹病。风寒湿三者杂合为痹，此单言"寒"者，可知其程度要较寒气胜之痛痹之"寒"更胜一筹。寒邪阻塞气血运行，不仅疼痛由之以生，久留而不去也可影响营血对肌肤的濡养，故而"皮不仁"。寒痹与痛痹同中有异，其病程长、病情重，痛痹之寒邪若久留而不去，阻碍营血对肌肤濡养而出现皮肤麻木不仁者，可视为寒痹。

4."病在阳者命曰风，病在阴者命曰痹，阴阳俱病，命曰风痹"（《灵枢·寿夭刚柔》）；"尺肤涩者，风痹也"（《灵枢·论疾诊尺》）。

【读经感悟】

此言"风痹"之病名。《灵枢·寿夭刚柔》曰："内有阴阳，外亦有阴阳。在内者，五脏为阴，六腑为阳；在外者，筋骨为阴，皮肤为阳。"此条之阴阳，即筋骨、皮肤之阴阳。"病在阴者"，是指痹在筋骨；"病在阳者"，是指风邪袭表；"阴阳俱病"，是指痹病而见有汗出、恶风或身热等表证者，故此"风痹"非彼"行痹"。但若单从病位言之，"阴阳俱病"则是指皮筋骨内外皆痹而"风"尤为明显，故此"风痹"又同彼"行痹"。

风痹者"阴阳俱病"，其病位广在五体内外。《灵枢·本脏》曰："寒温和则六腑化谷，风痹不作，经脉通利，肢节得安矣。"由此可知，风痹之为病，其邪气已弥散痹阻于经脉内外，血气不行，水津不布，肌肤失养，诊之尺肤枯涩无泽，故曰"尺肤涩者，风痹也"。

5."风痹淫烁，病不可已者，足如履冰，时如入汤中，股胫淫烁，烦心头痛，时呕时悗，眩已汗出，久则目眩，悲以喜恐，短气不乐，不出三年死也。"（《灵枢·厥病》）

【读经感悟】

此言"风痹"重证之病能。"淫烁"，浸淫扩散也；"烁"从火，又有热化之义。风痹久而不已，淫烁周身终成痼疾，闭阻阳气不达四末，则"足如履冰"；久痹化热淫烁股胫，则"如入汤中"；久痹不已入深于脏，而见五脏诸证。《素问·痹论篇》曰"痹……其入脏者死"，故风痹重证难以治愈，多预后不佳。

（三）热痹

1."其热者，阳气多，阴气少，病气胜，阳遭阴，故为痹热。"（《素问·痹论篇》）

2."厥阴……不足病生热痹。"（《素问·四时刺逆从论篇》）

【读经感悟】

以上2条经文言"热痹"之虚实病机。这里将热痹又称为"痹热"，可见此

"热"非外感之热,乃是久痹所化之"热"。痹病本因外感风寒湿三者杂合,阻塞气血流通而致,气血郁滞久而化热,故此热乃内生之热。热为阳邪,内热胜,故"阳气多,阴气少,病气胜,阳遭阴"。此处虽未言及病症,但可推知热痹之处必红肿热痛。

热痹有虚实之别。邪气盛则实、正气夺则虚,故上述"阳气多,病气胜"者为实证,若久痹伤阴,阴虚生内热者则为虚证。此以厥阴为例,足厥阴属肝,肝主筋,"筋痹不已,内舍于肝",肝阴不足则"阴气少"而虚热生,故曰"厥阴不足病生热痹"。

（四）周痹

1. "风寒湿气,客于外分肉之间""此内不在脏,而外未发于皮,独居分肉之间,真气不能周,故命曰周痹"。(《灵枢·周痹》)

2. "周痹之在身也,上下移徙随脉""周痹者,在于血脉之中,随脉以上,随脉以下,不能左右,各当其所"。(《灵枢·周痹》)

【读经感悟】

以上2条经文言"周痹"之病能。"周"者,遍及之义。周痹,是以痛处遍及周身的症状特点命名的痹病。此病因仍是风寒湿邪;病位"内不在脏,而外未发于皮","独居分肉之间","在于血脉之中";其邪气"随脉以上,随脉以下","上下移徙随脉",故其痛处不定而上下走窜,但"不能左右"。因邪气周于上下,痹阻真气之运行,故"真气不能周"。经曰"真气者所受于天,与谷气并而充身者也",以此可推知,周痹之为病不仅只有周身疼痛,也可因肌肤失营而不仁。此亦即所谓"痹在于脉则血凝而不流,在于肉则不仁"之故。

（五）众痹

"众痹……此各在其处,更发更止,更居更起,以右应左,以左应右,非能周也,更发更休也""其痛之移也,间不及下针,其憯痛之时,不及定治而痛已止矣……此众痹也"。(《灵枢·周痹》)

【读经感悟】

此言"众痹"之病能。"众"者，多也。众痹，也是以多处疼痛为特点的痹病，但与周痹之上下走窜疼痛不同，而是"以右应左，以左应右"的对称性疼痛，具有"更发更止，更居更起"的发作性特点，而且其疼痛的左右移易非常迅速，"间不及下针"，疼痛发作时间也非常短暂呈"愊痛"状，"不及定治而痛已止矣"。这些特点，很类似现代某些神经痛。

（六）筋痹

1. "病在筋，筋挛节痛，不可以行，名曰筋痹"（《素问·长刺节论篇》）；"痹……在于筋，则屈不伸""以春遇此者，为筋痹"（《素问·痹论篇》）。

【读经感悟】

此言"筋痹"之病能。筋痹，是以痹邪所在部位命名的一类痹病。筋连属于骨节，主肢体屈伸，邪气痹着于筋则"筋挛"，故"屈不伸"而"节痛"。肝主筋，其气应春，故"以春遇此者，为筋痹"。但筋痹并不只发于春季，其他季节见此证者也应为"筋痹"。

2. "足太阳之筋……其病小指（趾）支，跟肿痛，腘挛，脊反折，项筋急，肩不举，腋支，缺盆中纽痛，不可以左右摇……名曰仲春痹。"（《灵枢·经筋》）

3. "足少阳之筋……其病小指（趾）次指（趾）支转筋，引膝外转筋，膝不可以屈伸，腘筋急，前引髀，后引尻，即上乘眇季胁痛，上引缺盆、膺乳颈，维筋急。从左之右，右目不开，上过右角，并跷脉而行，左络于右，故伤左角，右足不用，命曰维筋相交……名曰孟春痹也。"（《灵枢·经筋》）

4. "足阳明之筋……其病足中指（趾）支，胫转筋，脚跳坚，伏兔转筋，髀前肿，疝，腹筋急，引缺盆及颊，卒口僻，急者目不合，热则筋纵，目不开。颊筋有寒，则急引颊移口；有热则筋弛纵缓不胜收，故僻……名曰季春痹也。"（《灵枢·经筋》）

5. "足太阴之筋……其病足大指（趾）支，内踝痛，转筋痛，膝内辅骨痛，阴股引髀而痛，阴器纽，下引脐两胁痛，引膺中脊内痛……命曰孟秋痹也。"

（《灵枢·经筋》）

6.“足少阴之筋……其病足下转筋，及所过而结者，皆痛而转筋。病在此者，主痫瘛及痉，在外者不能俯，在内者不能仰。故阳病者腰反折不能俯，阴病者，不能仰……名曰仲秋痹也。”（《灵枢·经筋》）

7.“足厥阴之筋……其病足大指（趾）支，内踝之前痛，内辅痛，阴股痛转筋，阴器不用，伤于内则不起，伤于寒则阴缩入，伤于热则纵挺不收……命曰季秋痹也。”（《灵枢·经筋》）

8.“手太阳之筋……其病小指支，肘内锐骨后廉痛，循臂阴入腋下，腋下痛，腋后廉痛，绕肩胛引颈而痛，应耳中鸣痛，引颔目瞑，良久乃得视，颈筋急则为筋瘘颈肿……曰仲夏痹也。”（《灵枢·经筋》）

9.“手少阳之筋……其病当所过者及支转筋，舌卷……名曰季夏痹也。”（《灵枢·经筋》）

10.“手阳明之筋……其病当所过者支痛及转筋，肩不举，颈不可左右视……名曰孟夏痹也。”（《灵枢·经筋》）

11.“手太阴之筋……其病当所过者支转筋痛，甚成息贲，胁急吐血……名曰仲冬痹也。”（《灵枢·经筋》）

12.“手心主之筋……其病当所过者支转筋，前及胸痛息贲……名曰孟冬痹也。”（《灵枢·经筋》）

13.“手少阴之筋……其病内急，心承伏梁，下为肘网。其病当所过者支转筋，筋痛……名曰季冬痹也。”（《灵枢·经筋》）

【读经感悟】

以上经文皆言十二经筋痹病之病能。十二经筋是十二经脉外联的筋肉系统，因此其分布部位基本是按十二经脉循行而联属周身诸节。经筋为病其病候的共同特点，《灵枢·经筋》篇曰：“寒则反折筋急，热则筋弛纵不收、阴痿不用。阳急则反折，阴急则俯不伸。”因按其十二经筋分部见有筋肉挛急、疼痛等症，因此属于痹病范畴，并以“天人相应”之理，十二经配属十二月，而按春夏秋冬之孟仲季，足少阳经筋为病命曰“孟春痹”，足太阳经筋为病命曰“仲春痹”，足阳明经筋为病命曰“季春痹”，手阳明经筋为病命曰“孟夏痹”，手太阳经筋为病命曰

"仲夏痹",手少阳经筋为病命曰"季夏痹",足太阴经筋为病命曰"孟秋痹",足少阴经筋为病命曰"仲秋痹",足厥阴经筋为病命曰"季秋痹",手厥阴经筋为病命曰"孟冬痹",手太阴经筋为病命曰"仲冬痹",手少阴经筋为病命曰"季冬痹"。《灵枢·经筋》还言及十二经筋为病,皆治之以"燔针劫刺,以知为数,以痛为输"。关于十二经筋为病之所以命之为春夏秋冬四时孟仲季十二月之痹,马莳《灵枢注证发微》释之曰:"此证当发于某月之时,故名之曰某某痹也。"这是从发病的时令来阐释的,例如足阳明经筋之病因发于春之三月,故名曰"季春痹"。但验之临床并非绝对如此,这应是以"天人相应"之理,岁有十二月、人有十二经的类比命名法而已。《素问·举痛论篇》曰"善言天者,必有验于人;善言古者,必有合于今",此之谓也。

(七)脉痹

1. "痹……在于脉则血凝而不流""以夏遇此者为脉痹。"(《素问·痹论篇》)

【读经感悟】

此言"脉痹"之病能。脉痹,是以邪气闭阻于脉而命名的痹病。因病邪闭阻于脉中,则"血凝而不流",此虽未言病症,但可推知必有疼痛,甚则肿胀;血凝而不流,则痹阻以下部位皮色改变,或瘀青,或苍白。从病机分析,脉痹极似现代周围血管病之脉管炎之类。因心主脉而应夏气,故曰"以夏遇此者为脉痹",此也为依据"天人相应"之命名,并非仅夏季才发此病。

2. "阳明有余病脉痹,身时热。"(《素问·四时刺逆从论篇》)

【读经感悟】

阳明本为多气多血之经,若邪气盛而痹阻于脉极易化热,故"时身热"。"时"为发热有时,若按十二经流注,则手足阳明胃经当在卯时、辰时经气旺;若按"六气"论之,则阳明燥金当应酉时。这种规律性发热,当以临床验之。

(八)肌痹

1. "病在肌肤,肌肤尽痛,名曰肌痹,伤于寒湿"(《素问·长刺节论篇》);

"痹……在于肉则不仁""以至阴遇此者，为肌痹"（《素问·痹论篇》）。

【读经感悟】

此言"肌痹"之病能。肌痹，是以邪气痹阻肌肉而命名的痹病。本病多因"伤于寒湿"，寒湿皆为阴邪，痹阻肌肤除"肌肤尽痛"外，还因伤及阳气以致肤肉失营而"不仁"。脾主肌肉应长夏之气，春夏为阳、秋冬为阴，而长夏为由阳至阴之季，故以"天人相应"之理曰"以至阴遇此者为肌痹"。

2. "太阴有余，病肉痹寒中。"（《素问·四时刺逆从论篇》）

【读经感悟】

此"肉痹"即肌痹。太阴多血少气，本来阴气较重，寒湿伤于肌肉则痹阻更甚而成"寒中"之状。此意在指素体阴胜者，痹邪易从寒化。

（九）皮痹

"痹……在于皮则寒""以秋遇此者，为皮痹。"（《素问·痹论篇》）

【读经感悟】

此言"皮痹"之病能。皮痹，是以邪气痹阻于皮而命名的痹病。因痹在皮，阻塞卫阳之温煦，故寒。皮者，皮之部也。此虽未多言皮痹之病症，但可推知因皮部痹阻不畅而皮肤失养，故除皮寒外还可见皮枯不泽，甚或皮厚而硬等症，可与现代硬皮症、鱼鳞病、银屑病等皮肤病相对参。因肺主皮毛，应秋之气，故曰"以秋遇此者，为皮痹"，此也为"天人相应"之命名，非皮痹为秋季所专属，但秋燥之季干性皮肤病多发符合临床实际。

（十）骨痹

1. "病在骨，骨重不可举，骨髓酸痛，寒气至，名曰骨痹"（《素问·长刺节论篇》）；"痹在于骨则重""以冬遇此者，为骨痹"（《素问·痹论篇》）。

【读经感悟】

此言"骨痹"之病能。骨痹，是以邪气痹阻于骨而命名的痹病。骨为髓之府，以髓为养，邪气痹阻于骨，骨失髓养则骨痿重而痛；人体构成以"骨为干"，故骨痹则"举节不用而痛"。肾主骨应冬之气，故曰"以冬遇此者，为骨痹"，此也为"天人相应"之命名，非骨痹为冬季所专属，但冬季寒冷为痹病多发之季，这也符合临床实际。

2. "骨痹，举节不用而痛，汗注烦心。"（《灵枢·寒热病》）

【读经感悟】

此言"骨痹"之阴虚热化证。肾主骨，久痹化热伤及肾阴，故在"举节不用而痛"主症基础上，又兼见虚火内动之"汗注烦心"之候，这与"骨寒热"之"病无所安，汗注不休"同。但二者主症不同，骨痹是以"骨痛"为主症，骨寒热是以"寒热"为主症。

3. "人有身寒，汤火不能热，厚衣不能温，然不冻栗……是人者，素肾气胜，以水为事，太阳气衰，肾脂枯不长，一水不能胜两火。肾者水也，而生于骨，肾不生则髓不能满，故寒甚至骨也。所以不能冻栗者，肝一阳也，心二阳也，肾孤脏也，一水不能胜二火，故不能冻栗，病名曰骨痹，是人当挛节也。"（《素问·逆调论篇》）

【读经感悟】

此以一病例，阐述"骨痹"之阴胜寒化证。肾为阴中之阴，是寒水之脏，与太阳膀胱相表里，以太阳之阳温少阴寒水。此例素有阴水气盛，又"以水为事"，重感寒湿，则阳气不能温而呈阴胜阳虚之势。肾生髓而充骨，阳虚不能化髓则骨空，骨空则阴寒入骨，其寒"汤火不能热，厚衣不能温"。此处虽未言其他病症，但既诊为"骨痹"，必有"骨重痛不用"之主症，本例特点是"寒甚至骨"而"不冻栗"。不冻栗是因寒深入骨而不在表，未影响卫阳之气对肌肤之温煦。此处以"一水不能胜二火"释之，说明此骨痹仅肾阳虚阴气盛，尚未影响心、肝之阳。心寓君火、肝寓相火，合之为"二火"；五脏中只有肾为水脏，故为"一水"之"孤脏"。

（十一）肝痹

1. "青，脉至也长而左右弹，有积气在心下支胠，名曰肝痹。得之寒湿，与疝同法，腰痛足清头痛。"（《素问·五脏生成篇》）

2. "肺痹，发咳上气，弗治，肺即传而行于肝，病名曰肝痹，一名曰厥，胁

痛出食。"(《素问·玉机真脏论篇》)

3．"肝痹者，夜卧则惊，多饮数小便，上为引如怀。"(《素问·痹论篇》)

4．"肝脉……微大为肝痹，阴缩，咳引小腹。"(《灵枢·邪气脏府病形》)

【读经感悟】

以上4条经文皆言"肝痹"之病能。肝痹，是以病位在肝而命名的五脏痹病。《素问·痹论篇》曰："筋痹不已，复感于邪，内舍于肝。"故肝痹多由筋痹不已入肝而致，其诱因为"寒湿"。《素问·玉机真脏论篇》又曰："肺痹，发咳上气，弗治，肺即传而行之肝，病名曰肝痹。"因此肝痹也可由肺痹传之而来，所谓"传之于其所胜"，金乘木也。肝主疏泄，其性条达，邪气痹阻则肝气郁滞，故"积气在心下支胠"，"胁痛"。"胠"，《说文》释之"腋下也"；《广雅》释之"胁也"。邪气痹阻，气机逆乱故又曰"厥"；肝气挟胃气上逆而呕故"出食"。肝为魂之舍，邪气痹阻于肝，入夜魂不能归舍，故"夜卧则惊"。足厥阴肝经绕阴器循小腹，故肝痹可见"阴缩、咳引小腹"等循经病候，此也为足厥阴经筋病候。肝痹由筋痹内合而致，故仍可见筋痹病候。"咳"为肺痹病候，从"咳引小腹"可推知是"肺痹"传而行之"肝痹"。寒湿为阴邪，伤人从足下始，故"足清"；肝气失调逆而上巅，故"头痛"；肝肾同源，故肝痹而"腰痛"。"多饮数小便"似消渴之病候，但"上为引如怀"则非消渴，此为肝痹之特殊病候。"如怀"，形容小腹胀大如怀子状。此因肝气痹阻不疏，水道不利而小便频数不爽，循肝经上引小腹作胀。"多饮"多由津伤口渴而致，见此症似有肝气痹阻久郁化热之兆。此外，其脉、色也皆主病在于肝。因肝痹由筋痹内合而致，故肝痹之候除此之外还应有筋肉痠痛之症。因此有文献报道，认为肝痹似现代之纤维肌痛综合征。

（十二）心痹

1．"赤，脉之至也喘而坚，诊曰有积气在中，时害于食，名曰心痹。得之外疾，思虑而心虚，故邪从之。"(《素问·五脏生成论篇》)

2．"心痹者，脉不通，烦则心下鼓，暴上气而喘，嗌干善噫，厥气上则恐。"(《素问·痹论篇》)

3．"心脉……微大为心痹引背，善泪出。"(《灵枢·邪气脏府病形》)

【读经感悟】

以上3条经文皆言"心痹"之病能。心痹，是以病位在心而命名的五脏痹病。《素问·痹论篇》曰："脉痹不已，复感于邪，内舍于心。"故心痹多由脉痹不已入心而致，其诱因或感外邪，或情志内伤而致"心虚"，痹邪乘虚而入。心主血脉，故邪气痹阻心脉而"脉不通"，此也"脉痹"之候。心脉不通，则心痛"引背"；心气痹阻则"积气在中"，"心下鼓"而胸闷；心神被扰则"烦"；气机逆乱则"厥"，厥气逆上则"暴上气而喘，嗌干善噫"，此以"传之于其所胜"，火乘金也。因"心虚"而肾志并之则"恐"；子盗母气则肝之液"善泪出"；火不生土脾失健运则"时害于食"。其脉、色也皆主病在于心。从"心脉不通"之病机及心痛"引背"之主症言之，心痹可与现代某些心肌供血不足及冠心病、风心病等相对参。

（十三）脾痹

"脾痹者，四支解堕，发咳呕汁，上为大塞""淫气肌绝，痹聚在脾。"（《素问·痹论篇》）

【读经感悟】

此言"脾痹"之病能。脾痹，是以病位在脾而命名的五脏痹病。《素问·痹论篇》曰："肌痹不已，复感于邪，内舍于脾。"故脾痹多因肌痹日久"淫气肌绝"而内舍，以致"痹聚在脾"。脾位中州主运化，脾气痹阻则中州不运，故"上为大塞"；脾主四肢肌肉，痹聚在脾则脾气不达，四肢肌肉失养故"四肢解堕"；土壅肺失肃降则"发咳"；土壅侮木，胆气上逆则"呕汁"。因本病为肌痹内合而致，故临床还应见"肌肤尽痛"或"不仁"等肌痹病候。从病机及"四肢解堕"之主症言之，脾痹可与某些慢性肌无力等疾病相对参。

（十四）肺痹

1."白，脉之至也喘而浮，上虚下实，惊，有积气在胸中，喘而虚，名曰肺痹，寒热。得之醉而使内也。"（《素问·五脏生成论篇》）

2."风寒客于人……病入舍于肺，名曰肺痹，发咳上气"（《素问·玉机真脏论篇》）；"肺痹者，烦满喘而呕"（《素问·痹论篇》）。

3．"肺脉……微大为肺痹，引胸背，起恶日光。"（《灵枢·邪气脏腑病形》）

【读经感悟】

以上3条经文皆言"肺痹"之病能。肺痹，是以病位在肺而命名的五脏痹病。《素问·痹论篇》曰："皮痹不已，复感于邪，内舍于肺。"故肺痹多因皮痹久而不已入内所致，其诱因或外感风寒，或酒醉行房。邪气痹阻于肺，肺失宣降则"发咳上气"；"积气于胸中"则胀闷"引胸背"，"烦满"而"喘"；肺主皮毛，肺气痹阻不能熏肤充身御风寒之邪，故发"寒热"，此亦乃皮痹病候合于肺。邪气痹阻于肺本为上实之证，其"脉之至也喘而浮"乃气虚于上。久痹肺气已虚，无力肃降则肾水上泛，肺肾失调而成"上虚下实"之证，故曰"喘而虚"；"虚而相并"则肾志并肺而惊恐；此肺虚肾实而肾主闭藏，故"起恶日光"。色、脉之诊，皆主病在于肺。从肺痹之病机及主症言之，可与现代某些慢性阻塞性肺疾病相对参。

（十五）肾痹

1．"黑，脉之至也，上坚而大，有积气在小腹与阴，名曰肾痹。得之沐浴清水而卧。"（《素问·五脏生成论篇》）

2．"肾痹者，善胀，尻以代踵，脊以代头""淫气遗溺，痹聚在肾。"（《素问·痹论篇》）

【读经感悟】

以上2条经文言"肾痹"之病能。肾痹，是以病位在肾而命名的五脏痹病。《素问·痹论篇》曰："骨痹不已，复感于邪，内舍于肾。"故肾痹多由骨痹久而不已入内而致，其诱因为冷水沐浴或淋雨湿使肾重感阴邪。肾位于下，故"淫气……痹聚在肾"则"积气在小腹与阴"而"善胀"；关门不利则"遗溺"。肾主骨生髓，邪气久痹于肾，肾不化髓养骨而腰背偻屈不伸、下肢拘挛以致"尻以代踵，脊以代头"，此为肾痹之主症，色、脉也皆主病在肾。本病为骨痹内合所致，故还应见"举节不用而痛"等骨痹之候。从病机及主症言之，肾痹可与现代某些退行性骨关节疾病、股骨头坏死等相对参。

（十六）肠痹

"肠痹者，数饮而出不得，中气喘争，时发飧泄。"（《素问·痹论篇》）

【读经感悟】

此言"肠痹"之病能。肠痹，是以病位在大小肠而命名的内脏痹病。小肠者受盛之官，大肠者传导之官，二者都与体内水谷传输相关。邪气痹阻于肠道，传输不利，故大便不通而便秘，"数饮（食）而出不得"；气滞燥屎结聚于肠，故腹胀"中气喘争"。"飧泄"者，下利清稀。此"时发飧泄"，当指燥屎内结，水液旁流而下，与阳明腑证之"热结旁流"同理。从病机、病症言之，肠痹可与现代麻痹性、功能性肠梗阻相对参。

（十七）胞痹

"胞痹者，少腹膀胱按之内痛，若沃以汤，涩于小便，上为清涕。"（《素问·痹论篇》）

【读经感悟】

此言"胞痹"之病能。"胞"，此处指膀胱而言。胞痹，是以病位在膀胱而命名的内脏痹病，故又可称为"膀胱痹"。"膀胱者州都之官，津液藏焉，气化则能出矣。"邪气痹阻于膀胱，气化失常而关门不利，故水液蓄于膀胱而少腹胀满，"按之内痛"；蓄水日久化热则"若沃以汤"；湿热阻滞则小便赤涩。足太阳膀胱经主一身之表，此胞痹之邪若始由风寒袭表而致，则可见鼻流清涕等表证。尤怡在《金匮翼》中释"上为清涕"曰："足太阳之脉，其直行者从巅入络脑，邪气不得下通于胞者，必反而上逆于脑，脑气下灌出于鼻窍，则为清涕也。"录之备参。从病机、主症言之，胞痹可与现代某些膀胱炎、膀胱颈挛缩等疾病相对参。

（十八）胸痹

"肺大则多饮，善病胸痹、喉痹、逆气。"（《灵枢·本脏》）

【读经感悟】

此虽言"胸痹"，但记述不全。顾名思义，胸痹应是以病位在胸中的一类痹病。胸为阳位，心肺阳脏所居之处，邪气痹阻于胸中必致心肺阳气不振而发胸闷、胀痛诸症。本条所言"肺大则多饮"是"善病胸痹"的病机之一，指饮邪痹阻胸中。《内经》始有"胸痹"之病名，《金匮》则立"胸痹心痛短气病脉证治"专篇阐述"胸痹"之详。胸阳痹阻心脉不通而致心痛，狭义来说这仅是胸痹的一个症状，广义言之若以此为主症者，自《内经》即立有"心痛"病名，《金匮》也将其与"胸痹"并列为"病"，可见二者虽密切相关，但并不是同一疾病，胸痹的范围还应涉及于胸中之肺，如本条所言"肺大"。故后世多将胸痹等同于心痛有失偏颇。

（十九）阴痹

1."邪在肾，则病骨痛阴痹。阴痹者，按之而不得，腹胀腰痛，大便难，肩背颈项痛、时眩。"（《灵枢·五邪》）

2."太阴司天，湿淫所胜……胕肿骨痛阴痹。阴痹者，按之不得，腰脊头项痛，时眩，大便难，阴气不用，饥不欲食，咳唾则有血，心如悬，病本于肾"（《素问·至真要大论篇》）；"厥阴有余病阴痹，不足则病生热痹"（《素问·四时刺逆从论篇》）。

【读经感悟】

以上2条经文言"阴痹"之病能。阴痹之"阴"，若以病位言之则是指病在阴分，五体在外为阳，五脏在内为阴，故广义之五脏痹皆可称为"阴痹"，但肾为阴中之阴，故狭义则指"邪在肾"而言；若以病因言之则是指致病之阴邪，如寒湿之类。本条所言二者兼之，因此"阴痹"是以病因与病位结合命名的寒湿阴邪痹阻于肾而以骨病为特点的痹病。"太阴司天，湿淫所胜"意指湿邪。"厥阴有余病阴痹"是相对"不足则病生热痹"而言，故王冰释"阴，谓寒也"，这都是言寒湿阴邪为阴痹之因。"邪在肾""病本于肾"，明确指出其病位在阴中之阴。肾主骨与足太阳膀胱相表里，膀胱经循头项而夹脊，故阴痹主症为"胕肿骨痛""腰脊头项痛""肩背颈项痛"，且"按之不得"。从病因病机及主症言之，阴痹可与现代某些慢性肌劳损、椎间盘突出等疾病相对参，尤其见有"时眩""腹胀、饥不欲食、大便难""心如悬"等兼症时，更应考虑脊椎病。

（二十）血痹

"邪入于阴，则为血痹"（《灵枢·九针论》）；"卧出而风吹之，血凝于肤者为痹"（《素问·五脏生成篇》）。

【读经感悟】

此言"血痹"之病因病机。气为阳、血为阴，故"邪入于阴，则为血痹"。血痹，是以病位在血分而命名的痹病。"卧出而风吹之"，风邪袭表痹阻布于皮肤小脉络之血行，故"血凝于肤"。此处虽未言血痹之症状，但据病机、病位推知可有皮肤苍白或青紫而凉，或痛、或不通而麻木不仁等见症。《内经》始立"血痹"之病名而述之简，《金匮》继之而立"血痹虚劳病脉证并治"专篇，则对血痹阐发更详。血痹可与现代某些末梢循环障碍性疾病相对参，如雷诺氏病等。

（二十一）喉痹

"一阴一阳结，谓之喉痹"（《素问·阴阳别论篇》）；"喉痹不能言，取足阳明，能言取手阳明"（《灵枢·杂病》）；"手阳明少阳厥逆，发喉痹嗌肿"（《素问·厥论篇》）。

【读经感悟】

此言"喉痹"之病能。喉痹之"喉"，是咽与喉的统称，因此喉痹是以病位在咽喉而命名的痹病。喉为呼吸之门，咽为水谷之门，"喉主天气，咽主地气"（《素问·太阴阳明别论篇》）。"阳者天气也，阴者地气也"，故咽喉为"一阴一阳"之部位，邪气痹结于此"谓之喉痹"。另外，"一阴"厥阴也，"一阳"少阳也，"一阴一阳结"，又指足厥阴肝、足少阳胆、手厥阴心包、手少阳三焦诸脏腑经脉郁结不调，此四者皆藏相火（《内经》尚无"相火"之名），故易热化，邪热循经上至咽喉而发喉痹肿痛。手足阳明虽为二阳，但胃肠不调郁结化热，也可循经痹阻咽喉，尤其足阳明多气多血，郁结不调化热更甚，故痹之尤重而"不能言"。因五脏六腑通过十二经脉多与咽喉相关联，故脏腑经脉结而不调皆可发喉痹，且多为实热而见红肿热痛。仲景在《伤寒论·少阴病》篇中阐述少阴咽痛，列有虚实寒热，充实了《内经》论喉痹之不足，为后世临床辨治喉痹开拓了更广的思路。据文献报道，就有从脾胃角度将"一阴一阳结"解为升降失常，而用健脾升阳益气法治喉痹获效者。喉痹是以咽喉肿痛为主症，相当于现代某些急、慢性咽炎。咽喉肿痛而有形者如偏桃腺炎等，后世已将其从喉痹中排除而另立"乳蛾"论之。

（二十二）食痹

"胃脉……其耎而散者，当病食痹"（《素问·脉要精微论篇》）；"厥阴之复……甚则入脾，食痹而吐"（《素问·至真要大论篇》）。

【读经感悟】

此言"食痹"之病能。食痹，是指食物痹阻于胃脘而不下，吐之则舒的病证。"厥阴之复……甚则入脾"，指风木复气为病，意为肝木过旺而乘脾土。脾胃相表里，脾不健运则胃失和降，故不能纳食，胃气上逆则吐。食痹病在肝木乘土，胃失和降，故其发病多与情志因素有关，其症除食入而吐外，可推知还可见胁肋心下胀痛、吐后乃止等症。现有人认为此病食物痹阻在胃上口食管，因此又将其称为"食管痹"，相当于当代食管贲门失弛缓症、食管憩室或某些食管神经症等疾病。

（二十三）偏痹

"木运升天，金乃抑之，升而不前……久而化郁……民病卒中偏痹，手足不仁""子午之岁……升天不前，即风埃四起……民病风厥涎潮，偏痹不随，胀满。"（《素问遗篇·本病论》）

【读经感悟】

此言"偏痹"之病能。"偏"，不全也。顾名思义，"偏痹"乃是指邪气偏阻于肢体某侧的痹病。本条经文从运气角度，阐述气候异常变化而发"偏痹"之病。风木之气郁发而致"卒中偏痹，手足不仁"，以及风埃四起而致"风厥涎潮，偏痹不随"，其证、因皆似指中风偏枯而言。此既谓之"偏痹"，除偏侧肢体可见"不仁""不随"外，当以痛为主症方可与偏枯鉴别。偏痹在临床可与根性坐骨神经痛、腰椎间盘突出症等疾病相参。

（二十四）挛痹

"南方者……其地下，水土弱，雾露之所聚也，……其病挛痹。"（《素问·异法方宜论篇》）

【读经感悟】

此言"挛痹"之病名。挛者，筋脉拘急也。挛痹，乃是指筋脉拘急、肢体麻木疼痛的痹病。"南方者"，湿热之地，"湿热不攘，大筋緛短……緛短为拘"（《素问·生气通天论篇》），故湿热之地多发挛痹。

（二十五）厥痹

"厥痹者，厥气上及腹。取阴阳之络，视主病也，泻阳补阴经也。"（《灵枢·寒热病》）

【读经感悟】

此言"厥痹"之病名。厥者，逆也；痹者，闭也。厥痹，是指由于机体阴阳失调，气闭阻于下，逆而上冲至腹的病证。此虽未言厥痹之症，但可推知必见腹中攻冲作痛。本句强调治应"泻阳补阴"，可知此厥痹乃因阴虚不能制阳，三阳之气厥逆于上而致。

（二十六）其他痹病

1. "冬刺络脉，内气外泄，留为大痹"（《素问·四时刺逆从论篇》）；"头痛不可刺者，大痹为恶"（《灵枢·厥病》）。

此言"大痹"之病名。大者，太也。大痹，是指邪气闭阻较重的痹病。或痹在五体，或痹在五脏，凡病情较重者皆可称为"大痹"，故曰"大痹为恶"。此非专指某一种痹病而言，如头痛严重不可刺者，也称之。"冬者盖藏"（《素问·四时刺逆从论篇》），故治痹"冬刺络脉"为刺之逆也，使"内气外泄"而痹邪久留不除，病情益重而成大痹。

2. "虚邪客于经络而为暴痹者也。"（《灵枢·九针论》）

【读经感悟】

此言"暴痹"之病名。暴，突然、强烈之义。暴痹，指突然发生的痹病。此也非专指某一种痹病而言，不仅"虚邪客于经络"可发暴痹，凡痹病急剧发作者皆可称之。

3."八风伤人，内舍于骨解腰脊节腠理之间，为深痹也。"（《灵枢·九针论》）

【读经感悟】

此言"深痹"之病名。深，邪气入内也。深痹，是指邪气已深入体内的痹病。此并非专指某一种痹病，而是泛指病位较深者，若以五体痹与五脏痹较之，五体为外、五脏为内，五体痹"病久而不已，内舍于其所合"，故五脏痹皆可称为深痹；五体虽为外，但"在外者，筋骨为阴，皮肤为阳"（《灵枢·寿天刚柔》），皮为外而筋骨为内，故筋痹、骨痹等也可称为"深痹"，此即所谓"八风伤人，内舍于骨解腰脊节腠理之间，为深痹也"。此"腠理"并非指皮肤，而是指皮肤之内，筋骨与肌腠之间。

4."诊血脉者……多黑为久痹。"（《灵枢·论疾诊尺篇》）

【读经感悟】

此言"久痹"之病名。久，邪气长驻也。久痹，是指痹病日久或反复发作者。这也不是专指某一种痹病，而是泛指病久已成慢性、发作性的痹病。《灵枢·经脉》曰："诸脉之浮而常见者，皆络脉也。"故本句之"诊血脉"，当指所诊部位之络脉言。《素问·经络论篇》曰："寒多则凝泣，凝泣则青黑。"血络色黑，多因内有久寒痹阻血脉，故"多黑为久痹"。

九、痿病

（一）痿病总论

1."因于湿……湿热不攘，大筋缓短，小筋弛长，缓短为拘，弛长为痿。"

（《素问·生气通天论篇》）

【读经感悟】

此总论"痿"之病能。痿者，萎也。痿病，是以肢体筋脉弛缓、软弱无力，甚则功能丧失而萎废不用的病证特点命名的一类疾病。外感内伤皆可致痿，此指由于湿热之邪伤及筋脉，以致筋脉弛纵不收而成痿者。

2. "阳明者，五脏六腑之海，主润宗筋，宗筋主束骨而利关节也……故阳明虚则宗筋纵，带脉不引，故足痿不用也。"（《素问·痿论篇》）

【读经感悟】

此言阳明胃虚宗筋失养的致痿病机。"宗"，《广韵》释之"众也"。此处之"宗筋"当指众筋而言。胃为水谷之海，与脾相表里，为气血生化之源，故阳明多气多血以营五脏六腑而被誉为"五脏六腑之海"。"束骨利关节"之宗筋也赖其所养，故"阳明虚则宗筋纵"而致痿。因此在痿病的治疗中，《内经》有"治痿独取阳明"之说。

3. "肺主身之皮毛……故肺热叶焦，则皮毛虚弱急薄，著则生痿躄也"（《素问·痿论篇》）；"尝富后贫，虽不伤邪，皮焦筋屈，痿躄为挛"（《素问·疏五过论篇》）；"足少阳之别，名曰光明……虚则痿躄，坐不能起"（《灵枢·经脉篇》）。

【读经感悟】

此言内伤因虚致痿病机。由此可见，痿病以虚证居多。"躄"，跛脚不能行也。故"痿躄"，狭义为"足痿"，广义则为痿病之别称。

（二）筋痿

1. "肝主身之筋膜……肝气热，则胆泄口苦筋膜干。筋膜干则筋急而挛，发为筋痿。"（《素问·痿论篇》）

【读经感悟】

此言"筋痿"之病能。筋痿，是以病位命名的痿病。肝主筋，故筋痿的病机重点在肝。肝藏血体阴而用阳，若邪热伤肝或内伤阴血，则筋失所养而发筋痿。此处见"胆泄口苦筋膜干"兼症，可知是因实热所致。

2. "思想无穷，所愿不得，意淫于外，入房太甚，宗筋弛纵，发为筋痿，及为白淫。"（《素问·痿论篇》）

【读经感悟】

此言内伤所致筋痿。情志不遂伤肝，或房劳过度伤肾，精血亏虚不能养筋则成痿。宗筋广义为众筋，但此处之"宗筋"乃"前阴者宗筋之所聚"（《素问·厥论篇》）之狭义者，即《灵枢·五音五味》所言"宦者去其宗筋"之阴器。肝主筋，足厥阴经绕阴器。经筋多结聚于阴器，《灵枢·经筋》明确记载除足厥阴经筋外，还有足阳明、足太阴、足少阴经筋等。故此处因房劳过度之"宗筋弛纵"，应是指阳痿而言，后有精关不固之"白淫"与之并列，更能说明这点。因此筋痿一病，除见有众筋弛缓不收外，还多兼有阳痿不举之症。本病在临床可与现代某些疾病所致弛缓性瘫痪相对参。

（三）脉痿

1. "心主身之血脉……心气热，则下脉厥而上，上则下脉虚，虚则生脉痿，枢折挈，胫纵而不任地也。"（《素问·痿论篇》）

2. "悲哀太甚则胞络绝，胞络绝则阳气内动，发则心下崩数溲血也。故《本病》曰：大经空虚，发为肌痹，传为脉痿。"（《素问·痿论篇》）

【读经感悟】

以上2条经文言"脉痿"之病能。心主血脉，脉痿即是以心脉为病机重点而命名的痿病。本病或因邪气伤心，心阴虚而心气热，热则脉气逆上而下虚，故下肢血气不足以濡养筋脉而成痿；或因情志内伤引发心中阳气内动，心主血脉与小肠相表里，动甚则迫血下崩于小肠而尿血，故血失阴虚，筋脉失养而成痿。脉痿其证可见四肢关节不利，动则如折；足胫痿软无力，不能站立。

（四）肉痿

1. "脾主身之肌肉……脾气热，则胃干而渴，肌肉不仁，发为肉痿。"（《素问·痿论篇》）

2. "有渐于湿，以水为事，若有所留，居处相湿，肌肉濡渍，痹而不仁，发

为肉痿"。(《素问·痿论篇》)

【读经感悟】

以上2条经文言"肉痿"之病能。脾主肌肉，肉痿即是以此为病机重点命名的痿病。脾与胃相表里，热邪伤脾或脾阴内伤，皆可致"脾气热"胃津亏而"胃干而渴"，脾胃气阴两伤，四肢肌肉失养则成肉痿。脾为湿土性喜燥恶湿，若居处潮湿或以水为事，湿邪内浸脾湿不运，水谷精气痹阻不达，四肢肌肉失养亦发肉痿。《素问·痹论篇》曰："痹……在于肉则不仁。"故肉痿临床见症除肢体痿软无力之痿病共症外，还兼有肌肤不仁。

（五）骨痿

1. "肾主身之骨髓……肾气热则腰脊不举，骨枯而髓减，发为骨痿。"(《素问·痿论篇》)

2. "有所远行劳倦，逢大热而渴，渴则阳气内伐，内伐则热舍于肾。肾者水脏也，今水不胜火，则骨枯而髓虚，故足不任身，发为骨痿"。(《素问·痿论篇》)

3. "肾脉……微滑为骨痿，坐不能起，起则目无所见。"(《灵枢·邪气脏腑病形》)

【读经感悟】

以上3条经文皆言"骨痿"之病能。肾主骨生髓，骨痿即是以此为病机重点而命名的痿病。本病或生于邪热伤肾，或生于过劳伤肾，肾水不足则"阳气内伐"，"水不胜火"则阴精耗损，以致"骨枯髓虚"而发为骨痿。因"腰为肾之府""骨为干"，故骨痿临床可见"腰脊不举""足不任身""坐不能起"等症。

（六）风痿

"脾脉……微缓为风痿，四肢不用，心慧然若无病。"(《灵枢·邪气脏腑病形》)

【读经感悟】

此言"风痿"之病能。若以《内经》的疾病命名原则，"风痿"应是以风邪为病因所致之痿病，但《内经》论痿，其外因多为湿热，论风者几无。因风为百病之长而善行数变，故具有突然发作病起急骤者，在临床也可视为"风"。痿病多虚，在临床一般多是慢性渐进性发展的疾病，但也有发病急骤者，因这类痿病的发病特点具有风邪的特征故可称为"风痿"，因此风痿不是专指某一种痿病。本条所言之"风痿"，其症仅是"四肢不用"而"心慧然若无病"，因"脾主四肢"，故可定位于脾，故以"脾脉微缓"示之。此虽与肉痹病机相似，但无肉痹之肌肤不仁以别之。风痿在临床可与现代某些小儿麻痹、产后风瘫等疾病相对参。

（七）阴痿

1."年六十，阴痿，气大衰。"（《素问·阴阳应象大论篇》）

2."太阴司天，湿气下临，肾气上从……阴痿，气大衰而不起不用。"（《素问·五常政大论篇》）

【读经感悟】

以上2条言"阴痿"之病能。此"阴"，乃指前阴、阴器而言。因此阴痿是以部位命名的痿病，指阴器勃而不起、萎而不举的病证，即后世所称之"阳萎（痿）"。这种情况的发生，可分为生理性与病理性两种。"年六十，阴痿，气大衰"，是指生理性的性机能衰退，不可称之为病；而"湿气下临，肾气上从"所致者，则为阴痿之病。阴痿为病除外感病邪外，内伤之因尤为重要，如"思想无穷，所愿不得，意淫于外，入房太甚"等，故调情志、适房事是防治本病的重要措施。

十、厥病

（一）厥病总论

1."是以气多少，逆皆为厥。"（《素问·方盛衰论篇》）

2. "民病气厥心痛、寒热更作、咳喘目赤"（《素问·六元正纪大论篇》）；"厥或令人腹满，或令人暴不知人，或至半日远至一日乃知人"（《素问·厥论篇》）。

3. "有癃者，一日数十溲，此不足也；身热如炭，颈膺如格，人迎躁盛，喘息气逆，此有余也；太阴脉微细如发者，此不足也。……病在太阴，其盛在胃，颇在肺，病名曰厥，死不治。此所谓得五有余二不足也。"（《素问·奇病论篇》）

4. "有病膺肿、颈痛、胸满、腹胀……名厥逆。"（《素问·腹中论篇》）

5. "人有病头痛以数岁不已……当有所犯大寒，内至骨髓。髓者以脑为主，脑逆故令头痛，齿亦痛，病名曰厥逆。"（《素问·奇病论篇》）

6. "厥逆为病也，足暴清，胸若将裂，肠若将以刀切之，烦而不能食，脉大小皆涩"，"厥逆腹胀满，肠鸣，胸满不得息"。（《灵枢·癫狂》）

7. "气……乱于头，则为厥逆，头重眩仆。"（《灵枢·五乱》）

【读经感悟】

以上7条经文所言，皆为"厥病"之总论。厥者逆也，故又称为"厥逆"，简称为"厥"。厥，是指气机逆乱而言。气虽有虚实盛衰，但凡逆乱为病者皆可称之为"厥病"，故曰"是以气多少，逆皆为厥"，简称"气厥"。《伤寒论·厥阴病》所言"凡厥者，阴阳气不相顺接，便为厥"，就是对"逆皆为厥"的阐发。因此，厥病是以"厥"之病机命名的一类疾病。气机逆乱之"气厥"，为厥病的总病机，由此可产生很多病证，如心痛、暴不知人、手足寒热、胸满腹胀、喘息咳逆、膺肿颈痛、头痛目赤、眩仆等，皆是由于脏腑经脉阴阳气血失调所致，故临床对厥病应认真辨证论治。

（二）寒厥

"阳气衰于下，则为寒厥""寒厥之为寒也，必从五指（趾）而上膝者。"（《素问·厥论篇》）

【读经感悟】

此言"寒厥"之病能。寒厥，是以四肢寒冷为主症命名的厥病。"四肢者诸阳之本也"（《素问·阳明脉解篇》），四末有赖阳气之温煦，故阴阳失调，阳虚阴胜则四肢厥冷。本条所言是上下阴阳失调，阳气衰于下而阴寒气盛所致足厥冷，并随病情加重有从足趾逐渐循足胫上至膝之趋势。《伤寒论》中，少阴病、厥阴病多见寒厥之证，可与现代某些疾病所致末梢循环衰竭相参。此多属于危重症，急宜回阳救逆。

（三）热厥

"热厥……手足为之热也""阴气衰于下，则为热厥""热厥之为热也，必起于足下。"（《素问·厥论篇》）

【读经感悟】

此言"热厥"之病能。热厥，是以手足热为主症命名的厥病。本病因阴阳失调阴虚阳盛所致。本条所言"阴气衰于下，则为热厥"，是指上下阴阳失调，阴衰于下不能制阳，阳热独盛而致。临床多见于阴虚火旺证，因足下为阴，故"热厥之为热也，必起于足下"。

（四）风厥

1. "人之善病风厥漉汗者……肉不坚、腠理疏，则善病风"（《灵枢·五变》）；"风逆，暴四肢肿，身漯漯然，晞然时寒，饥则烦，饱则善变"（《灵枢·癫狂》）。

【读经感悟】

此言"风厥"之病能。厥者逆也，"风逆"也即"风厥"。本条所言"风厥"，是以病因命名的厥病。因卫外不固，外感风邪，以致营卫不和，气机失调，邪阻卫阳不能温外，故"晞然时寒"；腠理开泄，故"漉汗"出而"身漯漯然"。此病"暴"起"善变"，皆为风之特性。

2. "病身热汗出烦满，烦满不为汗解……汗出而身热者风也，汗出而烦满不解者厥也，病名曰风厥。"（《素问·评热病论篇》）

【读经感悟】

此所言"风厥"也为风邪所致，故"汗出而身热"。但同时见"烦满不为汗解"，可知邪气以致少阳经气失调。本病似《伤寒论》太阳少阳并病。

3. "二阳一阴发病，主惊骇背痛，善噫善欠，名曰风厥。"（《素问·阴阳别论篇》）

【读经感悟】

此所言"风厥"，并非风邪所致，此"风"乃另有所指。"二阳一阴发病"，为此风厥病机。二阳者阳明也，指足阳明胃；一阴者厥阴也，指足厥阴肝。此为肝胃不和，气机失调所发，肝为风木之脏，因风木乘土而致"厥"，故也名之"风厥"。可见此"风"是指风木之脏——肝而言。风厥之"风"既非专指，"风厥"之病当然也非专指某一种厥病。根据所描述的病证，也可见于厥病外的其他疾病。

（五）煎厥

1. "阳气者，烦劳则张，精绝，辟积于夏，使人煎厥。目盲不可以视，耳闭不可以听，溃溃乎若坏都，汩汩乎不可止。"（《素问·生气通天论篇》）

【读经感悟】

此言"煎厥"之病能。"煎"，是煎熬耗损之义。煎厥，是以病机特点命名的厥病。《素问·生气通天论篇》曰："阳强不能密，阴气乃绝。"此因过度烦劳，阳强不密，煎熬阴精，阴气外泄，已成阴虚阳亢之体，又逢暑热，以致阴阳失调，亢阳上逆而成厥。此为本虚标实之证，病发急剧，突然晕厥而感知觉丧失，属于急重症，可与现代某些疾病所致晕厥，如中暑、高血压脑病等相对参。

2. "所谓少气善怒者，阳气不治，阳气不治则阳气不得出，肝气当治而未得，故善怒。善怒者，名曰煎厥。"（《素问·脉解篇》）

【读经感悟】

此"煎厥"病机在"肝气当治而未得"。肝主疏泄，其"少气"则疏泄无力而气机郁滞，若暴气上逆，也可突然晕厥。因证同阴精煎熬所成厥者，故亦名"煎厥"。怒为肝之志，肝体阴而用阳，言"善怒"者既提示素体阴虚阳亢，也提示怒为煎厥发病之诱因。此煎厥可与现代某些神经症晕厥相对参。

（六）薄厥

"阳气者，大怒则形气绝，而血菀于上，使人薄厥。"（《素问·生气通天

论篇》)

【读经感悟】

此言"薄厥"之病机。"薄",迫也。薄厥,也是以病机特点命名的厥病。怒则气上,此因大怒气迫血逆菀于上而致突发昏厥。此虽未详病症,但后世多载有头痛项强、呕吐等,因此可与现代蛛网膜下腔出血等疾病相参。

(七) 大厥

1. "血之与气并走于上,则为大厥,厥则暴死,气复反则生,不反则死。"(《素问·调经论篇》)

【读经感悟】

此言"大厥"之病名。"大",太也,此言病情重者。本病也是因"血之于气并走于上"而发,病机与主症虽与薄厥同,但"厥者暴死"病情危重,预后欠佳,故名之曰"大厥"。大厥之发类似卒中,可与现代某些脑血管意外,如脑出血等疾病相对参。

2. "子午之年,太阳降地……久而不降,伏之化郁,民病大厥,四肢重怠,阴痿少力。天布沉阴,蒸湿间作。"(《素问遗篇·本病论》)

【读经感悟】

此从运气角度阐述"大厥"之病能。子午之岁少阴君火司天,若运气不得,胜复郁发,气候反常,湿热气盛而发"大厥"。此言"四肢重怠、阴痿少力",应是大厥"气复返则生"者所见,相当于卒中之恢复期或后遗症。

(八) 暴厥

"脉至如喘,名曰暴厥。暴厥者,不知与人言"(《素问·大奇论篇》);"暴厥而聋,偏塞闭不通,内气暴薄也"(《素问·通评虚实论篇》)。

【读经感悟】

此言"暴厥"之病能。"暴"者,猝然、急暴也。"暴厥",是指暴气逆乱于上下而致厥者,即所谓"内气暴薄也"。气暴逆于上,上窍闭塞不通,则昏厥不语、耳聋;气暴逆于下,下窍"偏塞不通",则二便闭。此为邪气盛暴发之实证,故"脉至如喘"。"如喘",形容脉来急促有力状。暴厥与大厥皆为危重证,虽然二者相似,但大厥强调"厥则暴死"而病更重,暴厥强调"内气暴薄"而病更急。

(九)尸厥

1. "邪客于手足少阴太阴足阳明之络,此五络皆会于耳中,上络左角。五络俱竭,令人身脉皆动,而形无知也,其状若尸,或曰尸厥。"(《素问·缪刺论篇》)

【读经感悟】

此言"尸厥"之病能。尸厥,是指厥逆之发"形无知也,其状如尸",似死非死的状态,因此是以对主症类比命名的厥病。"诸脉之浮而常见者,皆络脉也……经脉者常不可见也。"(《灵枢·经脉》)邪客于络脉"五络俱竭",则诊之于表脉息已无似死,实则"身脉皆动"非死。据《扁鹊仓公列传》所载,扁鹊所治虢太子之假死,即"尸厥"。关于"五络皆会于耳中,上络左角",查阅《灵枢·经脉》有关十五别络的文献,除手阳明之络入耳中外,余皆无此记载,不知所宗。但《太素》注曰:"手少阴通里入心中系舌本,孙络至耳中;足少阴经至舌本,皮部络于耳也;手太阴正别从喉咙亦孙络入耳中;足太阴经连舌本下,散舌下,亦皮部络于耳中;足阳明经上耳前,过客主人前,亦皮部络于耳中。此之五络入于耳中相会通。已上络于左角,左角阳也。"

2. "五失守者,天虚而人虚也,神游失守其位,即有五尸鬼干人,令人暴亡也,谓之曰尸厥。"(《素问遗篇·本病论》)

【读经感悟】

此"尸厥"非似死非死之"尸厥",乃是五神失守,五鬼犯之"暴亡也"。神者,正也;鬼者,邪也。五神者,五脏神也;五鬼者,伤五脏之厥气也。"得神者昌,失神者亡",故"五失守者……令人暴亡"。

(十)阳厥

1. "有病怒狂者……生于阳也……,阳气者,因暴折而难决,故善怒也,病

名曰阳厥。……阳明者常动，巨阳少阳不动，不动而动大疾，此其候也。"（《素问·病能论篇》）

【读经感悟】

此言"阳厥"之病能。阳厥，阳气厥逆，故本病是以病机命名的厥病。阴阳失调，阳气偏胜郁而不散则厥气上逆，此即所谓"暴折而难决"，故多怒而狂。《灵枢·寒热病》曰："人迎，足阳明也。""阳明者常动，巨阳少阳不动"，是指位于颈部的足阳明动脉人迎脉在正常情况下比太阳、少阳动脉搏动明显，若此二脉也随阳明脉动洪大而急促，此阳气暴张之象。怒狂而见此脉象，这是阳厥病临床特点，故本病属于阳证、实证，可与现代某些精神疾病相对参。

2. "胆足少阳之脉……是动则病口苦、善太息，心胁痛不能转侧，甚则面微有尘，体无膏泽，足外反热，是为阳厥。"（《灵枢·经脉篇》）

【读经感悟】

此所言"阳厥"，是指足少阳胆经之脉气厥逆为病，详见"十二经病候"。此与"阳气暴折"而怒狂之"阳厥"，名虽相同，但病不同。

（十一）痿厥

1. "恐惧而不解则伤精，精伤则骨酸痿厥"（《灵枢·本神》）；"下气不足，则乃谓痿厥心悗"（《灵枢·口问》）；"脾脉……缓甚为痿厥"（《灵枢·邪气脏腑病形》）。

2. "秋伤于湿……发为痿厥"（《素问·生气通天论篇》）；"冬三月……逆之则伤肾，春为痿厥"（《素问·四气调神大论篇》）；"三阳为病发寒热，下为痈肿，及为痿厥腨㾓"（《素问·阴阳别论篇》）。

【读经感悟】

以上2条经文言"痿厥"之病能。痿厥，是以四肢痿软无力为主症的厥病，尤以下肢为重。本病病机重点在肾，肾精内伤，下气不足，气逆于下而致。此或因七情内伤，或因失于调摄，或因脾湿伤肾，皆因脏气失调而成痿，故曰"痿厥"。本病"厥"为病机，而"痿"为主证，故后世多以"足痿弱不收为痿厥"（《张氏医通》）。本病既称为"厥"，可推知在足痿之主症外，还应见足厥冷之兼症。

（十二）痹厥

"卧出而风吹之，血凝于肤者为痹，凝于脉者为泣，凝于足者为厥。此三者，血行而不得反其空，故为痹厥也"（《素问·五脏生成论篇》）；"冬善病痹厥"（《素问·金匮真言论篇》）。

【读经感悟】

此言"痹厥"之病能。痹者闭也，"痹厥"是因痹而致厥者。气血循脉而行于人身内外上下，若痹阻不通则"血行不得反其空"逆而成厥，故曰"痹厥"。本病多得之于风寒，因寒主收引而脉凝泣不畅，故"冬善病痹厥"。因"血凝于肤者为痹，凝于脉者为泣，凝于足者为厥"，故本病临床可见四肢麻木疼痛、厥冷等症。

（十三）四厥

"气……乱于臂胫，则为四厥。"（《灵枢·五乱》）

【读经感悟】

此言"四厥"之病机。臂，手臂，泛指上肢；胫，足胫，泛指下肢。"四厥"，是气"乱于臂胫"而致四肢厥冷的病证。

（十四）骭厥

"胃足阳明之脉……是动则病洒洒振寒，善呻数欠，颜黑，病至则恶人与火，闻木声则惕然而惊，心欲动，独闭户塞牖而处，甚则欲上高而歌，弃衣而走，贲响腹胀，是为骭厥。"（《灵枢·经脉》）

【读经感悟】

此所言"骭厥"，是指足阳明经脉气厥逆为病，详见"十二经病候"。

（十五）臂厥

1."肺手太阴之脉……是动则病肺胀满，膨膨而喘咳，缺盆中痛，甚则交两手而瞀，此为臂厥。"（《灵枢·经脉》）

【读经感悟】

此所言"臂厥"，是指手太阴肺经脉气厥逆为病，详见"十二经病候"。

2."心手少阴之脉……是动则病嗌干心痛，渴而欲饮，是为臂厥。"（《灵枢·经脉》）

【读经感悟】

此所言"臂厥"，是指手少阴心经脉气厥逆为病，详见"十二经病候"。

（十六）踝厥

"膀胱足太阳之脉……是动则病冲头痛，目似脱、项如拔，脊痛、腰似折，髀不可以曲，腘如结、腨如裂，是为踝厥。"（《灵枢·经脉》）

【读经感悟】

此所言"踝厥"，是指足太阳膀胱经脉气厥逆为病，详见"十二经病候"。

（十七）骨厥

"肾足少阴之脉……是动则病饥不欲食，面如漆柴，咳唾则有血，喝喝而喘，坐而欲起，目䀮䀮如无所见，心如悬若饥状，气不足则善恐，心惕惕如人将捕之，是为骨厥。"（《灵枢·经脉》）

【读经感悟】

此所言"骨厥"，是指足少阴肾经脉气厥逆为病，详见"十二经病候"。

（十八）六经厥

1."巨阳之厥，则肿首头重，足不能行，发为眴仆""太阳厥逆，僵仆，呕血，善衄。"（《素问·厥论篇》）

【读经感悟】

此言太阳经厥病之病能，以及太阳经脉气逆乱所发诸症。"巨阳之厥"是从病症言之，"太阳厥逆"是从病机言之。太阳，应指手太阳、足太阳经而言，因足阳经从足至头循行路线长，故多以足代手，其临床所见也多为足太阳循经病候。此可参考足太阳经病候。

2.“阳明之厥，则癫疾欲走呼，腹满不得卧，面赤而热，妄见而妄言”“阳明厥逆，喘咳身热，善惊，衄、呕血。”（《素问·厥论篇》）

【读经感悟】

此言阳明经厥病之病能，以及阳明经脉气逆乱所发诸症。足阳明经属胃络脾，手阳明经属大肠络肺，本病临床所见多为所属络脏腑病候。此可参考手足阳明经病候。

3.“少阳之厥，则暴聋颊肿而热，胁痛，胻不可以运”“少阳厥逆，机关不利，机关不利者腰不可以行，项不可以顾。”（《素问·厥论篇》）

【读经感悟】

此言少阳经厥病之病能，以及少阳经脉气逆乱所发诸症。少阳为枢，故本病可见“少阳厥逆，机关不利”诸症，此外所见多为足少阳经循经病候。此可参考足少阳经病候。

4.“太阴之厥，则腹满䐜胀，后不利，不欲食，食则呕，不得卧”“太阴厥逆，胻急挛，心痛引腹。”（《素问·厥论篇》）

【读经感悟】

此言太阴经厥病之病能，以及太阴经脉气逆乱所发诸症。从本条经文所载病候，可见是足太阴脾经的内脏病候及循经病候，因此本条所言应是足太阴厥病。此可参考足太阴经病候。

5.“少阴之厥，则口干溺赤，腹满心痛”“少阴厥逆，虚满呕变，下泄清。”（《素问·厥论篇》）

【读经感悟】

此言少阴经厥病之病能，以及少阴经脉气逆乱所发诸症。手少阴经属心络小肠，足少阴经属肾络膀胱，本病所见多为内脏病候。此可参考手足少阴经病候。

6.“厥阴之厥，则少腹肿痛，腹胀泾溲不利，好卧屈膝，阴缩肿，胻内热”“厥阴厥逆，挛腰痛，虚满前闭谵言。”（《素问·厥论篇》）

【读经感悟】

此言厥阴经厥病之病能，以及厥阴经脉气逆乱所发诸症。从本条经文所载病候，可见是足厥阴肝经的内脏病候及循经病候，因此本条所言应是足厥阴厥病。

此可参考足厥阴经病候。

7. "手太阴厥逆，虚满而咳，善呕沫""手心主、少阴厥逆，心痛引喉，身热""手太阳厥逆，耳聋泣出，项不可以顾，腰不可以俯仰。"（《素问·厥论篇》）

【读经感悟】

此言手太阴、手厥阴、手少阴经厥病之病能。因《素问·厥论篇》"太阴厥逆""厥阴厥逆""太阳厥逆"只言足经而未及手经，故篇中又单列此而予以补充，其所载也皆为所属内脏病候或循经病候。可参考手太阴、手厥阴、手太阳病候。

8. "手阳明少阳厥逆，发喉痹，嗌肿，痉。"（《素问·厥论篇》）

【读经感悟】

此言手阳明、少阳二经脉气逆乱所发诸症，皆为循经病候。因"阳明厥逆""少阳厥逆"所述重点在足经，故此补充之，以明手足三阴三阳十二经皆有脉气厥逆为病。

十一、疝

（一）疝病总论

1. "病在少腹，腹痛不得大小便，病名曰疝，得之寒"（《素问·长刺节论篇》）；"肾脉大急沉，肝脉大急沉，皆为疝"，"三阴急为疝"（《素问·大奇论篇》）。

【读经感悟】

此总论"疝"之为病。疝，《说文》释之曰"腹痛也"，此即《素问·长刺节论篇》所载疝病之原义。《释名》又曰："疝，诜也。气诜诜然上入而痛也。""诜诜然"，众多状。此已将疝痛引申为气聚而上冲作痛，《素问·大奇论篇》所载肾、肝、三阴（脾、肺）诸脉之"急"，皆说明气聚合上冲作痛。再进一步引申，气聚上冲而有形，如"山"之突起而成"疝"，以致衍化为现代疝病定义为"某一脏器通过周围组织薄弱的地方而隆起"。

2. "任脉为病，男子内结七疝。"（《素问·骨空论篇》）

【读经感悟】

此总言"七疝"。七疝，后世所指虽不尽相同，但据《素问》所载，应是"冲疝""狐疝""癞疝""厥疝""瘕疝（疝瘕）""溃疝""癃疝"。七者皆由任脉气聚而上，内结于腹，为发于男子之疝病，故曰"任脉为病，男子内结七疝"。

（二）疝气

"脾脉……微大为疝气，腹里大脓血，在肠胃之外。"（《灵枢·邪气脏腑病形》）

【读经感悟】

此言"疝气"之病能。因为"疝"原义为气聚上腹痛，故"气"为疝之因，从广义言之"疝气"即为疝病之总称。本条所言之"疝气"，则是专指"腹里大脓血，在肠胃之外"者。据其描述，应是腹腔内包裹性化脓性肿物。

（三）卒疝

"邪客于足厥阴之络，令人卒疝暴痛"（《素问·缪刺论篇》）；"足厥阴之别，名曰蠡沟……其别者经胫上睾，结于茎。其病气逆则睾肿卒疝"（《灵枢·经脉》）。

【读经感悟】

此言"卒疝"之病能。卒，猝然、暴起。卒疝，是指卒发之疝病。其病机为足厥阴别络病气上逆。其病症有二，或病少腹暴痛，或病睾丸肿痛。后者可与现代某些急性睾丸炎、附睾炎等疾病相对参。

（四）狐疝

1. "肝足厥阴之脉……是肝所生病者……狐疝"（《灵枢·经脉》）；"厥阴……滑则病狐疝风"（《素问·四时刺逆从论篇》）。

2. "肾下则腰尻痛，不可以俯仰，为狐疝。"（《灵枢·本脏》）

【读经感悟】

此言"狐疝"之病能。狐疝,是以症状类比命名的疝病。从病机言之,此为足厥阴肝经为病;从病位言之,肝经循少腹绕阴器;从病症言之,其疝之突起时现时无,犹如狡诈之狐出入无定,故名曰"狐疝"。因其多变具有"风善行数变"之性,故又名"狐疝风"。《内经》虽未明确阐述其症状,但从其命名可知本病极似现代腹股沟斜疝,卧则入腹、立则复出,随腹压变化而出没,故曰"不可俯仰",其出常可牵引"腰尻痛"。《灵枢·本脏》曰:"高耳者肾高,耳后陷者肾下。"故"肾下"为五官望诊的内容。

(五)冲疝

"督脉者,起于少腹以下骨中央……其少腹直上者,贯脐中央,上贯心入喉……此生病,从少腹上冲心而痛,不得前后,为冲疝。"(《素问·骨空论篇》)

【读经感悟】

此言"冲疝"之病能。上逆力度大者为"冲",冲疝是指气"从少腹上冲心而痛"者。此为督脉为病,从病位言之,督脉前行支从少腹直上贯心,下行前后二阴;从病机言之,逆气循督脉从少腹上冲心而痛,下则不得前后。冲疝,在临床可与后世某些奔豚病相对参。

(六)癫疝

1."厥阴所谓癫疝……癫疝少腹肿也。"(《素问·脉解篇》)

2."阳明司天……民病……丈夫癫疝……病本于肝""阳明之胜,清发于中……外发癫疝。"(《素问·至真要大论篇》)

【读经感悟】

此言"癫疝"之病能。癫,颓也,倒塌、下坠之义。癫疝,即是以病症特点命名的疝病。"阳明司天""阳明之胜",皆从运气角度言寒凉为致病之因;其病机在足厥阴肝,因肝经绕阴器循少腹,寒湿注少腹阴器聚而为病。据病名可推知邪气经少腹颓坠于阴器,其病症不仅少腹肿,主要是阴囊肿大。后世对癫疝病症虽多有阐发,但以《儒门事亲》所述较为贴切,曰:"其状阴囊肿缒,如升如斗，不痛不痒者是也。"若以此言之，可与现代某些腹股沟斜疝较大者相对参。

（七）㿉疝

1. "肝足厥阴之脉……是动则病……丈夫㿉疝，妇人少腹肿"（《灵枢·经脉》）；"肝脉……滑甚为㿉疝"（《灵枢·邪气脏腑病形》）。

2. "足阳明之筋……聚于阴器……其病㿉疝。"（《灵枢·经筋》）

【读经感悟】

以上2条经文言"㿉疝"之病名。此处未详㿉疝病状，故后世各有所见。㿉者溃也，义同颓，所以有"㿉疝"即"癫疝"之说。但《灵枢·经筋》篇言此又为足阳明经筋之病，似与癫疝有别。经曰"阳明者主润宗筋"，而"前阴为宗筋之所聚"，言足阳明乃是强调其病位在阴器，而病本仍在肝，肝主筋，其脉绕阴器也。二者不仅病机、病位相同，其病症"癫"与"㿉"之义也通，故可视为一病。因㿉者溃也，为水之溢，故有人认为㿉疝是水湿下溢于阴中而成疝，专指睾丸鞘膜积液而阴囊肿大者。

（八）癫癃疝

"所谓癫癃疝肤胀者，曰阴亦盛而脉胀不通，故曰癫癃疝也。"（《素问·脉解篇》）

【读经感悟】

此言"癫癃疝"之病名。《内经》对此只言其病名而无病症，有学者据马王堆汉墓出土古医书考证，认为本病与癫疝、㿉闭疝是同病不同名，可与现代丝虫病所致鞘膜积液或阴囊象皮肿相对参；关于㿉疝"妇人少腹肿"，似女性丝虫病患者出现的前阴部位肿胀。

（九）厥疝

"黄，脉之至大而虚，有积气在腹中，有厥气，名曰厥疝。"（《素问·五脏生成论篇》）

【读经感悟】

此言"厥疝"之病能。厥，逆也。厥疝是以厥气上逆的病机命名的疝病。"黄"，脾土之色也，本病因肝木乘脾土，肝郁脾虚，故土色见，脾脉虚；肝郁而不疏，脾虚而不运，故积气于腹中而厥气成疝。

（十）五脏疝

1. "诊得心脉而急……病名心疝，少腹当有形也。……心为牡脏，小肠为之使，故曰少腹当有形也"（《素问·脉要精微论篇》）；"心脉搏滑急为心疝"（《素问·大奇论篇》）。

2. "心脉……微滑为心疝引脐，小腹鸣"（《灵枢·邪气脏腑病形》）；"心疝暴痛，取足太阴厥阴，尽刺去其血络"（《灵枢·热病》）。

【读经感悟】

以上2条经文言"心疝"之病能。心疝，是以病位命名的"五脏疝"之一。五脏疝是病在五脏之疝病，《内经》中明确命名者，只有"心疝""肺疝"。心疝，为逆气从少腹引脐上冲至心而致"暴痛"。根据"心疝暴痛，取足太阴厥阴"的治法，可推知其病本在肝脾而标在心。本病临床特点除"心疝暴痛"外，还见少腹有隆起之状、肠鸣等。

3. "肺脉沉搏为肺疝。"（《素问·大奇论篇》）

【读经感悟】

此言"肺疝"之病名而未言其病状。据王冰所注"心疝、肺疝，皆寒搏于脏故也"，故有释"肺疝"为"风寒袭肺而引起胸膈牵痛者"。现代有将"肺疝"定义为"肺组织通过局部薄弱处突出到胸腔范围以外所形成的一种疾病"。

五脏中是否只有心疝和肺疝？根据《素问·大奇论篇》"肾脉大急沉，肝脉大急沉，皆为疝""三阴急为疝"的记载，应当是肾疝、肝疝、脾疝，只不过未明言而已。如同肺疝无病状记载，此三者也皆无所载。但后世医籍有所阐发，如《医学纲目》云："脐下撮急疼痛，并脐下周身一遭皆急痛，小便频数清……名曰肾疝。"《千金要方》云："脾脉……微大为脾疝，气裹大脓血在肠胃之外。"

（十一）五脏风疝

"阳明……滑则病心风疝""少阴……滑则病肺风疝""少阳……滑则病肝风疝""太阳……滑则病肾风疝""太阴……滑则病脾风疝。"（《素问·四时刺逆从论篇》）

【读经感悟】

此言五脏"风疝"之病名，但未言及其病状。据王冰所注，五脏疝多为"寒搏于脏"；五脏风疝其脉皆滑，据张介宾《类经·疾病类》所云"滑为阳邪有余，而病风者，热则生风也"，则其邪多为风热。故有将心风疝定义为"心疝之因风热邪盛而发者"，将肺风疝定义为"因风热邪而起之肺疝证"等。

十二、瘕

（一）瘕病总论

1. "肾脉小急，肝脉小急，心脉小急，不鼓皆为瘕""三阳急为瘕。"（《素问·大奇论篇》）

2. "任脉为病……女子带下，瘕聚。"（《素问·骨空论篇》）

【读经感悟】

以上2条经文言"瘕"之病名。瘕作为病名，其义在《内经》有三：一指腹内肿块。瘕，假也，肿块聚散无常者为"瘕"，如《诸病源候论》曰："瘕病者……积在腹内，结块瘕痛，随气移动是也。言其虚假不牢，故谓之瘕也。"二专指妇女腹中结块。《说文》曰："瘕，女病也。"此为"任脉为病"，如"血瘕""石瘕"之类。三指腹内寄生虫为病。古之"瘕"与"蛊"通假，故瘕为"腹中虫病也"，如"疝瘕"及《难经》"大瘕泄"之类。

（二）血瘕

"阴阳并绝，浮为血瘕。"（《素问·阴阳类论篇》）

【读经感悟】

此言"血瘕"之病机。据王冰注："阴阳相薄，故脉并绝断而不相连续也；脉浮为阳气薄阴，故为血瘕。"本病为阴阳相搏，阳搏于阴即气搏于血而成瘕。关于其病，《类证治裁》曰："血瘕，经行劳动感寒，留络不去，腰腹急痛。"可知血瘕是指妇女瘀血结聚少腹而形成之肿块。

（三）水瘕

"肝脉……微缓为水瘕、痹也。"（《灵枢·邪气脏腑病形》）

【读经感悟】

此言"水瘕"之病名，而未言其病症。据《诸病源候论》所载："水瘕者，由经络否涩，水气停聚在于心下，肾经又虚，不能宣利溲便，致令水气结聚而成形段，在于心腹之间。"可知本病是指水气结聚于腹中而成之肿块。

（四）疝瘕

1. "风寒客于人……传之肾，病名曰疝瘕，少腹冤热而痛，出白，一名曰蛊。当是之时，可按可药。"（《素问·玉机真脏论篇》）

2. "寸口脉沉而弱，曰寒热及疝瘕少腹痛""脉急者，曰疝瘕少腹痛。"（《素问·平人气象论篇》）

【读经感悟】

以上2条经文言"疝瘕"之病能。疝者，腹痛也，疝瘕是具有明显少腹痛的瘕病。其痛为"冤热而痛"，并且小便出白。文中明确指出"曰蛊"，可见"疝瘕"为"腹中虫病也"。现代丝虫病在临床某阶段由于腹腔及腹股沟淋巴结肿大，合并附睾炎、睾丸炎、鞘膜积液等，可见少腹阴部肿块而热痛，出现乳糜尿可见明显尿危白，可与之对参。

（五）虑瘕

"小肠移热于大肠，为虑瘕。"（《素问·气厥论篇》）

【读经感悟】

此言"虑瘕"之病名，而未载其病状。虑，通"伏"。虑瘕，是指邪热伏于大肠的瘕病，后世阐述其症状为"下腹时鼓起块状，但有时消散，可伴有腹痛、便秘等"。

（六）石瘕

"石瘕生于胞中，寒气客于子门，子门闭塞，气不得通，恶血当泻不泻，衃以留止，日以益大，状如怀子，月事不以时下，皆生于女子，可导而下。"（《灵枢·水胀》）

【读经感悟】

"石瘕"为妇科肿瘤，详见"妇科诸疾"。

十三、积聚

（一）积聚总论

1. "是故虚邪之中人也，始于皮肤……传舍于肠胃之外，募原之间，留著于脉，稽留而不去，息而成积。"（《灵枢·百病始生》）

2. "其著孙络之脉而成积者，其积往来上下，臂手孙络之居也，浮而缓，不能句积而止之，故往来移行肠胃之间，水凑渗注灌，濯濯有音，有寒则䐜䐜满雷引，故时切痛。其著于阳明之经，则挟脐而居，饱食则益大，饥则益小。其著于缓筋也，似阳明之积，饱食则痛，饥则安。其著于肠胃之募原也，痛而外连于缓筋，饱食则安，饥则痛。其著于伏冲之脉者，揣之应手而动，发手则热气下于两股，如汤沃之状。其著于膂筋在肠后者，饥则积见，饱则积不见，按之不得。其

著于输之脉者，闭塞不通，津液不下，孔窍干壅。"（《灵枢·百病始生》）

3."积之始生，得寒乃生，厥乃成积也""卒然多食饮则肠满，起居不节，用力过度，则络脉伤……肠胃之络伤则血溢于肠外，肠外有寒，汁沫与血相搏，则并合凝聚不得散，而积成矣。"（《灵枢·百病始生》）

【读经感悟】

以上3条经文总论"积"之病能。积，《说文》释之"聚也"。积聚作为病名，是指病邪在体内结聚成块的疾病，一般将其肿块固定不移者称为"积"，而时聚时散者称为"聚"。此处所言"积"之为病，是因虚邪中人入内"稽留而不去，息而成积"；其病之始因不仅有外感，还有饮食起居不节、用力过度等；其病机或为气机失调"厥乃成积"，或伤血络瘀血凝聚；其病位广泛，或"挟脐而居"，或"肠胃之募原"，或"伏冲之脉"，或"肠后"，或"输之脉"等，可见于腹内各处；其病症除见肿块外，多有胀痛。

4."任脉为病……女子带下、瘕聚。"（《素问·骨空论篇》）

5."其色散驹驹然，未有聚；其病散而气痛，聚未成也"；"女子在于面王，为膀胱子处之病，散为痛，搏为聚，方员左右，各如其色形。"（《灵枢·五色》）

【读经感悟】

以上2条总论"聚"之病能。聚，病在气分，其"散为痛，搏为聚"。此"任脉为病"，多见于女子"膀胱子处"，与"瘕"相似，故常"瘕聚"并称，是妇女常见的肿瘤性疾病。

（二）息积

"病胁下满，气逆，二三岁不已……病名曰息积。此不妨于食。"（《素问·奇病论篇》）

【读经感悟】

此言"息积"之病能。息，一呼一吸谓之一息，泛指呼吸气息。息积，是以呼吸喘息"气逆"为主症的积病。本病是因肝失疏泄，肺失肃降，气机失调，"厥乃成积"，而致气积于胸中。肝气不舒则胁下满，肺不肃降则气上逆，此病"二三岁不已"可知为久病，故"稽留而不去，息而成积"。因病在肺未及脾胃，故"不妨于食"。本病在临床上可与某些慢性阻塞性肺病、肺气肿等相对参。

（三）息贲

1."肺脉……滑甚为息贲上气。"（《灵枢·邪气脏腑病形》）

2."肝高则上支贲，切胁悗，为息贲。"（《灵枢·本脏》）

3."手太阴之筋……其病……甚成息贲、胁急吐血""手心主之筋……其病……前及胸痛息贲。"（《灵枢·经筋》）

4."二阳之病发心脾……其传为息贲者，死不治。"（《素问·阴阳别论》）

【读经感悟】

以上4条经文皆言"息贲"之病能。贲，奔也。息贲，是以上气急如奔的症状特点命名的积病。本病虽是由于肺失肃降，气积胸中上贲而致，但病机尚有涉及肝、心、脾及阳明、厥阴者，故病症除"息贲上气""胸痛"外，还可见"胁悗""胁急吐血"等。其病证虽与息积相似，但其病势则较之甚，若久病涉及多脏腑者，多预后不佳。《难经》发《内经》之未尽，将息贲列为"五积"之一，称为"肺之积"。

（四）伏梁

1."心脉……微缓为伏梁，在心下，上下行，时唾血。"（《灵枢·邪气脏腑病形》）

【读经感悟】

此言心下"伏梁"之病能。伏梁，比喻腹中积块如"梁"伏于心下，故本病是以主症特点命名的积病。《内经》论"伏梁"有三，本条所述为其一，是"心下伏梁"。《难经》将其列为"五积"之一，称为"心之积"。本病是由心脉气血结滞而成，其积块从脐而上，如臂如梁伏于心下，并时而"唾血"。

2."人有身体髀股䯒皆肿，环脐而痛……病名曰伏梁。此风根也，其气溢于大肠而著于肓。肓之原在脐下，故环脐而痛也。"（《素问·腹中论篇》）

【读经感悟】

此言风根"伏梁"之病能。风根伏梁，为《内经》所载"伏梁"之二。风为木之气而通于肝；根者本也，本病病机以肝为本；故曰"此风根也"。肝失疏泄则气郁，气不行则水停蓄，故周身皆肿；气滞则血凝，故结块于腹内肓膜"环脐而痛"。《三因方》认为，本病可因心积伏梁日久不愈而致。

3."病有少腹盛，上下左右皆有根……病名曰伏梁。……裹大脓血，居肠胃之外。"（《素问·腹中论篇》）

【读经感悟】

此言脓血"伏梁"之病能。脓血伏梁，为《内经》所载"伏梁"之三。此为下腹部痛肿，坚硬有块，其包块在腹腔肠胃之外，推至不移，包块内有脓血瘀积。有人认为，本病可与现代克罗恩病，即局限性肠炎、节段性肠炎、肉芽肿性肠炎等疾病相对参。

（五）肥气

"肝脉……微急为肥气，在胁下若覆杯。"（《灵枢·邪气脏腑病形》）

【读经感悟】

此言"肥气"之病能。肥气，是以症状类比命名的积病，因其积块如肥盛之肉，"在胁下若覆杯"，故名曰"肥气"。《难经》将其列为五积之一，称为"肝之积"而位于左胁下，临床可与现代某些疾病（如疟疾、肝吸虫病等）所致门静脉高压、巨脾症等相对参。

（六）奔豚

"肾脉……微急为沉厥奔豚，足不收，不得前后。"（《灵枢·邪气脏腑病形》）

【读经感悟】

此言"奔豚"之病能。豚，小猪也。奔豚，是以症状类比命名的积病，因其发厥气从少腹上冲心下如豚之奔突，故曰"奔豚"。《难经》将其列为"五积"之一，称为"肾之积"。《金匮要略》称之为"奔豚气"，明确指出其病在气分，且有肾气奔豚、肝气奔豚之别。本条所言病本在肾，肾中厥气循冲脉上逆，故属于肾气奔豚。因奔豚是发作性疾病，时聚时散，发作无时，故不应称"积"而当为

"聚"。本病临床可与现代某些胃肠神经官能症出现的肠道积气和蠕动亢进或痉挛状态相对参。

（七）瘤

1. "四时八风之客于经络之中，为瘤病者也。"（《灵枢·九针》）

2. "虚邪之入于身也深……有所疾前筋，筋屈不得伸，邪气居其间而不反，发于筋溜。有所结，气归之，卫气留之，不得反，津液久留，合而为肠溜，久者，数岁乃成，以手按之柔。已有所结，气归之，津液留之，邪气中之，凝结日以易甚，连以聚居，为昔瘤，以手按之坚。"（《灵枢·刺节真邪》）

【读经感悟】

以上 2 条言"瘤"之病能。瘤，留也。邪气留结于体内而形成的肿物曰"瘤"，故《说文》释之"瘤，肿也"。"溜"，据《甲乙经》应作"瘤"。邪气留结于筋，使得筋脉卷曲而不得伸展，邪气居其间而更不得散，相互搏结盘曲结聚而发为"筋瘤"。"肠瘤"，为腹中积聚一类的病候，其病机、病症可参考《灵枢·百病始生》："寒气上入于肠胃，入于肠胃则䐜胀，䐜胀则肠外之汁沫迫聚不得散，日以成积""肠胃之络伤，则血溢于肠外，肠外有寒汁沫与血相搏，则并合凝聚不得散而积成矣"，以及"卒然外中于寒，若内伤于忧怒，则气上逆，气上逆则六输不通，温气不行，凝血蕴里而不散，津液涩渗，著而不去，而积皆成矣"等。本处是讲邪气阻滞腹中卫气运行，而凝结肠外津液发为肠瘤的病机，以及随邪结之程度不同，瘤也有柔坚的情况。卫气者，水谷之悍气也，其气循皮肤之中，分肉之间，熏于盲膜，散于胸腹，若邪有所结，则卫气运行失常，气必内郁而不得散，"卫气之留于腹中，搐积不行，苑蕴不得常所"（《灵枢·卫气失常》）而为病，此亦为"卫气为百病母"（《灵枢·禁服》）之义。体内之津液有赖于卫气之运行而得以布散全身，若卫气留于腹中滞而不行，除可发腹胀外，因津液汁沫久留于肠外不散，可并合邪气而凝聚为瘤。此肠瘤之发，非一日而成，乃"津液久留，合而为之"，病程可长达数年，故曰"久者数岁乃成"。瘤之始成，因凝结未坚，故"以手按之柔"。若"邪气中之，凝结日以易甚，连以聚居"，则其瘤也坚硬，故"以手按之坚"。按之坚者为"昔瘤"。张介宾曰："昔瘤者，非一朝一夕之谓。"张氏以时间的久暂为解。但《说文》曰"昔，干肉也"，肉干而坚，故"昔瘤"是指瘤体坚硬者，并非"肠瘤"外又有"昔瘤"之分。

十四、脏腑诸疾

（一）咳

1. "五气所病……肺为咳。"（《素问·宣明五气篇》）

【读经感悟】

此总论"咳"。咳，为咳嗽之简称。《内经》将"咳"作为"五气所病"中肺之主病，因肺司宣降，若肺气失于宣降则上逆为咳，故曰"肺为咳"。

2. "皮毛者，肺之合也，皮毛先受邪气，邪气以从其合也。其寒饮食入胃，从肺脉上至于肺则肺寒，肺寒则外内合邪因而客之，则为肺咳。"（《素问·咳论篇》）

3. "秋伤于湿，上逆而咳"（《素问·生气通天论篇》）；"秋伤于湿，冬生咳嗽"（《素问·阴阳应象大论篇》）。

【读经感悟】

以上2条经文言外感咳嗽之病机。外感病邪由皮毛内合于肺，以致肺气上逆而咳。咳有即发者，如"秋伤于湿，上逆而咳"；有伏而后发者，如"秋伤于湿，冬生咳嗽"；也有内外合邪者，如"其寒饮食入胃，从肺脉上至于肺则肺寒，肺寒则外内合邪因而客之，则为肺咳"。

4. "五脏六腑皆令人咳，非独肺也……五脏各以其时受病，非其时各传以与之。"（《素问·咳论篇》）

【读经感悟】

此总论五脏六腑咳。"五气所病"虽言"肺为咳"，但由于五行生克而五脏相通，故五脏六腑的病理变化皆可影响肺而为之咳。

5. "肺咳之状，咳而喘息有音，甚则唾血。"（《素问·咳论篇》）

6."心咳之状，咳则心痛，喉中介介如梗状，甚则咽肿喉痹。"（《素问·咳论篇》）

7."肝咳之状，咳则两胁下痛，甚则不可以转，转则两胠下满。"（《素问·咳论篇》）

8."脾咳之状，咳则右胁下痛，阴阴引肩背，甚则不可以动，动则咳剧。"（《素问·咳论篇》）

9."肾咳之状，咳则腰背相引而痛，甚则咳涎。"（《素问·咳论篇》）

【读经感悟】

以上5条经文分言"五脏咳"之病能。肺咳作为咳病的基本病证，而心咳、肝咳、脾咳、肾咳，则在肺咳的基础上分别兼有各脏或所属经脉的病候。

10."胃咳之状，咳而呕，呕甚则长虫出""胆咳之状，咳呕胆汁""大肠咳状，咳而遗失""小肠咳状，咳而失气，气与咳俱失""膀胱咳状，咳而遗溺""三焦咳状，咳而腹满，不欲食欲。"（《素问·咳论篇》）

【读经感悟】

此言"六腑咳"之病能。此六者皆在咳之主症基础上兼见各腑病之特点。

（二）喘

1."气满胸中喘息"（《灵枢·热病》）；"人有逆气不得卧而息有音者，有不得卧而息无音者，有起居如故而息有音者，有得卧行而喘者，有不得卧不能行而喘者，有不得卧卧而喘者"（《素问·逆调论》）。

【读经感悟】

此言"喘"之病能。喘，《说文》释之"疾息也"，是指呼吸急促状，又称"喘息"。喘病，是以主症特点命名的疾病，因肺失宣降之职，气积于胸中不得宣泄，故呼吸急促而喘。喘之病状有有声、无声之别，后世称有声而喘为之哮，无声而喘谓之喘，又统称为"哮喘"。喘之病情有轻重之分，轻者"起居如故""行而喘"，重者"不得卧不能行""卧而喘"，似当今肺心病之端坐呼吸。

2."咳嗽上气，厥在胸中，过在手阳明太阴"（《素问·五脏生成论篇》）；"肺高则上气肩息咳"（《灵枢·本脏》）；"肝脉搏坚而长，色不青，当病坠若搏，因血在胁下，令人喘逆"（《素问·脉要精微论篇》）；"阴争于内，阳扰于外，魄汗未藏，四逆而起，起则熏肺，使人喘鸣"（《素问·阴阳别论篇》）。

【读经感悟】

此言喘之病机。喘之病机重点虽在肺，但大肠与肺相表里，大肠腑气不降，"厥在胸中"亦可"上气"而喘，故曰"过在手阳明太阴"；肝主疏泄调达气机，若肝气郁滞，木反侮金，肺不宣降，亦可"令人喘逆"；若机体阴阳搏争，"阳强不能密"则"魄汗未藏"，邪热"熏肺"则气阴两伤，肺失其职则"使人喘鸣"。故喘病又有"上气""喘逆""喘鸣"之称。

（三）心痛

1. "邪在心，则病心痛喜悲，时眩仆"（《灵枢·五邪》）；"心手少阴之脉……是动则病嗌干心痛"，"心主手厥阴心包络之脉……是主脉所生病者，烦心心痛"（《灵枢·经脉》）；"手心主、少阴厥逆，心痛引喉"（《素问·厥论篇》）。

【读经感悟】

此言"心痛"之病能。心痛，泛指胸脘部位疼痛的病证，故上腹痛俗称"心口痛"，《丹溪心法》亦云："心痛即胃脘痛。"狭义则是专指心脏部位疼痛而言，本条所言即"邪在心"的狭义之心痛。《金匮要略》所言之"心痛"，与"胸痹"并列，也应当是指此心痛。

2. "肾足少阴之脉……是主肾所生病者……烦心心痛。"（《灵枢·经脉》）

3. "心痛引腰背欲呕，取足少阴；心痛，腹胀，啬啬然，大便不利，取足太阴。心痛引背，不得息，刺足少阴，不已取手少阳；心痛引小腹满，上下无常处，便溲难，刺足厥阴；心痛但短气不足以息，刺手太阴。"（《灵枢·杂病》）

4. "太阳之胜……寒厥入胃，则内生心痛"。（《素问·至真要大论篇》）

【读经感悟】

以上3条经文皆言广义之"心痛"，有病在少阴肾者，有病在太阴脾者，有病在厥阴肝者。尤其"寒厥入胃，则内生心痛"，明显是指胃脘痛而言。

（四）厥心痛

1. "厥心痛，与背相控，善瘈，如从后触其心，伛偻者，肾心痛也。"（《灵枢·厥病》）

2. "厥心痛，腹胀胸满，心尤痛甚，胃心痛也。"（《灵枢·厥病》）

3. "厥心痛，痛如以锥针刺其心，心痛甚者，脾心痛也。"（《灵枢·厥病》）

4. "厥心痛，色苍苍如死状，终日不得太息，肝心痛也。"（《灵枢·厥病》）

5. "厥心痛，卧若徒居，心痛间，动作痛益甚，色不变，肺心痛也。"（《灵枢·厥病》）

【读经感悟】

以上5条经文分言五脏"厥心痛"之病能。厥者，逆也，"厥心痛"是指它脏邪气上逆于心而致之心痛。根据厥气之所原，而有"肾心痛""胃心痛""脾心痛""肝心痛""肺心痛"之分。

6. "太阳司天，寒淫所胜……民病厥心痛……病本于心。"（《素问·至真要大论篇》）

【读经感悟】

此言外邪所致"厥心痛"。厥心痛不仅因脏气厥逆于心而致，外邪也可成为厥气而致厥心痛。本条经文即从运气学说角度阐述，太阳寒水司天之岁寒邪淫胜，因寒主收引，故在此气候影响下心脉凝涩不畅而易发"厥心痛"。现代冠心病心绞痛的发作与寒冷气候相关的情况与此相似。

（五）真心痛

"真心痛，手足清至节，心痛甚，旦发夕死，夕发旦死。"（《灵枢·厥病》）

【读经感悟】

此言"真心痛"之病能。真者，《玉篇》曰："不虚假也。"真心痛，是指真正病本于心的狭义心痛危重者。本病不仅心痛甚，而且出现了肢厥等阳气欲脱之证，故预后不佳，急需抢救。本病临床可与现代心肌梗死等某些疾病相对参。

（六）心掣

"一阳发病，少气善咳善泄，其传为心掣。"（《素问·阴阳别论篇》）

【读经感悟】

此言"心掣"之病名。掣，牵拉之义。心掣，是以心悸掣动症状特点命名的心病，应属于"怔忡"一类。本条虽未言病状，但可推知临床应见心悸不宁，有牵拉紧缩感，甚则作痛等症。

（七）心肠痛

"心肠痛，忧作痛，肿聚，往来上下行，痛有休止，腹热喜渴涎出者，是蛟蛕也。"（《灵枢·厥病》）

【读经感悟】

此言"心肠痛"之病能。据本条经文所描述的症状，可知本病病位不在心。因其痛在上腹胁脘如"心痛"状，故冠以"心"，有如将胃脘痛称为"心口痛"者。本条明确指出心肠痛是因"蛟蛕"所致，结合其症状特点可知是《伤寒论》厥阴病篇之"蛕厥"，即现代所谓胆道蛔虫所致胆绞痛之类的疾病。

（八）胃脘痛

"胃胀者，腹满，胃脘痛"（《素问·胀论篇》）；"脾足太阴之脉……是动则病……胃脘痛……是主脾所生病者……心下急痛"（《灵枢·经脉》）。

【读经感言】

此言"胃脘痛"之病能。胃脘痛病在脾胃，其病或胀而作痛，此多因脾失运化、胃不通降；或"心下急痛"，此多因外邪袭入、饮食不调所致筋脉拘急而呈痉挛性痛。此"心下"乃指胃脘而言，故此痛又称"心口痛"，其痛甚者应警惕"真心痛"发作。

（九）呕

"所谓食则呕者，物盛满而上溢，故呕也。"（《素问·脉解篇》）

【读经感悟】

此言"呕"之病能。呕者，吐也。呕，是指有物从胃中上涌而从口中吐出的病证，故是以病症特点命名的疾病。后世虽有"有声无物谓之呕，有物无声谓之吐，有声有物谓之呕吐"之说，但皆因胃气上逆所致，在临床并不影响病机分析，故又通称为"呕吐"。

（十）哕

1. "胃为气逆，为哕为恐"（《素问·宣明五气论篇》）；"脾……在变动为哕"（《素问·阴阳应象大论篇》）。

2. "今有故寒气与新谷气，俱还入于胃，新故相乱，真邪相攻，气并相逆，复出于胃，故为哕"。（《灵枢·口问》）

【读经感悟】

此言胃气上逆之"哕"。哕，是气逆于上而从口中发出的声音。因此"哕"之为病有二，一是胃气上逆之"哕"，一是肺气上逆之"哕"。以上2条皆言胃气上逆之"哕"。哕与呕，其病机皆为胃气上逆，其呕而无物者为"干呕"，若干呕声响明显着，则可称为"哕"。

3. "肺主为哕"（《灵枢·口问》）；"哕，以草刺鼻，嚏，嚏而已；无息，而疾迎引之，立已；大惊之，亦可已"（《灵枢·杂病》）。

【读经感悟】

此言肺气上逆之"哕"。肺气上逆之哕，即后世所称"呃逆"，俗称"打呃"。此"哕"为肺气上逆冲击声门而出，故响声洪亮而清脆。因其为气机逆乱所致，而"惊则气乱"，故运用惊式心理疗法"以乱制乱"以达气机平调可愈。

4. "病深者，其声哕"（《素问·宝命全形论篇》）；"若有七诊之病，其脉候亦败者死矣，必发哕噫"（《素问·三部九候论篇》）。

【读经感悟】

此言"哕"之预后。久病、重病者若出现"哕"，提示胃气或肺气将绝，故多预后不佳。"七诊之病"，是指"察九候独小者病、独大者病、独疾者病、独迟者病、独热者病、独寒者病、独陷下者病"（《素问·三部九候论篇》），可见此已为危重之证，临终前肺胃之气绝于上而发"哕噫"。

（十一）泄

1. "五气为病……大肠小肠为泄。"（《素问·宣明五气论篇》）

【读经感悟】

此总言"泄"之为病。泄，通泻，此指腹泻而言，故又通称"泄泻"。泄，泛指临床以腹泻为主症的一类疾病。本病直接病位在大肠、小肠，二者为水谷代谢之末端通道，小肠主"变化"，大肠主"传导"，若外邪侵入，内伤饮食，或它脏传变而致大、小肠功能失调，则可致泄，故曰"大肠小肠为泄"。

2. "清气在下，则生飧泄"（《素问·阴阳应象大论篇》）；"久风为飧泄"（《素问·脉要精微论篇》）；"虚邪之中人也……在肠胃之时，贲响腹胀，多寒则鸣，飧泄食不化；多热则溏，出糜"（《灵枢·百病始生》）。

【读经感悟】

此言"飧泄"之病能。飧，《说文》释之"哺也"，本义为晚餐。《玉篇》引申为"水和饭也"，《释名》引申为"散也，投水于中自解散也"。飧泄，是指泄下清稀夹有不消化食物残渣（即完谷不化）的腹泻，是借用"飧"之引申义而命名的泄病。本病多因脾虚失运不能升清，或风寒邪气中于肠胃所致。本病还有季节性的发病特点，如"春伤于风，夏生飧泄"（《素问·阴阳应象大论篇》）等。

3. "湿胜则濡泻"（《素问·阴阳应象大论篇》）；"岁水不及，湿乃大行……民病腹满身重濡泄"（《素问·气交变大论篇》）。

【读经感悟】

此言"濡泻"之病能。泄者泻也，故濡泻又称"濡泄"。濡者湿也，濡泄是以湿邪为病因而命名的泄病。脾为湿土，性喜燥而恶湿，湿邪困脾或脾虚湿邪内生，脾不运化水湿，水湿下走肠间而致濡泻，后世又称此为"湿泄"。因脾为湿困，故临床除腹泻主症外，还多见"腹满、身重"等兼证。

4. "是以春伤于风，邪气留连乃为洞泄"（《素问·生气通天论篇》）；"长夏善病洞泄寒中"（《素问·金匮真言论篇》）；"肾脉……小甚为洞泄"（《灵枢·邪气脏腑病形》)。

【读经感悟】

此言"洞泄"之病名。洞,空也;《说文》又释之"疾流也"。《内经》虽未言洞泄之病状,但从"洞"字含义可推知,本病是指泄下如注而致腹中空虚的重度腹泻,因此"洞泄"是以症状特点命名的泄病。从本条经文论之,洞泄可由外邪引起,并具有季节性发病的特点。"长夏善病洞泄",是指长夏湿气胜,"湿胜则濡泄",故后世有将"洞泄"认为就是"濡泻"者。"邪气留连乃为洞泄",是指洞泄可为伏邪发病。"肾脉小甚为洞泄",是指病本于肾者。"肾者,胃之关也"(《素问·水热穴论篇》),肾阳虚衰,阴寒内盛,火不生土、胃关不固,故而洞泄如注。正如《圣济总录》所言:"阴盛生内寒,故令人腹脏内洞而泄。"

5. "太阴之胜……燥化乃见……善注泄"(《素问·至真要大论篇》);"岁火不及,寒乃大行……复则埃郁……泄注腹痛"(《素问·气交变大论篇》)。

【读经感悟】

此言"注泄"之病名。注,《说文》释之"灌也",形容水之出入势急。注泄,是指泄下如水注之的急性腹泻,故又名"泄注"。本病以水样便为特征,与洞泄相似但程度较轻。从本条经文言之,本病多因寒湿之邪伤脾而致。

6. "岁水太过……上临太阳……病反腹满肠鸣,溏泄食不化","岁木不及,燥乃大行……民病中清……肠鸣溏泄"(《素问·气交变大论篇》);"厥阴司天,风淫所胜……民病……溏泄……病本于脾"(《素问·至真要大论篇》)。

【读经感悟】

此言"溏泄"之病名。溏,泥浆也,形容未凝固的糊状物,不成形黏稠之稀便即称为"溏便"。溏泄,是以溏便为特点命名的泄病,为腹泻中病情较轻者。本条经文从运气学说角度阐述,溏泄多由寒邪伤脾,或风木邪盛,肝木乘脾,脾失健运而致,故曰"病本在脾"。

7. "阳明司天……民病……腹中鸣,注泄鹜溏……病本于肝";"阳明在泉……主胜……下为鹜溏。"(《素问·至真要大论篇》)

【读经感悟】

此言"鹜溏"之病名。鹜，《说文》释之"野凫也"，泛指鸭类。鹜溏，是指大便水粪混杂青黑如鸭粪者。从本条经文言之，本病可因寒凉引起，也可因肝脾不和所致，故曰"病本在肝"。

8. "厥阴司天……民病……冷泄腹胀……病本于脾。"（《素问·至真要大论篇》）

【读经感悟】

此言"冷泄"之病名。冷者寒之渐也，其性相同，故冷泄又称"寒泄"，是指由阴寒之邪所致泄病的总称。寒伤脾阳，脾阳式微，运化失司，清气不升，故"冷泄腹胀"其"病本在脾"。

（十二）肠澼

1. "食饮不节，起居不时者……久为肠澼"（《素问·太阴阳明论篇》）；"因而饱食，筋脉横解，肠澼为痔"（《素问·生气通天论篇》）；"春伤于风，夏生后泄肠澼"（《灵枢·论疾诊尺》）；"肠澼便血……身热则死"，"肠澼下白沫"，"肠澼下脓血"（《素问·通评虚实论篇》）。

【读经感悟】

此言"肠澼"之病能。澼，指垢腻黏滑似涕似脓的液体，因从肠中排出，故名"肠澼"。《太素》直接释之为"泄脓血也"。肠澼，是指排泄脓血便的疾病，后世多称为"痢疾"。本病多因饮食不节、不洁而致，也可为伏邪发病，多发于夏季；其病机多为湿热下注于肠；其主症为"便血""下白沫""下脓血"，临床可见腹痛、里急后重，病重者可见身热。本病在临床可与现代痢疾等疾病相对参，但应与痔漏之便血相鉴别。

2. "火淫所胜……民病注泄赤白""厥阴之胜……注下赤白""少阴之胜……传为赤沃""少阳之胜……下沃赤白。"（《素问·至真要大论篇》）

【读经感悟】

此言"肠澼"之别名。"注泄赤白""注下赤白""赤沃""下沃赤白"，都是腹泻便脓血，因此皆为"肠澼"之病症。从运气学说的角度，可知本病多发于温热。

（十三）肠澼、内澼

"脾脉……涩甚为肠澼，微涩为内澼，多下脓血。"（《灵枢·邪气脏腑病形》）

【读经感悟】

此言"肠澼""内澼"之病能。据其症"多下脓血"可推知，此"澼"乃溃也，溃烂之义。肠内溃烂则便脓血，根据脉象变化之微甚，可知病之深浅轻重，其轻者为"内澼"、重者为"肠澼"。以脉测证，其病本在脾，涩脉为气血凝滞之象，脾气不运则湿邪内生，血气凝滞则久瘀化热，湿热蕴积腐败肠道则便下脓血。本病其症虽与肠澼相似，但流行病学特点不同，临床可与现代某些溃疡性结肠炎等疾病相对参。

（十四）霍乱

"气乱于肠胃，则为霍乱"（《灵枢·五乱》）；"太阴所至，为中满霍乱吐下"（《素问·六元正纪大论篇》）。

【读经感悟】

此言"霍乱"之病能。霍，《说文》曰"飞声也"，《玉篇》释之"鸟飞急疾貌"，又引申为挥霍。霍乱之为病急遽，上吐下泻挥霍无度，故名曰"霍乱"。本病多因太阴湿土困阻脾土而致中满，脾胃失调，胃气上逆则吐，气乱于肠则泄，故上吐下泻同时而作，使水谷精气挥霍无度。现代由霍乱弧菌所致之急性肠道传染病，就是借此发病急剧、吐泻无度的霍乱特点而命名，但中医所言之霍乱不等同于现代甲类传染病之霍乱，而更似指急性胃肠炎之吐泻。

（十五）脾瘅

"有病口甘者……此五气之溢也，名为脾瘅……此肥美之所发也。此人必数食甘美而多肥也，肥者令人内热，甘者令人中满，故其气上溢，转为消渴。"（《素问·奇病论篇》）

【读经感悟】

此言"脾瘅"之病能。瘅，《说文》释之"劳病也"，其本义为劳、为病，王冰引申为"热也""湿热也"。脾瘅，即是指因脾热而引起的以口甘为主症的一类疾病。本病多因饮食不节，过食肥甘厚味而致。脾喜燥而恶湿，肥甘困脾以致湿热内生，此即所谓"肥者令人内热，甘者令人中满"。"五味入口，藏之于胃，脾为之行其精气"（《素问·奇病论篇》），而"五脏六腑皆禀气于胃"（《灵枢·五味》），故脾有瘅热则五气上溢而口干，久病不已则转为消渴。本病临床可与现代某些高血糖症及早期糖尿病相对参。

（十六）胃疸

"已食如饥者，胃疸。"（《素问·平人气象论篇》）

【读经感悟】

此言"胃疸"之病能。疸，《集韵》曰"亦作瘅"，瘅者热也，因此本病是以"已食如饥"为主症的胃热病，故也有将"胃疸"称为"胃瘅"者。胃为水谷之海，热盛则胃气蒸冲而消谷善饥，故又有将其称为"谷疸"者（如《杂病源流犀烛》）。胃热不仅消谷而善饥，同时也灼津而伤阴，故本病除见"已食如饥"外，还可见口渴多饮、小便黄赤等症。《说文》释"疸"谓"黄病也"，故还应见皮肤发黄，即黄疸也。《诸病源候论》即将其列为"九疸"之一，而载入"黄病诸候"。

（十七）胆瘅

"有病口苦……病名曰胆瘅……此人者，数谋虑不决，故胆虚上溢而口为之苦。"（《素问·奇病论篇》）

【读经感悟】

此言"胆瘅"之病能。瘅者热也，胆瘅即是以口苦为主症的胆热病。胆为中精之府，内藏胆汁，故热则胆气上逆而口苦。胆与肝相表里，肝主谋虑，胆主决断，胆虚则肝"数谋虑不决"而失条达，也可致胆气上逆而口苦。

（十八）黄疸

1. "目黄者，曰黄疸"（《素问·平人气象论》）；"色微黄，齿垢黄，爪甲上黄，黄疸也。安卧，小便黄赤，脉小而涩者，不嗜食"（《灵枢·论疾诊尺》）。

2."少阴司天之政……四之气，溽暑至，大雨时行，寒热互至，民病寒热，嗌干，黄瘅。"(《素问·六元正纪大论篇》)

【读经感悟】

以上2条经文言"黄疸"之病能。疸者黄病也，故黄疸则黄之甚也。本病是以周身黄染的症状特点命名的一类疾病。黄疸之为病，除皮肤黄染外，还见目黄、齿垢黄、爪甲黄、小便黄等全身发黄。其病多因湿热蕴阻肝胆，胆气不能正常输注而溢于血脉输布周身所致。影响脾胃运化则"不嗜食"，阻滞气血运行则"脉小而涩"、身倦乏力而"安卧"。"少阴司天"君火主之，"四之气"值夏秋之交"溽暑至"，故湿热蕴结，此从运气学说阐述本病为湿热病邪。疸亦作"瘅"，瘅者"热也、湿热也"，故"黄疸"又称"黄瘅"，以示湿热发黄之意。本病可与现代某些肝胆疾病所致黄疸相对参。

（十九）消

1."二阳结，谓之消。"(《素问·阴阳别论篇》)

【读经感悟】

此言"消"之病名。消，《说文》释之"尽也"，引申为消耗、消伐之义。体内精气被损耗谓之"消"，因此人身的消耗性疾病皆可称为"消疾"。但本条所言"二阳结，谓之消"则有所指。二阳，阳明也；结，郁结生热也。足阳明胃、手阳明大肠为水谷腐熟传送之腑，故二阳结热则消谷灼津而成消疾，具体指"消渴""消中"等。

2."肥者令人内热，甘者令人中满，故其气上溢，转为消渴。"(《素问·奇病论篇》)

【读经感悟】

此言"消渴"之病能。消，消谷善饥；渴，口渴多饮，消渴是以主要症状命名的消疾，临床除见多食、多饮外，还可见多尿及乏力、日渐消瘦等。本病多发于嗜食肥甘厚味者，其病机同脾瘅，可由脾瘅转化而来。《金匮要略·消渴小便不利淋》篇在《内经》论消渴基础上又有所阐发，后世根据其临床特点，又有"上消""中消""下消"之分。本病可与现代糖尿病、尿崩症等某些疾病相对参。

3. "瘅成为消中。"(《素问·脉要精微论篇》)

【读经感悟】

此言"消中"之病名。瘅，热也；中，中焦脾胃也，因此消中是指脾胃热盛所致之消疾。故有认为消中是消渴之别名者，也有认为是消渴病中之"中消者"。但也有将"中"解为"内"者，如《圣济总录》即将"消中"称为"内消"，载其症为"不渴而多溲"，故又有称之为"下消"者。因《内经》中只立"消中"之病名，未载具体之病候，故后世仁者见仁、智者见智，各有阐发而皆有其理。

4. "五脏皆柔弱者，善病消瘅……夫柔弱者，必有刚强，刚强多怒，柔者易伤也……刚则多怒，怒则气上逆，胸中蓄积，血气逆留，臗皮充肌，血脉不行，转而为热，热则消肌肤，故为消瘅。"(《灵枢·五变》)

【读经感悟】

此言"消瘅"之病能。瘅者热也，因热而致之消疾名曰"消瘅"。因其义同消渴，故后世多认为二者同病异名，或指消渴病"消肌肤"而见明显消瘦者。从本条所述可知，本病多生于"五脏皆柔弱者"，即阴虚易生内热者。肝体阴而用阳，其性刚，阴虚者善怒，故情志不遂，肝气逆，郁而化热也可致"消"。此言消瘅为病的体质因素及情志因素。

5. "心移寒于肺，肺消。肺消者饮一溲二，死不治。"(《素问·气厥论篇》)

【读经感悟】

此言"肺消"之病能。肺消，是指肺寒所致"饮一溲二"入不敷出的一种消疾。肺为水之上源，主宣发布散水津以濡润周身，肺寒阳虚气不化则水不布，不仅所饮之水直趋而下，且并身中之津亦随之而下，故"饮一溲二"而"消"也。由此可见，《内经》所论"消"疾虽多为热，但也有寒者，寒热阴阳有别，临床不能一概以热论治。经曰："五脏受气于其所生，传之与其所胜，气舍于其所生，死于其所不胜。"肺消为"心移寒于肺"，本为"传之于其所胜"，而此言"死不治"，何也？王冰注之"金火相贼，故死不能治"实属勉强，而尤怡《医学读书记》以肺消之为病"有降无升，生气乃息"来阐释"死不治"可参。也有人据"饮一溲二"之症，认为此为"下消"者，但下消病本于肾而此病本于肺，二者有别尚不能苟同。本病可与现代尿崩症相对参。

6. "心移热于肺，传为鬲消。"（《素问·气厥论篇》）

【读经感悟】

此言"鬲消"之病名。鬲，通膈。本病为"心移热于肺"，心肺居膈上，故此以病位在鬲上而命名为"鬲消"。此处虽未言鬲消之病状，但因肺主布散津液以润周身，今肺热伤津，周身不得所润，故口渴多饮而饮不能止其渴；热不在中焦脾胃，故不多食、善饥。所以可认为，鬲消是消渴病中以口渴多饮为主症者。因其病本在鬲上，故后世称之为"上消"。

7. "二阳之病发心脾，有不得隐曲，女子不月，其传为风消。"（《素问·阴阳别论篇》）

【读经感悟】

此只言"风消"之病名。因未言其病症，故后世多有阐发，有认为是属于消渴者，如《症因脉治》所言"燥火三消之症即风消也"，泛指上消、中消、下消而言。但本条经文阐述风消是由二阳之病发展而来，二阳者阳明胃也，故指中消更为贴切。所以称"风"者，认为是由"胃风"所致之消疾。《素问·风论篇》曰："胃风之状，颈多汗，恶风，食饮不下，膈塞不通。"胃中膈塞日久则化热成"消"，故曰"风消"。另外也有认为是"心脾受病，精血虚少，风邪乘之，日益消削"（《圣济总录》）者，如《张氏医通》所言："风消者，发热消瘦。"马氏注曰："血枯气郁而热生，热极则生风，而肌肉自尔消烁矣，故为之风消。"

（二十）隔

1. "三阳结，谓之隔。"（《素问·阴阳别论篇》）

【读经感悟】

此言"隔"之病名。隔，《说文》释之"障也"，阻隔、障碍之义。人身水谷上下通降之道阻塞不通之类的疾病，统称曰"隔"。"三阳"者，太阳也。本条经文所言为"三阳结"之隔，是指手太阳小肠、足太阳膀胱邪气结聚而致之隔病。《素问·灵兰秘典论篇》曰："小肠者受盛之官，化物出焉"；"膀胱者州都之官，津液藏焉，气化则能出焉。"二者皆为水谷通降之道，邪气结聚阻塞不通，则大便、小便不利。《灵枢·邪气脏腑病形》曰，"小肠病者，小腹痛……时窘之后""膀胱病者，小腹偏肿而痛……欲小便而不得"，即是对小肠隔大便窘迫不行、膀胱隔欲小便而不得的描述。

2."膀胱移热于小肠，鬲肠不便，上为口糜。"（《素问·气厥论篇》）

【读经感悟】

此言"鬲肠"之病能。此鬲通"隔"，鬲肠即"隔肠"，是指邪热阻隔于小肠、大便不通的隔病。膀胱，足太阳也；小肠，手太阳也，二者皆为"三阳"，故此"隔肠"即是"三阳结"之小肠隔疾。本病临床表现除"鬲肠不便"外，还"上为口糜"，此因手太阳小肠经"循咽下膈，抵胃属小肠"，故小肠热邪可循经上逆入口，而致口舌糜烂。因此临床辨治口腔黏膜疾病，如多发性口腔炎、口腔溃疡、白塞氏病及小儿鹅口疮等，凡大便秘结不通者，应考虑"鬲肠"之证。

3."脾脉……微急为膈中，食饮入而还出，后沃沫"（《灵枢·邪气脏腑病形》）；"肝大则逼胃迫咽，迫咽则苦膈中，且胁下痛"（《灵枢·本脏》）。

【读经感悟】

此言"膈中"之病能。此膈通"隔"，膈中即"隔中"，是指中焦阻隔，食入还出的隔病。"脾脉微急"为木郁乘土，脾失健运，胃失通降，隔食于胃，入而还出而成膈中。其甚者食吐尽后还吐出胃中清汁。此外因"肝大则逼胃"者，病邪隔阻食道不通，食入还出亦成膈中。本病在临床可与现代某些神经性呕吐、幽门梗阻、贲门失弛缓症、食道憩室以及胃、食道下部肿瘤等疾病相对参。另外，《素问·气厥论篇》曰："肝移寒于心，狂，隔中。"此乃寒邪阻隔心中阳气者，非水谷通道之阻隔。

4."胃病者，腹䐜胀，胃脘当心而痛，……膈咽不通，食饮不下"（《灵枢·邪气脏腑病形》）；"厥阴在泉，风淫所胜……民病……两胁里急，饮食不下，鬲咽不通，食则呕"（《素问·至真要大论篇》）。

【读经感悟】

此言"膈咽""鬲咽"之病能。此处"膈""鬲"皆通"隔"，故膈咽、鬲咽即"隔咽"，是指邪气阻隔于咽部而食饮不下的隔病。从本条经文所载，其病本或在胃，胃气不降上逆而阻隔；或病本在肝，"风淫所胜"木失条达，肝气横逆上阻成隔。本病特点是食不能下，强食则呕，可知病邪在消化道阻隔部位较高，与隔中之"食入而还出"不难鉴别。

5. "气为上膈者，食饮入而还出……；虫为下膈，下膈者，食晬时乃出。"（《灵枢·上膈》）

【读经感悟】

此言"上膈""下膈"之鉴别。此处"膈"通"隔"，上膈即"上隔"，下膈即"下隔"，二者皆是指阻隔饮食之隔病。上隔，邪气阻隔于胃上口（膈上），故食入即吐；下隔，病邪阻隔于胃下口（膈下），故朝食暮吐。"晬"，《说文》释之"周年也"，故"晬时"当指周时（一昼夜），此以一朝夕为解。上隔"食饮入而还出"，与隔中同。下膈可因虫邪为患，如肠道蛔虫逆行入胃者，可见吐蛔。

（二十一）洞

1. "肾脉……微缓为洞。洞者，食不化，下嗌还出。"（《灵枢·邪气脏腑病形》）

2. "太阴为开……故开折则仓廪无所输，膈洞。膈洞者取之太阴。"（《灵枢·根结》）

【读经感悟】

以上2条经文言"洞"之病能。洞，空也；《说文》又释之"疾流也"。此"洞"与"洞泄"之洞义同而病不同，是指饮食入胃未及消化即倾出之呕吐，如物阻隔而胃不受纳，故又名"膈洞"。洞之为病，或因于肾阳式微火不生土，或因于太阴开折脾运失司。其症食入即吐，呕出清冷完谷不化。杨上善《太素》注"膈洞"曰："膈气虚弱，洞泄无禁。"故后人有将此"洞"解为"洞泄"者。

（二十二）痞

"水郁之发……民病……痞坚腹满"（《素问·六元正纪大论篇》）；"备化之纪……其病否"，"卑监之纪……其病留满否塞"，"太阴司天……地乃藏阴，大寒且至，蛰虫早附，心下否痛"（《素问·五常政大论》）。

【读经感悟】

此言"痞"之病能。痞，通"否"。否，《广雅》释之"隔也"，闭塞不通之义。《易经》之"否卦"为乾上坤下，即是天气不降地气不升，天地之气不相交通之象。痞，是指人身之气上下痞塞不通的病证，因此是以症状类比之象命名的疾病。从运气学说阐述，痞之为病多与寒湿之邪相关，寒主收引，湿邪腻滞，都有碍于人身气机之通达，故易致"痞"。中焦为气机上下交通之枢纽，故痞病多为中焦气机痞塞，临床多见"痞坚腹满""心下否痛"等症。

（二十三）食亦

"大肠移热于胃，善食而瘦人，谓之食亦。胃移热于胆，亦曰食亦。"（《素问·气厥论篇》）

【读经感悟】

此言"食亦"之病能。"亦"，王冰注曰"易也"；食亦，"食入移易而过，不生肌肤也"。也有认为亦通"㑊"，㑊惰之义。食亦，是指消谷善饥而身体反消瘦倦怠乏力的病证。"大肠移热于胃"，手足阳明之"二阳结"，故其病似"消中"；"胃移热于胆"，胆胃俱热也可消谷而致食亦，但应见口苦或身黄兼症。本病在临床可与现代糖尿病、甲状腺功能亢进、肠道寄生虫等某些疾病相对参。

（二十四）癃

1. "膀胱不利为癃。"（《素问·宣明五气论篇》）

此言"癃"之病名。膀胱者"州都之官，津液藏焉，气化则能出焉"，故膀胱气化不利，则小便不通畅，此即"膀胱不利为癃"。癃为小便不通利之病证的总称，根据其病情轻重又有癃、闭之别，其"癃"为小便不利，"闭"为小便不通，统称为"癃闭"，《内经》又曰之"闭癃"。癃，在《内经》被列为"五气所病"中的膀胱主病。

2. "脾足太阴之脉……是主脾所生病者……水闭""肝足厥阴之脉……是主肝所生病者……闭癃""足少阴之别，名曰大钟……实则闭癃"（《灵枢·经脉》）；"涸流之纪……少阴与少宫同，上宫与正宫同，其病癃闭，邪伤肾也"

（《素问·五常政大论篇》）。

【读经感悟】

此言"癃"之病机。癃闭虽为膀胱之主病，但其病机关乎脾、肝、肾。"闭"，《说文》释之"与闭略同"，故"癃闭"即癃闭。

（二十五）淋

"阳明司天之政……炎暑大行……初之气……其病……小便黄赤，甚则淋"，"少阴司天之政……二之气……其病淋""热至……淋闷之病生矣。"（《素问·六元正纪大论篇》）

【读经感悟】

此言"淋"之病名。淋，水滴沥而下之状；淋之为病，是指小便滴沥涩痛之证，多由湿热下注膀胱而致。因其小便滞涩难行，故又称"淋闭"。《金匮要略》阐述其病候曰："淋之为病，小便如粟状，小腹弦急，痛引脐中。"后世据此加以阐发，又有"五淋"（热、气、虚、膏、沙石）及"六淋"（石、劳、血、气、膏、冷）之名。本病临床可与现代某些泌尿系感染、泌尿系结石、前列腺疾病等相对参。

（二十六）遗溺

"膀胱……不约为遗溺。"（《素问·宣明五气篇》）

【读经感悟】

此言"遗溺"之病名。遗溺也为"五气所病"中膀胱之主病。膀胱为州都之官，"津液藏焉"，膀胱约束无力，代谢之水液不藏则遗溺。遗溺病位虽在膀胱，但其病之本在肾，肾与膀胱相表里，下主前后二阴，故遗溺多因肾虚不固而膀胱不约所致。

（二十七）白淫

"思想无穷，所愿不得，意淫于外，入房太甚，宗筋弛纵，发为筋痿，及为白淫。"（《素问·痿论》）

【读经感悟】

此言"白淫"之病能。淫，《说文》释之"浸淫随理也"。白淫，是指男子尿中带有白色黏液如精之外泄的病证。本病多由欲火过旺或房劳伤肾，肾精不固所致，故多兼有阳痿。白淫为病虽多见于男子，但女子也有所发，见阴中下溢如白带者（见"妇科诸疾"）。

（二十八）关格

1."阴阳不相应，病名曰关格。"（《素问·脉要精微论篇》）

2."阴气太盛，则阳气不能荣也，故曰关；阳气太盛，则阴气弗能荣也，故曰格；阴阳俱盛，不得相荣，故曰关格。关格者，不得尽期而死也。"（《灵枢·脉度》）

3."人迎与太阴脉口俱盛四倍以上，命曰关格。关格者，与之短期。"（《灵枢·终始》）

【读经感悟】

以上3条经文皆言"关格"之病能。关格之病名出自《内经》，"阴阳不相应"二者相互关闭格绝，是关格的总病机；而闭绝之阴阳，又有"关"与"格"之别；人迎与寸口脉象变化，是诊断关格的重要依据；"关格者不得尽期而死""与之短期"，是言其病之危重预后不佳。但这些经文只言其病机、脉象和预后，而未言其病症。仲景阐发《内经》之论而使症明之，曰："关则不得小便，格则吐逆。"（《伤寒论·平脉法》）指出"关格"是小便不通并且呕吐的一种危重疾病。但《诸病源候论》另立一说，谓"关格者，大小便不通也。大便不通，谓之内关；小便不通，谓之外格；二便俱不通，为关格也"。后世医家，则多集二家之说，合而为一，如《证治汇补·癃闭附关格》云："既关且格，必小便不通，旦夕之间，陡增呕恶，此……正气不得升降，……阴阳闭绝，一日即死，最为危候。"又如《杂病源流犀烛》云："上而吐逆曰格，下而不得大小便曰关。"

综观各家之说，皆有小便不通利之症，可知本病以此为主，并见呕吐，多兼大便不通。故新编《中医实用内科学》云："关格是小便闭涩不通及呕吐为主证者。"但亦有认为本病即噎膈之后期者，如《医略十三篇·关格考》云："关格者……关闭格绝之症也，乃呕吐、反胃、噎膈诸证之终也。"宜当别论。

本病可见于现代泌尿系疾病引起的慢性肾功能衰竭，如肾性尿毒症（慢性肾炎、慢性肾盂肾炎、肾小动脉硬化性肾病、肾结核、糖尿病肾病、肝肾综合征以及多囊肾等）、肾后性尿毒症（肾、输尿管多发性结石、各种原因引起的尿潴留等），亦可见于急性肾功能衰竭，如休克、挤压综合征、溺水、烫伤以及流行性出血热、败血症等疾病的晚期。

（二十九）寒中

1. "邪在脾胃……热气不足，阴气有余，则寒中肠鸣腹痛"（《灵枢·五邪》）；"寒中之属则便热"（《灵枢·师传》）。

2. "风气与阳明入胃，循脉而上至目内眦……人瘦则外泄而寒，则为寒中而泣出。"（《素问·风论篇》）

【读经感悟】

以上2条经文言"寒中"之病能。寒中，是指邪在脾胃的里寒病证。本病或因风邪袭胃，入里寒化；或脾胃素弱，虚寒内生。临床可见肠鸣腹痛、泄泻而得热则舒，日久消瘦等症。此与后世所言"寒中"为卒中寒邪而发的类中风不同。

3. "长夏善病洞泄、寒中。"（《素问·金匮真言论篇》）

【读经感悟】

此言长夏善病"寒中"。脾喜燥而恶湿，故在长夏湿土之季最易受伤而湿从寒化，病洞泄寒中。

（三十）热中（炅中）

1. "邪在脾胃……阳气有余，阴气不足，则热中善饥。"（《灵枢·五邪》）

2. "风气与阳明入胃，循脉而上至目内眦，其人肥则风气不得外泄，则为热中而目黄。"（《素问·风论篇》）

3. "脉……缓而滑，曰热中"，"脉尺粗常热者，谓之热中。"（《素问·平人气象论篇》）

【读经感悟】

以上3条经文皆言"热中"之病能。热中与寒中相反，是指邪在脾胃的内热病证。本病或因风邪袭胃，入里热化；或因脾胃阴虚，虚热内生。临床可见消谷善饥，邪热重蒸循经而上则目黄。脉象及尺肤之诊，皆主内热。本病之病机、病证皆与"胃疸（瘅）"相似，可以互参。

4."血并于阳，气并于阴，乃为炅中。"（《素问·调经论篇》）

【读经感悟】

此言"炅中"之病机。炅，原义"光"也，引申为"热"，故"炅中"即"热中"。此是以"血气离居，一实一虚"（《素问·调经论篇》）理论，阐述炅中之病机。血为阴、气为阳，里为阴、表为阳。"并"，偏聚也。"血并于阳"则内之阴气不足，"气并于阴"则内之阳气有余，故病"热中善饥"。

（附）五气所病

"五气所病：心为噫，肺为咳，肝为语，脾为吞，肾为欠、为嚏，胃为气逆、为哕、为恐，大肠小肠为泄，下焦溢为水，膀胱不利为癃、不约为遗溺，胆为怒，是谓五病。"（《素问·宣明五气篇》）

【读经感悟】

此虽谓之"五气所病"，实则除五脏所病外，还包括了六腑。因脏腑相表里可以脏代腑，故谓之"五气所病"。

"噫"，《说文》释之"饱食息也"，即嗳气。本病多因饱食后阻碍胃气降下而上逆为噫，其病本在胃。但因五脏相关，它脏为病也可影响胃气降下而上为噫，如情志不舒肝气犯胃等。"心为噫"，是指病本在心者。《灵枢·经别》曰："足阳明之正……属胃，散之脾，上通于心。"心与胃以经络相通联，故心气失和影响胃气失降也可上走于心而为噫。《素问·脉解篇》所云："所谓上走心为噫者，阴盛而上走于阳明，阳明络属心，故曰上走心为噫也。"明示心与胃二者通过经络相联可相互影响。胃居膈下、心居膈上，故胃气"上走心为噫"。心为噫者，多见于心阳不振或心神失养，临床可与现代神经官能症、心功能不全等某些疾病所致嗳气相对参。

"咳"，肺失肃降而致，为肺气所病，故曰"肺为咳"。

"语"，语言、言语之简称，也可称为"言"。"肝为语"，是指语言功能与肝的生理病理密切相关。汉代扬雄曰："言者，心声也。"（《法言·问神》）语言是反映人类内心世界的工具，由心神所主。在生理方面，心藏神，肝藏魂，"随神往来者谓之魂"，肝魂亦步亦趋地协助心神主导着人的精神活动，包括语言。语言是以声音为基础的生理活动，而喉咙是重要的发音器官，足厥阴肝经循喉咙，故肝与声音也密切相关。在病理方面，肝的病理变化可反映在语言状态上，如《素问·刺热篇》"肝热病者……热争则狂言"，《素问·厥论篇》："厥阴厥逆……谵语"，《素问·刺腰痛篇》："厥阴之脉……其病令人善言、默默然不慧"等。肝郁气滞者在临床一般多见沉默少语或喋喋不休，若气郁化火则声怒而急，肝气失调则语言失宣。因此"肝为语"在临床上对抑郁症、躁狂症、神经官能症等精神疾病的辨证论治具有重要的意义。

"吞"，为吞涎、吞咽、吞酸之病证总称。脾在液为涎，开窍于口，生理情况下涎津润口，但若脾运失常，水津不化，上溢于口则多涎而频频吞之，谓之"吞涎"。脾为湿土而恶湿，若脾湿不运蓄而成痰，土壅侮木肝气不舒，痰气交阻于咽，吐之不出咽之不下，如物阻塞而时吞之，谓之"吞咽"。湿盛于脾郁而化热，土壅侮木湿热酸化，上溢于口而吞之，谓之"吞酸"。总之，吞之为病其本在脾，故曰"脾为吞"。

"欠"，呵欠；"嚏"，喷嚏。关于"欠"，《灵枢·口问》曰："阳者主上，阴者主下，故阴气积于下，阳气未尽，阳引而上，阴引而下，阴阳相引故数欠。"欠之作有生理病理之别，困倦欲睡之前呵欠，为卫阳入阴尚未尽，阴阳相引而欠，此为正常的生理之欠。若数欠不已，则多为不正常的病理之欠。病理之欠多责之于肾，肾阳虚衰则"阴气积于下"，心阳未尽故上下"阴阳相引"而"数欠"。此欠在临床多见于素体肾虚脑失所养者，如脑供血不足而脑乏氧的患者。关于"嚏"，《灵枢·口问》曰："阳气和利，满于心，出于鼻，故为嚏。"嚏之作也有生理病理之别，外界刺激从鼻传导于心，心感知鼻痒而使肺气上喷出于鼻为嚏，这是正常的生理反应。但无故喷嚏连作，多责之于肾。肾为元气之根，"卫出于下焦"（《灵枢·营卫生会》）即指卫气根于肾中元阳，故肾虚卫外功能失常，卫气对外界刺激的抗御能力降低，甚至觉察不出的刺激也可致"嚏"，而成鼻流清涕、喷嚏连作的虚人外感之状。正因肾虚是病理性欠、嚏之本，故曰"肾为欠为嚏"。

"哕"，此为胃气上逆而致，故曰"胃为气逆为哕"；"胃为恐"则另有所解。恐虽为肾之志，但也涉及心、肝、脾等脏，如《灵枢·本神》曰："心怵惕思虑则伤神，神伤则恐惧自失"，"肝气虚则恐"；《素问·玉机真脏论篇》曰："恐则脾气乘矣"等。而"胃为恐"则是阳明土胜乘肾水，"并于肾则恐"，此所谓"虚而相并者也"。

"泄"，泄泻也，因大肠小肠功能失调所致，故曰"大肠小肠为泄"。

"水"，水道不通而蓄积体内之水液。《素问·灵兰秘典论篇》曰："三焦者，决渎之官，水道出焉。"下焦为三焦水道之末端，其功能概括了肾与膀胱。肾为水脏，膀胱者"州都之官，津液藏焉，气化则能出矣"，故下焦气化不利，则代谢之水液不能正常排出体外，溢出水道而泛于周身则为水病，故曰"下焦溢为水"。

"癃"，小便不利；"遗溺"，膀胱不约。"膀胱者州都之官，气化则能出焉"，主司小便之排泄，故"膀胱不利为癃、不约为遗溺"。

"怒"，虽为肝之志，但肝胆相表里，"凡十一脏皆取决于胆"，胆主决断，肝之怒亦取决于胆，故曰"胆为怒"。

十五、头面肢体诸疾

（一）巅疾

1. "气上不下，头痛巅疾。"（《素问·方盛衰论篇》）

2. "岁木太过，风气流行，脾土受邪……甚则忽忽善怒，眩冒巅疾。"（《素问·气交变大论篇》）

【读经感悟】

以上2条经文言"巅疾"之病名。巅，《广韵》释之"山顶也"，引申为顶部为巅。就人身而言，头部为巅，故巅疾是头部疾病的统称，主要指头痛、眩冒而言。巅疾之病作，主要是人体气机逆乱"气上不下"所致；外感风邪犯上、"脾土受邪"清气不升等，也是常见病因。

（二）眩冒

"春脉者肝也……太过则令人善忘，忽忽眩冒而巅疾。"（《素问·玉机真脏论篇》）

【读经感悟】

此言"眩冒"之病能。眩，《说文》释之"目无常主也"，引申为视物昏花；冒，《说文》释之"蒙而前也"，引申为昏蒙。眩冒，是以头晕目眩症状命名的巅疾，即后世所称之"眩晕"。《素问·至真要大论篇》曰："诸风掉眩，皆属于肝。"故本病多因风木太过，肝阳化风所致。此外，阴虚生风、血虚生风也可致眩，故有"无风不作眩"，后世又发挥有"无痰不作眩"之说。本病临床可与现代高血压、脑动脉硬化、脑血管痉挛、基底动脉供血不足或颈椎病等，疾病相对参。

（三）眴仆

"巨阳之厥，则肿首头重，足不能行，发为眴仆"（《素问·厥论篇》）；"有脉……浮而散者为眴仆"（《素问·脉要精微论篇》）。

【读经感悟】

此言"眴仆"之病能。眴，《说文》释之"目摇也"，视物动摇，又同眩。眴仆，是头晕目眩难以站立，甚则仆倒在地的病证，为眩晕之重者。"巨阳"，太阳也，足太阳膀胱经"上额交巅……从巅入络脑"，故脉气厥逆至巅，上实下虚，可见头重脚轻眩晕欲仆之证。眴仆不仅因气逆于上而致，气虚清空失养也可致，脉"浮而散者为眴仆"即指此而言。

（四）厥头痛

"厥头痛，面若肿起而烦心，取之足阳明、太阴。厥头痛，头脉痛，心悲善泣，视头动脉反盛者，刺尽去血，后调足厥阴。厥头痛，贞贞头重而痛，泻头上五行，行五，先取手少阴，后取足少阴。厥头痛，意善忘，按之不得，取头面左右动脉，后取足太阴。厥头痛，项先痛，腰脊为应，先取天柱，后取足太阳。厥头痛，头痛甚，耳前后脉涌有热，泻出其血，后取足少阳。"（《灵枢·厥病》）

【读经感悟】

此言"厥头痛"之病能。厥者，逆也。厥头痛，是以病机与病位结合命名，指经气厥逆所致之头痛。足三阳经皆上于头，足厥阴经与督脉会于巅，足太阴、足少阴经皆上咽喉系舌本，虽未直接上头，但通过与足阳明、足太阳经的属络关系及经别之合也上于头，故经气逆乱，厥气循经上头，阻滞气血运行而发头痛。根据其兼证不同，辨别厥逆之经脉以指导临床治疗，开创了头痛分经论治之先河。

（五）真头痛

"真头痛，头痛甚，脑尽痛，手足寒至节，死不治。"（《灵枢·厥病》）

【读经感悟】

此言"真头痛"之病能。真头痛，是指突然发作的剧烈头痛，其痛入脑并伴有四肢厥冷的危重病候，若肢厥不复且上至肘膝，预后不佳。因其病位已深入于脑，病情危重，与病在经脉之厥头痛深浅轻重有别，故称为"真头痛"，本病临床可与现代脑膜炎、蛛网膜下腔出血等某些疾病相对参。

（六）喎僻

"足阳明之筋……上挟口……太阳为目上网，阳明为目下网……其病……卒口僻，急则目不合，热则筋纵目不开。颊筋有寒，则急引颊移口；有热则筋弛纵缓不胜收，故僻"，"足之阳明，手之太阳，筋急则口目为僻"（《灵枢·经筋》）；"胃足阳明之脉……是主血生病者……口喎"（《灵枢·经脉》）。

【读经感悟】

此言"口僻""口喎"之病能。二者异名同病，皆病发突然，因一侧筋急而致口歪，具有风邪特征，且风邪偏中于面也是其病因之一，故属"中风"范畴。因同时伴有目之开合失常，故临床统称"口眼歪斜"。这是中风偏枯常见症状，也可是单独之病证，如现代所谓面神经麻痹。

（七）腰痛

1. "冬诊之，右脉固当沉紧，此应四时；左脉浮而迟，此逆四时。在左当主病在肾，颇关于肺，当腰痛也……少阴脉贯肾络肺，今得肺脉，肾为之病，故肾为腰痛之病也。"（《素问·病能论篇》）

【读经感悟】

此从脉象之四时逆从，阐述肾气不足的腰痛病机。腰为肾之府，肾虚腰失所养而腰痛，故曰"肾为腰痛之病也"。

2. "足太阳脉令人腰痛，引项脊尻背如重状。"（《素问·刺腰痛篇》）

3. "少阳令人腰痛，如以针刺其皮中，循循然不可以俯仰，不可以顾。"（《素问·刺腰痛篇》）

4. "阳明令人腰痛，不可以顾，顾如有见者，善悲。"（《素问·刺腰痛篇》）

5. "足少阴令人腰痛，痛引脊内廉。"（《素问·刺腰痛篇》）

6. "厥阴之脉令人腰痛，腰中如张弓弩弦。"（《素问·刺腰痛篇》）

7. "解脉令人腰痛，痛引肩，目䀮䀮然，时遗溲"，"解脉令人腰痛，如引带，常如折腰状，善恐。"（《素问·刺腰痛篇》）

8. "同阴之脉令人腰痛，痛如小锤居其中，怫然肿。"（《素问·刺腰痛篇》）

9. "阳维之脉令人腰痛，痛上怫然肿。"（《素问·刺腰痛篇》）

10. "衡络之脉令人腰痛，不可以俯仰，仰则恐仆，得之举重伤腰，衡络绝，恶血归之。"（《素问·刺腰痛篇》）

11. "会阴之脉令人腰痛，痛上漯漯然汗出，汗干令人欲饮，饮已欲走。"（《素问·刺腰痛篇》）

12. "飞阳之脉令人腰痛，痛上拂拂然，甚则悲以恐。"（《素问·刺腰痛篇》）

13. "昌阳之脉令人腰痛，痛引膺，目䀮䀮然，甚则反折，舌卷不能言。"（《素问·刺腰痛篇》）

14. "散脉令人腰痛而热，热甚生烦，腰下如有横木居其中，甚则遗溲。"

（《素问·刺腰痛篇》）

15."肉里之脉令人腰痛，不可以咳，咳则筋缩急。"（《素问·刺腰痛篇》）

【读经感悟】

以上14条经文皆言经络为病令人"腰痛"之病能。

1.足太阳脉令人腰痛：此为足太阳膀胱经的循经病候，其腰痛"引项脊尻背"。

2.少阳令人腰痛：此为足少阳胆经的循经病候，其腰痛前后左右活动受限。

3.阳明令人腰痛：此为足阳明胃经的循经病候，其腰痛"不可以顾"，且多见情志之变。胃为水谷之海，阳明经多气多血，阳明病则谷气虚，虚则易妄见，肺志并而善悲。

4.足少阴令人腰痛：此为足少阴肾经的循经病候，其腰痛深及脊内。

5.厥阴之脉令人腰痛：足厥阴肝经"过阴器，抵小腹"虽未直接抵腰，但其经别"上至毛际，合于少阳"而与腰相关，故其病可令人腰痛。因肝主筋，故腰拘急疼痛"如张弓弩弦"。

6.解脉令人腰痛：解者，散也。解脉，王冰释之"散行脉也，言不合而别行也"。王冰认为是指足太阳膀胱经"其直者"与"其支者"，"两脉如绳之解股"。但根据王冰所云解脉为"散行脉也"的概念，足太阳经之别络"别走少阴"、足太阳之经别"别入于肛，属于膀胱，散之肾"，也当属解脉之范畴。故腰痛见证仍为足太阳膀胱经与足少阴肾经的病候，为病并可见肾志"善恐"。也有认为解脉为足太阳经散布在腘窝部血络者，故刺之可治腰痛。但其所言只是针刺治疗"解脉令人腰痛"的部位，并非令人腰痛之经脉，故此说欠妥。

7.同阴之脉令人腰痛：同阴之脉，指足少阳经之别络。足少阳胆经之络别出于光明，在去踝五寸处会同于足厥阴而上行，故曰"同阴之脉"。其腰痛阵阵发作如"小锤居其中"，且"怫然肿"。

8.阳维之脉令人腰痛：阳维脉为奇经八脉之一，起于诸阳之会，其脉气发于足太阳而维系诸阳经。太阳、阳明、少阳三阳经脉皆可令人腰痛，故阳维之脉也可令人腰痛。其"痛上怫然肿"，乃阳气怫郁之故。

9.衡络之脉令人腰痛：衡，横也。关于"衡络之脉"，一指足太阳经之外络自腰中横入髀外后廉而下者，如王冰所注；二指横络于腰间之带脉，如张志聪所注；三指冲脉之络脊者，以"衡"为"衝"之误。此腰痛"得之举重伤腰"，衡络阻绝气血滞而成瘀，不通则痛，其痛"不可以俯仰"。

10.会阴之脉令人腰痛：会，会合之义。会阴之脉，一指足太阳腹内一支脉"从腰中下挟脊贯臀"而会于后阴者，如王冰所注；二指与督脉一源而会于至阴之任脉，如张志聪所注。其实无论足太阳腹内支脉，还是任督二脉，因皆会于阴，故可统称"会阴之脉"。此脉皆循于腰，故为病可致腰痛，其痛而汗出欲饮。

11.飞扬之脉令人腰痛：飞扬，为足太阳经之络别走少阴也。飞扬之脉，是指此络并少阴上行与阴维相合者，故王冰注曰："是阴维之脉也。"阴维脉为奇经八脉之一，维系诸阴经，故厥阴、少阴令人腰痛，此脉也可令人腰痛。其腰痛作胀"怫怫然"，并见少阴肾之恐及肺志并之之悲。

12.昌阳之脉令人腰痛：《甲乙经》曰"复溜别名昌阳"，昌阳之脉是足少阴在小腿内侧从复溜而与阴跷相交会的支脉，王冰曰"阴跷者，足少阴之别也"，故直指昌阳之脉即为"阴跷脉也"。少阴之脉令人腰痛，故昌阳之脉也可令人腰痛。其腰痛见"痛引膺""甚则反折"，火及目、舌等阴跷循经之病候。

13.散脉令人腰痛：散脉，散行之脉。具体所指后世各有其说，有认为是指足厥阴、足少阳二经之大络者，如杨上善；有认为是指太阴之别者，如王冰；有认为是指足阳明或为足阳明别络者，如张介宾、吴昆；也有认为是指冲脉者，如张志聪。总之，这些都是通过经络与腰相关而致腰痛，其特点是腰痛而烦热。由此表明，《内经》所论之腰痛虽多为寒痛，但也有热痛者。

14.肉里之脉令人腰痛：肉里，分肉之里，或谓分肉之纹理，此皆为经脉循行之处。关于其具体所指，虽后世也有不同见解，但基本都倾向于王冰所注"少阳所生，则阳维之脉气所发也"，认为是指阳维脉与少阳密切联系者。足少阳、阳维皆可令人腰痛，故肉里之脉也可令人腰痛，其特点是"不能咳，咳则筋缩急"。足少阳经筋"后者结于尻"，其上"系于膺乳，结于缺盆"，故咳则震动胸膺牵引腰尻而"筋缩急"。

（八）偻

1. "阳气者，精则养神，柔则养筋，开阖不得，寒气从之，乃生大偻"（《素问·生气通天论篇》）；"膝者，筋之府，屈伸不能，行则偻附，筋将惫矣"（《素问·脉要精微论篇》）。

【读经感悟】

此言"偻"疾之病能。脊背弯曲不能直曰"偻"，故偻是以症状命名的疾病。偻因筋脉失养"屈伸不能"，脊背大筋伸而不收所致；或因"寒气从之"，筋脉失去阳气温煦而"屈伸不能"。其偻之重者为"大偻"；并见膝不能直，行走困难需有所依附者为"偻附"。又有以"附"通"俯"，释"偻附"为曲背弯腰头向下俯不能仰视之义，此也是大偻之体征。本病可与现代慢性多发性关节炎、佝偻病、退行性骨关节病等致脊背关节弯曲者相对参。

2. "刺脊间中髓，为伛。"（《素问·刺禁论篇》）

【读经感悟】

此言误伤致"伛"。伛，《说文》释之"偻也"，故伛、偻同义。此言针刺脊骨间隙而误伤脊髓可致伛偻，故自古以来即为"刺禁"之一。骨者髓之府，髓养骨，髓伤则骨失所养而不能立，故伛偻脊背不能直。由此可见，不仅筋病致偻，骨病也可致伛。肝主筋、肾主骨，故肝肾是伛偻之本。

（九）痉（痓）

1. "诸痉项强，皆属于湿"（《素问·至真要大论篇》）；"风痉，身反折"（《灵枢·热病》）。

【读经感悟】

此言"痉"之病能。痓者痉也，痉，《说文》释之"僵急也"。本病是以症状命名的疾病，因筋肉痉挛拘急而致项背强直甚至身反折。《素问》病机十九条曰"诸痉项强皆属于湿""诸暴强直皆属于风"，故湿邪、风邪伤及项背经脉使筋肉失养而致痉。《金匮要略·痉湿暍病脉证治》在此基础上有所阐发，太阳病发痉由外感风寒所致，并有刚痉、柔痉之分。阳明里热发痉，则为热极生风。风邪致痉包括外风、内风。"诸风掉眩皆属于肝",肝风内动尤为常见。

2."肺移热于肾,传为柔痉。"(《素问·气厥论篇》)

【读经感悟】

此言因虚致痉者。邪热及肾,肾阴耗伤,水不涵木,虚风内动,故发"柔痉"。此柔痉非太阳病外感之柔痉,乃阴虚内风所致,阴为柔,故曰"柔痉"。

3."手阳明少阳厥逆,发……痉"(《素问·厥论篇》);"足少阴之筋……病在此者,主痫瘛及痉"(《灵枢·经筋》)。

【读经感悟】

此言经脉、经筋为病发痉。手阳明少阳经气厥逆,经筋失养发痉,足少阴经筋为病也发痉,因为这些经筋分布项背,故筋肉拘急而痉。

(十)疹筋

"人有尺脉数甚,筋急而见……此所谓疹筋,是人腹必急,白色黑色见,则病甚。"(《素问·奇病论篇》)

【读经感悟】

此言"疹筋"之病能。疹,此处已不是其本义,而是衍义。《释名》曰:"疹,诊也。有结气可得诊见也。"王冰注曰:"久病也。"故疹筋并非疹类疾病,乃是有形可见之腹部筋病。其病证为腹部筋脉拘急而痛,发作时"筋急而见",缓解时则复常,如狐之出没,故《甲乙经》称"狐筋"。《素问·脉要精微论》篇曰:"尺外以候肾,尺里以候腹中。"故"尺脉数甚"当主腹筋拘急。腹部由足阳明胃、足太阴脾经所部,而筋由肝所主,故疹筋其病在肝木而乘中土。金色白、水色黑,白色见则金克木,黑色见则水反侮土,故皆主"病甚"。本病可与现代某些疾病所致腹直肌痉挛相对参。

(十一)腨痟

"三阳为病发寒热,下为痈肿,及为痿厥,腨痟。"(《素问·阴阳别论》篇)

【读经感悟】

此言"腨痟"之病名。腨,《说文》释之"腓肠也";痟,《说文》释之"疲也",王冰注曰"瘘痛也"。腨痛,腿肚痠痛乏力,故腨痛是以症状命名的病证。"三阳",太阳也。腨痛为足太阳膀胱经的循经病候。

(十二)体惰

1."身有所伤血出多,及中风寒,若有所堕坠,四支懈惰不收,名曰体惰。"(《灵枢·寒热病》)

2."四肢皆禀气于胃,而不得至经,必因于脾乃得禀也。今脾病不能为胃行其津液,四肢不得禀水谷气,气日以衰,脉道不利,筋骨肌肉皆无气以生,故不用焉。"(《素问·太阴阳明论篇》)

【读经感悟】

此言"体惰"之病能。惰,《广雅》释之"懒也"。体惰,是指身体怠惰无力、四肢"懈惰不收"的病证。体惰之为病,或因外感风寒,或因内伤血气,或因外力堕坠等。由外伤所致者多因督脉受损,与现代某些因脊髓损伤而致瘫者相似。而内伤者多因脾胃虚弱,气血生化无源,或脾运失常"四肢不得禀水谷气","筋骨肌肉皆无气以生"之故。

(十三)弾

"胃不实则诸脉虚,诸脉虚则筋脉懈惰,筋脉懈惰则行阴用力,气不能复,故为弾。"(《灵枢·口问》)

【读经感悟】

此言"弾"之病能。弾,《广韵》释之"下垂貌"。本病症见肢体迟缓无力,四肢垂而不收,故名"弾"。弾之为病,多因脾胃虚弱,气血化源不足以致筋脉失养所致。在临床可与某些弛缓性瘫痪相对参。

(十四)解㑊

1."冬脉……太过则令人解㑊,脊脉痛而少气不欲言"(《素问·玉机真脏论篇》);"尺脉缓涩,谓之解㑊"(《素问·平人气象论篇》);"尺肉弱者,解㑊"(《灵枢·论疾诊尺》)。

【读经感悟】

此言"解㑊"之病能。解者懈也，解是指懈怠乏力、少气懒言的病证，与"体惰"相似。从经文所载之脉象及尺肤可知，本病多为虚证。但"冬脉太过"及"脊脉痛"者，应是寒证、实证。《素问·玉机真脏论篇》曰："其气来如弹石者，此为太过，病在外。"寒主收引"有寒故痛也"，故见有"脊脉痛"。

2."刺骨无伤髓，髓伤则销铄胻痠，体解㑊然不去矣。"（《素问·刺要论篇》）

【读经感悟】

此言误伤脊髓也是发生"解㑊"之因。

3."足少阳之疟，令人身体解㑊，寒不甚，热不甚，恶见人，见人心惕惕然，热多汗出甚。"（《素问·刺疟论篇》）

【读经感悟】

此"解㑊"是指疟疾发作时所见倦怠乏力、气虚懒言的症状，与"解㑊"之疾不同。

（十五）肉苛

"人之肉苛者，虽近衣絮，犹尚苛也……荣气虚，卫气实也。荣气虚则不仁，卫气虚则不用，荣卫俱虚，则不仁且不用，肉如故也。"（《素问·逆调论篇》）

【读经感悟】

此言"肉苛"之病能。苛，张介宾注之："顽木沉重之谓。"肉苛，是指肌肉顽木沉重不知痛痒寒热之疾。此因营卫失调，气血运行失常，皮肉失却荣养所致，其临床特点是肢体虽"不仁且不用"，但"肉如故"未见消伐。肉苛是以感觉与运动障碍为特征的疾病，可与现代某些脊髓病、周围神经病等相对参。

（十六）索泽

"三阳为病发寒热……其传为索泽。"（《素问·阴阳别论篇》）

【读经感悟】

此言"索泽"之病名。此处之"索"，有索尽之义。索泽，即耗尽津液失去润泽。作为病名，索泽是以病机特点命名的疾病，指皮肤失去津液润养而枯涩不泽，即皮肤甲错的病证。"三阳"，太阳也。足太阳经主一身之表，太阳病发寒热，久而不去，耗伤津液，皮肤失养而发索泽。广而言之，凡热病伤津或阴虚津亏者，皆可"索泽"，非独太阳病也。

（十七）肉烁

1. "人有四支热，逢风寒如炙如火者……是人者阴气虚阳气盛……是人当肉烁也。"（《素问·逆调论篇》）

2. "邪……其留于筋骨之间，寒多则筋挛骨痛，热多则筋弛骨消，肉烁䐃破，毛直而败。"（《素问·皮部论》）

【读经感悟】

此言"肉烁"之病能。烁，烧灼之义。肉烁，是以病机命名的疾病，指阴气不足阳热过盛，烁灼水谷精气，久之肌肉瘦削之病证。

十六、血证

（一）血溢

"卒然多食饮则肠满，起居不节，用力过度，则络脉伤。阳络伤则血外溢，血外溢则衄血；阴络伤则血内溢，血内溢则后血；肠胃之络伤，则血溢于肠外，肠外有寒，汁沫与血相搏，则并合凝聚不得散，而积成矣。"（《灵枢·百病始生》）

【读经感悟】

此言"血溢"之病名。血溢，是出血病证之统称。血行于脉络之中，络为经脉之细小分支呈较浅的网络分布，故易受损伤而血外溢。阳主表主上、阴主里主下，故阳络伤则血溢于上，如衄血、咳血等；阴络伤则血溢于下，如便血、溲血等。络伤血溢也有未排出于体外而留于体内者，则称为"瘀血"。

（二）唾血

1. "肺咳之状，咳而喘息有音，甚则唾血"（《素问·咳论篇》）；"肺脉搏坚而长，当病唾血"（《素问·脉要精微论》）。

2. "少阳司天……火淫所胜……民病……咳唾血……病本在肺。"（《素问·至真要大论篇》）

【读经感悟】

此言"唾血"之病能。唾血，是指唾液或痰中带血。此病本在肺，多因肺络损伤血外溢而量较少，随痰液或唾液而出。热邪伤肺最易损伤肺络，"少阳司天，火淫所胜"即从运气学说阐述此理。

（三）呕血

"太阳司天，寒淫所胜，则寒气反至，水且冰，血变于中，发为痈疡，民病厥心痛，呕血、血泄、鼽衄。"（《素问·至真要大论篇》）

【读经感悟】

此言"呕血"之病能。呕血，是指血液从口腔呕吐而出，故也称"吐血"。此因胃或食道络脉损伤而血溢从口腔呕出。本条经文从运气学说阐述，寒淫所胜血凝于中，瘀久化热而络伤血溢。本病临床主要指上消化道出血。

（四）便血

1. "结阴者，便血一升，再结二升，三结三升。"（《素问·阴阳别论篇》）

【读经感悟】

此言"便血"之病机。便血，是指"阴络伤则血内溢"从大便而出者；"结阴"是其病机。根据《素问·阴阳别论篇》记载，"结阴"与"结阳""阴阳结斜""二阳结""三阳结""三阴结""一阴一阳结"等病机概念并列，其中阴、阳，皆指经脉而言。结阴是邪气结聚于阴经，以致影响脏气功能而出现便血。如厥阴肝不藏血、太阴脾不统血，皆可使血内溢而便血。此外手太阴肺与大肠相表里、手少阴心与小肠相表里，心肺之邪热下移于肠伤及络脉，血内溢则便血；足少阴肾为胃之关主二阴，肾中虚火影响胃肠也可络伤血溢而便血。而且邪结越甚则病情越重，故曰"再结二升，三结三升"。因此"结阴"是便血病证的总病机。后世有仿"肠风便血"之名而立"结阴便血"，甚至将"结阴"单独作为病名者，似属不妥。

2. "病注下血，取曲泉"（《灵枢·厥病》）；"热至则……血溢血泄"（《素问·六元正纪大论篇》）；"阴络伤则血内溢，血内溢则后血"（《灵枢·百病始生》篇）。

【读经感悟】

此言便血之别名：下血、血泄、后血。

（五）溺血

1. "胞移热于膀胱，则癃、溺血"（《素问·气厥论篇》）；"少阴……涩则病积、溲血"（《素问·四时刺逆从论》篇）。

2. "悲哀太甚则胞络绝，胞络绝则阳气内动，发则心下崩数溲血也。"（《素问·痿论篇》）

【读经感悟】

以上2条经文言"溺血"之病能。溺血，又名"溲血"，是指阴络伤血内溢从小便而出的病证。其病在少阴肾与膀胱，在膀胱者多为实热，在肾者多为虚火，二者皆可损伤阴络，血内溢而溺血。另外，七情太过动心，心主血脉，其性为火，故"阳气内动"则迫血妄行，而心与小肠相表里，"发则心下崩"于小肠而数溲血。

（六）衄衊

1. "胆移热于脑，则辛頞鼻渊，……传为衄衊瞑目。"（《素问·气厥论篇》）

2. "少阴所至为悲妄衄衊。"（《素问·六元正纪大论篇》）

【读经感悟】

以上2条经文言"衄衊"之病能。衄，《说文》释之"鼻出血也"；衊，《说文》释之"汗血也"，宋以后被校为"污血也"。其实唐代王冰在补注《黄帝内经素问》时，已出现二者并存之处，在《素问·气厥论篇》注"衄，谓汗血也"，而在《素问·六元正纪大论篇》则注"衄，污血"。正因如此，后世对"衄蔑"之病名解释不同，如《圣济总录》认为出血"在鼻为衄，在汗孔为蔑"，而《类经》则认为"衄蔑皆为鼻出血，但甚者为衄，微者为蔑"。总之，衄蔑之病狭义是指鼻出血，广义则指鼻孔、汗孔，乃至齿龈等多部位出血。因后世已将"衄"从鼻出血扩展为多处出血，而立有"鼻衄""齿衄""目衄""耳衄""肌衄"等多个病名。但凡衄蔑之部位，皆为面部五官或皮肤，此为"阳络"之所部，故当属"阳络伤则血外溢"之类，此多因热邪损伤阳络所致。如"胆移热于脑"而致鼻渊，鼻渊不已损伤鼻络则衄；"少阴所至"为君火来临，心火盛热扰心神则悲妄，阳络伤血外溢则衄蔑。

（七）脱血

1. "臂多青脉，曰脱血"，"安卧，脉盛，谓之脱血。"（《素问·平人气象论篇》）

2. "血脱者，色白，夭然不泽，其脉空虚，此其候也。"（《灵枢·决气》）

【读经感悟】

以上2条经文言"脱血"之病能。脱，脱失之义。脱血，是指阴血亏损脱失之病证，又名"血脱"。其证可见面色苍白无华，脉空虚无力，身乏力懒动。血脱则气去，气不运血则余血凝滞而"臂多青脉"；血气脱失脉应空虚而反见"脉盛"，则脉证相逆，此皆为脱血之重证。《素问·刺志论篇》所言"谷入多而气少者，得之有所脱血"，也为病之反也。

十七、精神、情志病

（一）狂病

"狂始生，先自悲也，喜忘苦怒善恐者，得之忧饥""狂始发，少卧不饥，自高贤也"，"狂，善惊、善笑、好歌乐，妄行不休者，得之大恐……；狂，目妄见，耳妄闻，善呼者，少气之所生也……；狂者多食，善见鬼神，善笑而不发于外者，得之有所大喜"（《灵枢·癫狂》）；"喜乐无极则伤魄，魄伤则狂"（《灵枢·本神》）。

【读经感悟】

此言"狂"病之病能。狂，《说文》释之"狾犬也"即疯狗，引申为疯狂。狂病，是指神志失常，精神呈现亢奋状态的一种精神疾病。其病多因情志过度伤及神魄而致，如"得之忧饥""得之大怒""有所大喜""喜乐无极"等。

（二）癫疾

1."癫疾始生，先不乐，头重痛，视举目赤，甚作极已而烦心""癫疾始作，而引口啼呼、喘、悸"；"癫疾始作，先反僵，因而脊痛。"（《灵枢·癫狂》）

2."病初发岁一发，不治月一发，不治月四、五发，名曰癫病。"（《素问·长刺节论篇》）

3."人生而有病颠疾者……病名曰胎病。此得之在母腹中时，其母有所大惊，气上而不下，精气并居，故令人发为颠疾也。"（《素问·奇病论篇》）

【读经感悟】

以上4条经文皆言"癫疾"之病能。《内经》时代，癫、狂、痫三病经常混称，故"癫"有癫痫之癫和癫狂之癫的区别。这里所阐述的巅疾，其症状明显是癫痫发作，若不及时治疗其发作将越来越频。本病还具有先天遗传的特点，母体受病遗传而致者，因病得之于胎，故曰"胎病"。癫，颠也，故巅疾又称"颠疾"。颠，有跌倒之义；癫痫发作可跌扑。段注《说文》曰："小儿癫，曰痫也。"故此癫疾应视为后世之"痫"。

4."骨癫疾者，顑、齿、诸俞、分肉皆满而骨居，汗出烦悗，呕多沃沫"（《灵枢·癫狂》）；"肾脉急甚为骨癫疾"（《灵枢·邪气脏腑病形》）。

5."筋癫疾者，身倦挛急，脉大……呕多沃沫。"（《灵枢·癫狂》）

6."脉癫疾者，暴仆，四肢之脉皆胀而纵，……呕多沃沫。"（《灵枢·癫狂》）

【读经感悟】

以上3条经文，分别言"骨癫疾""筋癫疾""脉癫疾"之病能。三者发作时皆"呕多沃沫"，这是癫痫大发作的典型症状，故皆为癫痫之癫疾，并根据其发作时的临床特点而辨为骨、筋、脉三者。骨癫疾其"肾脉急甚"，病在肾，肾主骨故曰"骨癫疾"；筋癫疾其"身倦挛急大"，以筋挛急为重，肝主筋，病在肝而曰"筋癫疾"；脉癫疾其"暴仆"，此心神失明之征，病在心，心主脉，故曰"脉癫疾"。

7. "阳明之厥，则癫疾欲走呼，腹满不得卧，面赤而热，妄见而妄言"（《素问·厥论篇》）；"邪入于阳，转（抟）则为癫疾"（《灵枢·九针论》）。

【读经感悟】

此所言者，乃癫狂之"癫疾"。癫，本义为神志失常，精神错乱，即疯癫之谓。"阳明之厥"所致之癫疾其症同狂，故可称为"癫狂"。"邪入于阳，转则为癫疾"，"转"校为"抟"，此为"重阳者"而称为"癫"，可见《内经》时代对神志失常的精神疾病，尚未有"重阴者癫、重阳者狂"的分别。

8. "癫疾厥狂，久逆之所生也。"（《素问·通评虚实论篇》）

【读经感悟】

此言癫疾与狂病之病机。此癫疾与厥、狂并列，可知是指癫痫之癫。癫、狂与厥病都是由于体内气机逆乱久未平复所致。

（三）痫

"心脉满大，痫瘛筋挛；肝脉小急，痫瘛筋挛""二阴急，为痫厥"（《素问·大奇论篇》）；"刺痫惊脉五……"（《素问·通评虚实论篇》）。

【读经感悟】

此言"痫"之病名。痫，音义同癫。痫证，即癫痫之癫疾，故又称"癫痫"，其病本在心、肝。因其病"久逆之所生也"，发作可见一时性昏厥，故又曰"痫厥"；病之发见筋挛，故又曰"痫瘛"；病发先兆多惊叫，故又曰"痫惊"。

（四）瘛

"风寒客于人……传之心，病筋脉相引而急，病名曰瘛"（《素问·玉机真脏论篇》）；"心脉急甚者为瘛疭"，"肝脉……微涩为瘛挛筋痹"，"脾脉急甚为瘛疭"（《灵枢·邪气脏府病形》）。

【读经感悟】

此言"瘛"之病能。瘛，《说文》释之"小儿瘛疭病也"，疭者瘛也，故多合称为"瘛疭"。瘛疭，是指筋脉痉挛抽搐的病证，其病虽在筋，但其本或在心、在肝、在脾，当需辨之。高热瘛疭者，多为热动肝风；七情过度所致者，多为伤心动神：小儿慢惊风，多为脾虚风动。

（五）惊

"二阳急为惊"，"肝脉鹜暴，有所惊骇"（《素问·大奇论篇》）；"东方青色，入通于肝……其病发惊骇"（《素问·金匮真言论篇》）。

【读经感悟】

此言"惊"之病能。惊，繁体"驚"，《说文》释之"马骇也"；骇，"惊也"，故惊、骇常合用而称"惊骇"，引申为突然受到精神刺激而出现的惊恐不安的状态。作为病名，是指以精神紧张、恐惧不安为主症的精神疾病。"胆者，敢也。"（《儒门事亲》）惊之为病发于胆，肝胆相表里，故其本在肝；但"二阳急"也可为惊，二阳者阳明也，脉急者木邪乘胃，所谓"闻木声则惕然而惊也"（《灵枢·经脉》）。

（六）懊恼

"火郁之发……民病……甚则瞀闷懊恼。"（《素问·六元正纪大论篇》）

【读经感悟】

此言"懊恼"之病名。懊，《集韵》释之"恨也"，悔恨、烦恼之义；恼，《集韵》释之"心乱也"，故懊恼是指心中烦扰闷乱不宁的状态。作为病名，懊恼是以心烦不安为主症的精神疾病。心主神明，其性为火为热，本病多因热扰神明而致心中烦热、闷乱不宁，故热病多见此证，如《伤寒论》中栀子豉汤证。

（七）迷惑

1. "目者，心使也；心者，神之舍也，故神分精乱而不抟，卒然见非常处，精神魂魄，散不相得，故曰惑也"，"心有所喜，神有所恶，卒然相惑，则精气乱。视误故惑，神移乃复。是故间者为迷，甚者为惑。"（《灵枢·大惑》）

【读经感悟】

此言"迷惑"之病能。迷，《说文》释之"惑也"；惑，释之"乱也"，二者皆是指感觉失常，视物迷乱疑惑分辨不清的状态，但程度不同，其轻者为"迷"，甚者为"惑"。作为病名，迷惑是以症状特点命名的一过性视觉感知失常的精神疾病，因由情志过度所致，故又属于情志病。本病虽发于目，但"目者心使也"，故其本在心。"心者神之舍也"，七情太过伤心，心神不能正确感知由目接收的视觉信息，故产生错觉而致迷惑，此所谓"所以任物者谓之心"。（《灵枢·本神》）当心神从错误的感知移回到正常感知，则此症消失，故曰"视误故惑，神移乃复"，因此本病是与精神情志密切相关的一过性的视觉感知失常。

2. "伏明之纪……其病昏惑悲忘"（《素问·五常政大论篇》）；"少阴所至为惊惑"（《素问·六元正纪大论篇》）。

【读经感悟】

此言迷惑之别名。"昏惑"，是指视物昏花辨识不清以致"迷惑"者；"惊惑"，是指突然惊吓，"惊则气乱"而致"迷惑"者。

（八）郁冒

"郁冒不知人者，寒热之气乱于上也"（《素问·至真要大论篇》）；"岁火不及……民病……郁冒朦昧"（《素问·气交变大论篇》）。

【读经感悟】

此言"郁冒"之病名。郁，气不舒也；冒，《说文》释之"蒙而前也"，即迷蒙神不清之义。郁冒，是以病机与症状组合而命名，为气机郁滞逆乱而致神志昏蒙不清的病证。尤怡曰："郁冒，神病也。"（《金匮要略心典》）《伤寒论·辨厥阴病脉证并治》论及"郁冒"，《金匮要略·妇人产后病脉证并治》将其列为"产后三病"之一。

（九）善忘

"上气不足，下气有余，肠胃实而心肺虚，虚则营卫留于下，久之不以时上，故善忘也。"（《灵枢·大惑论》）

【读经感悟】

此言"善忘"之病能。善忘即"健忘"，是指记忆力减退，遇事易忘的病证。其病机主要是"上气不足"而致。《灵枢·决气》曰"精气津液血脉，余意以为一气耳"，故此"气"为广义之气。"上气不足"，或脾虚气血两亏不能上养清窍，或肾虚精髓不足不能上充脑海。关于记忆功能，《灵枢·本神》曰"心有所忆谓之意，意之所存谓之志"，而"脾藏营，营舍意""肾藏精，精舍志"，由此可知，人的记忆功能的物质基础是营血与精髓，关系到脾、肾，所以"善忘"其病本在脾肾。

（十）脱营、失精

"尝贵后贱，虽不中邪，病从内生，名曰脱营。尝富后贫，名曰失精。五气留连，病有所并，医工诊之，不在脏腑，不变躯形，诊之而疑，不知病名，身体日减，气虚无精，病深无气，洒洒然时惊。病深者，以其外耗于卫，内夺于荣。"（《素问·疏五过论篇》）

【读经感悟】

此言"脱营""失精"之病能。脱营、失精，二者皆是由于情志不遂而致之虚劳病，因此后世又多合称为"脱营失精"，偏于营阴脱失者为"脱营"，偏于精气失脱者为"失精"。"尝贵后贱""尝富后贫"，是指社会地位、人生处境由高而低、由好转坏，内心产生极大落差而致精神抑郁，郁久化火内耗精血而致本病，因此皆属于"情志病"范畴。

（十一）夺精

"悲哀愁忧则心动，心动则五脏六腑皆摇，摇则宗脉感，宗脉感则液道开，液道开故泣涕出焉……泣不止则液竭，液竭则精不灌，精不灌则目无所见矣，故命曰夺精。"（《灵枢·口问》）

【读经感悟】

此言"夺精"之病能。夺，《说文》释之"失之也"，即失去之义。夺精，是指精气严重耗损之病证，其病始于"悲哀愁忧"，故属于"情志病"范畴。本病的病因病机为"悲哀愁忧则心动"。"心者君主之官，神明出焉""主明则下安"（《素问·灵兰秘典论篇》），故心动则神被扰，五脏失主，五液外泄，精气耗损而病"夺精"。五液者，由五脏之精所化，"心为汗，肺为涕，肝为泪，脾为涎，肾为唾"（《素问·宣明五气论篇》），五液润养五官，故"泣不止则液竭，液竭则精不灌，精不灌则目无所见"。临床除见目昏眼花外，还可见耳聋、精神萎靡等症。《难经·十四难》补充曰："至之脉，一呼……四至曰夺精""再呼一至曰夺精……此损之脉也。"

（十二）目不瞑

1. "卫气者……昼日行于阳，夜行于阴，常从足少阴之分间，行于五脏六腑。今厥气客于五脏六腑，则卫气独卫其外行于阳，不得入于阴。行于阳则阳气盛，阳气盛则阳跷陷（满），不得入于阴，阴虚，故目不瞑。"（《灵枢·邪客》）

2. "卫气不得入于阴，常留于阳，留于阳则阳气满，阳气满则阳跷盛，不得入于阴则阴气虚，故目不瞑矣。"（《灵枢·大惑论》）

【读经感悟】

以上2条经文从卫气运行角度，言"目不瞑"之病机。瞑，《说文》释之"翕目也"，又通"眠"，是闭目睡眠之义。目不瞑，即失眠，又称"不寐"。卫气昼行于阳（外），夜行于阴（内）的日节律，是睡眠昼夜节律形成的生理基础。"神行气中，气载乎神"，白昼神随卫气行于外，以应外景事物而产生意识思维活动，此谓"寤"；夜晚则神随卫气入内而归于心舍，此谓"寐"。若某种因素致使卫气昼夜运行失常，夜不入阴，则神不归舍而不寐。影响卫气正常运行的因素，常见有起居失常、脏腑失调等。

体表（外）为阳，体内为阴，因此卫气在外即为阳气，入内则成阴气，故"留于阳则阳气满……不得入于阴则阴气虚，故目不瞑矣"。跷脉有阴阳之别，阳跷为卫气由阳入阴的通道，阴跷为卫气由阴出阳的通道。卫气"常留于阳"故"阳气满"，若阳跷脉不畅，阳气流滞不能入阴故"阳跷盛"。因此经脉不利、气道枯涩而致阳不入阴，也是造成不寐的原因之一。

3. "夫卫气者，昼日常行于阳，夜行于阴，故阳气尽则卧，阴气尽则寤。故胃肠大则卫气行留久；皮肤涩，分肉不解则行迟。留于阴也久，其气不精则欲瞑，故多卧矣。其肠胃小，皮肤滑以缓，分肉解利，卫气之留于阳也久，故少瞑焉"。（《灵枢·大惑论》）

【读经感悟】

此言体质因素对睡眠的影响，而有"多卧"及"少瞑"之别。"多卧"即嗜睡，是因卫气久留于阴分所致，多见于肥胖痰湿体质；"少瞑"即少眠，是因卫气久留于阳分所致，常见于瘦削虚火体质。

4. "阳明者胃脉也……阳明逆不得从其道，故不得卧也。《下经》曰：胃不和则卧不安，此之谓也。"（《素问·逆调论篇》）

【读经感悟】

此言阳明胃气不和而致"不得卧""卧不安"的病机。脏腑失调可影响卫气正常运行而致不寐，此以阳明胃为例，"胃不和"使阳明气机逆乱而致"不得卧""卧不安"。不得卧、卧不安，皆为不能安然入睡之义，也是"目不瞑"之别称。

（十三）昼不精夜不瞑

"壮者之气血盛，其肌肉滑，气道通，营卫之行，不失其常，故昼精而夜瞑；老者之气血衰，其肌肉枯，气道涩，五脏之气相抟，其营气衰少，而卫气内伐，故昼不精，夜不瞑。"（《灵枢·营卫生会》）

【读经感悟】

此言"昼不精夜不瞑"之病能。精，指精明；不精，昏沉没有精神。昼不精夜不瞑，是指白天没精神，夜晚睡不着的一种睡眠障碍。"营卫之行，不失其常，故昼精而夜瞑"，因此"昼精夜瞑"是正常的生理状态，若营卫失常，则可出现昼不精、夜不瞑的失眠状态。本条经文从营卫运行的角度，阐释了老年人"昼不精、夜不瞑"的机理。老年人因气血已衰，气道枯涩，营卫运行不畅，营血衰不能养神则"昼不精"；卫气夜无力入阴则"夜不瞑"。这是老年人因自然衰老而形成的睡眠特点。本病也多见于气血虚弱者。

（十四）淫邪发梦

"正邪从外袭内，而未有定舍，反淫于脏，不得定处，与营卫俱行，而与魂魄飞扬，使人卧不得安而喜梦。"（《灵枢·淫邪发梦》）

【读经感悟】

此言"淫邪发梦"之病机。梦，是在睡眠中产生的与清醒状态下意识活动性质不同的意象活动，是睡眠过程中的正常生理心理现象，此谓之"正梦"。但若噩梦、惊梦频现，或多梦纷纭影响睡眠，则谓之不正常的"病梦"。此多因邪气影响人体致阴阳失调、脏腑气血紊乱、营卫运行失常而致"魂魄飞扬"，《内经》称其为"淫邪发梦"。淫邪发梦，多出现与阴阳失调、五脏盛衰等密切相关的梦象，并且具有与病性、病位属性相似的特点。如《素问·脉要精微论篇》的"阴盛之梦""阳盛之梦""阴阳俱盛之梦"，《灵枢·淫邪发梦》的"五脏气盛之梦"，《灵枢·方盛衰论篇》的"五脏气虚之梦"等。

十八、妇科诸疾

（一）不月

1. "二阳之病发心脾，有不得隐曲、女子不月。"（《素问·阴阳别论篇》）
2. "肾脉……微涩为不月。"（《灵枢·邪气脏腑病形》）

【读经感悟】

以上2条经文言"不月"之病能。不月，指女子月经不能按时而致甚或闭经的妇科疾病。此处阐述了不月的病机有二，"二阳之病发心脾"为其病机之一。二阳，阳明胃也。胃者水谷之海，与脾相表里而为气血之化源。二阳为病及脾，气血化源不足；心主血脉，气血虚则脉空，不能下注于胞则不月。"不得隐曲"与"女子不月"并列，当为男子之病。"隐曲"，难言之隐私，此不得隐曲，应是指男子阳痿、少精等病证。"肾脉微涩"，为不月病机之二，以脉测证应是指肾气不足，冲任空虚而月事不能以时下。女子不月之病机本应有虚实两端，此处只言其虚者，其本在心、脾、肾三脏。

（二）血枯

"有病胸胁支满者，妨于食，病至则先闻腥臊臭，出清液，先唾血，四肢清，目眩，时时前后血……病名血枯。此得之年少时，有所大脱血，若醉入房中，气竭肝伤，故月事衰少不来也。"（《素问·腹中论篇》）

【读经感悟】

此言"血枯"之病能。血枯，精血衰竭之病证，男女皆有之。病始于肺肝，肺主气其臭腥，肝藏血其臭臊，肺金之降不能制肝木之升，故俱逆于上而见胸胁支满、妨于食、闻腥臊臭而吐清水、唾血；继之气血两伤，四肢不得阳气之温煦则清冷，清空不得阴血之濡养则目眩；气不摄血，肝不藏血，则"时时前后血"，以致精血衰竭而"血枯"。

本条以"月事衰少不来"为主症，所言为女子"血枯"。女子血枯是指血海枯竭以致月经减少甚则经闭之病证。其病或因"年少之时有所大脱血"，如胎产过多及崩淋吐衄之类；或因"醉以入房，以欲竭其精"（《素问·上古天真论篇》），肝肾同源，精气竭、肝血伤，精血衰而血海枯，故而"月事衰少不来也"。

（三）血崩

1. "阴虚阳搏谓之崩。"（《素问·阴阳别论篇》）
2. "少阳司天之政……初之气，地气迁……其病……血崩。"（《素问·六元正纪大论篇》）

【读经感悟】

以上2条经文言"血崩"之病能。血崩，简称为"崩"，是指妇女非经期而突发阴道大量出血的疾病，因其势如崩，故曰"血崩"。其病之发多由阴阳失调所致，虚者如"阴虚阳搏"，实者如少阴火旺，总之阳热盛迫血下行于胞而出。本病临床可与现代功能性子宫出血相对参。

（四）带下

1. "任脉为病……女子带下、瘕聚。"（《素问·骨空论篇》）
2. "女子（色）在于面王，为膀胱子处之病……其随而下至胝为淫，有润如膏状，为暴食不洁。"（《灵枢·五色》）

【读经感悟】

以上2条经文言"带下"之病能。带，指带脉而言，带脉横行如腰带束腰，以约束诸脉。人身带脉以下部位为女科常见诸疾发病部位，作为病名，"带下"病可泛指女科诸疾，故扁鹊"过邯郸，闻贵妇人，即为带下医"。此处经文所言之"带下"，是指妇女白带出现量、色、质、味异常变化的妇科疾病。《内经》将带下纳入"任脉为病"中，此因任脉为"阴经之海"，总任一身之阴，与女性生理病理变化密切相关之故。本病多因带脉失于约束，湿邪下注而致，如"暴食不洁"湿热内生，"下至胝为淫"。胝，《说文》释之"腄也"；腄，《集韵》释之"臀也"，引申为下阴；淫，太过、不正之义。故"下至胝为淫"，可理解为湿邪下注于阴，带下量多而黏稠如膏状。

（五）肠覃

"肠覃……寒气客于肠外，与卫气相搏，气不得荣，因有所系，癖而内著，恶气乃起，息肉乃生。其始生也，大如鸡卵，稍以益大，至其成，如怀子之状，久者离岁，按之则坚，推之则移，月事以时下，此其候也。"（《灵枢·水胀》）

【读经感悟】

此言"肠覃"之病能。肠覃，是指生于肠外逐渐增大的少腹肿块、但不影响月经的妇科肿瘤性疾病。蕈，读为 xūn，通蕈，《玉篇》释之"地菌也"；又读为 tán，《说文》释之"长味也"，《尔雅》释之"延也。延，长也"，悠长之义。此肿块生于肠外推之可移，犹如地上所生之菌菇，且日渐增大而病程悠长，"久者离岁"，故名之曰"肠蕈"。《灵枢》所描述的肠蕈是一个由小如鸡卵逐渐增大如"怀子之状"但不影响月经的活动性肿块，可与现代卵巢囊肿相对参。

（六）石瘕

"石瘕生于胞中，寒气客于子门，子门闭塞，气不得通，恶血当泻不泻，衃以留止，日以益大，状如怀子，月事不以时下，皆生于女子，可导而下。"（《灵枢·水胀》）

【读经感悟】

此言"石瘕"之病能。石瘕，是指寒瘀阻滞生于胞宫并影响经行的妇科瘕聚性疾病。此多因行经时寒邪客之，子门闭塞而瘀血留止于胞宫内，导致经水不行，胞宫日益增大，腹部渐成怀子之状。因其包块生于胞内，按之坚硬如石，故名之曰"石瘕"。在治法上《灵枢》已明确指出，"可导而下之"。导者，引导，流通之义也。用此法使胞宫中衃血排出，此病即愈。临床可与现代由于某些原因造成的宫颈、阴道或处女膜粘连、闭锁而导致的经血贮留性包块相对参。

（七）重身而瘖

"人有重身，九月而瘖，此为何也？曰：胞之脉络绝也。……胞络者系于肾，少阴之脉贯肾系舌本，故不能言。……无治也，当十月复。"（《素问·奇病论篇》）

【读经感悟】

此言妇人"重身而瘖"。瘖，《说文》释之"不能言病"，《释名》释之"奄然无声也"，音哑不能言，即失音。重身，身中有身，指孕妇而言。重身而瘖，是指妊娠九月出现失音的症状，因为此时"胞之脉络绝也"。此"胞"指女子胞，即胞宫而言。胞宫之脉络系于肾，而足少阴肾经贯肾系舌本，"舌者音声之机也"(《灵枢·忧恚无言》),故当妊娠至九月时,胎儿长大压迫胞之脉络而失音。当十月胎儿娩出后压迫解除,失音之症不治自愈,故"重身而瘖"不应视为病。

十九、五官诸疾

(一)目疾

1. "厥则目无所见。夫人厥则阳气并于上,阴气并于下……夫一水不能胜五火,故目眦盲。"(《素问·解精微论篇》)

2. "刺面中溜脉,不幸为盲。"(《素问·刺禁论篇》)

【读经感悟】

以上2条经文言"盲"之病能。盲,目无所见。盲之所因为"厥",即"厥则目无所见"。厥者逆也,阴阳失调,气机逆乱,"阳气并于上,阴气并于下",火邪上攻于目,目失阴精之养,皆能致盲。"一水",阴精也;"五火",五脏之亢阳也。"目眦盲"之"眦",可泛指眼睛,王冰注之"视也"。致盲之因,除"厥"之内因外,外伤也可致盲,如误刺。

3. "刺匡上陷骨中脉,为漏、为盲。"(《素问·刺禁论篇》)

【读经感悟】

此只言"(目)漏"之病名,未言其病状。《诸病源候论》载有"目脓漏",是指脓液或黏浊泪水自内眦外漏的病证,相当于今之急性泪囊炎。

4. "少阳司天之政……其病气怫于上,血溢、目赤、眦疡。"(《素问·六元正纪大论篇》)

5. "岁金太过……民病两胁下少腹痛,目赤痛,眦疡。"(《素问·气交变大论篇》)

【读经感悟】

以上2条经文言"目赤""眦疡"之病能。目赤,是指白睛红赤之目疾,即今之球结膜充血。本病多由火邪上攻所致，因肝开窍于目，故肝火上攻于目尤为多见。此外，目赤也有流行性特点，如"少阳司天之政"其病多发。少阳司天相火旺盛，故而流行目赤，即今所称"红眼病"。本病临床可与现代急性结膜炎及某些角膜炎、结膜下出血等疾病相对参。眦疡，是指目眦部所生之疮疡，症见红肿痒痛，或见脓性分泌物。其病多与火热、燥邪有关，故"岁金太过""少阳司天"多发。

6."胆移热于脑……传为衄、蔑、瞑目。"(《素问·气厥论篇》)

【读经感悟】

此言"瞑目"之病名。此"瞑"非合目之瞑，应是"暝"之通假。暝，昏暗之义。暝目，即目昏暗。《伤寒论·辨太阳病脉证并治中》有云："太阳病……服药已微除，其人发烦目瞑。"其"目瞑"即暝目。

（二）耳疾

1."髓海不足，则脑转耳鸣。"(《灵枢·海论》)

2."耳者，宗脉之所聚也，故胃中空则宗脉虚，虚则下溜，脉有所竭者，故耳鸣。"(《灵枢·口问》)

3."所谓耳鸣者，阳气万物盛上而跃，故耳鸣也。"(《素问·脉解篇》)

【读经感悟】

以上3条经文皆言"耳鸣"之病能。耳鸣，是指非外界声响刺激而产生的耳中鸣响的耳疾。其病机有虚实两端，虚者如"髓海不足"，多责之于少阴肾；或"宗脉虚"，多责之于阳明胃。实者如"阳气盛上而跃"，亢阳上攻于耳而致耳鸣。

4."太阳……所谓浮而聋者，皆在气也。"(《素问·脉解篇》)

5."邪客于手阳明之络，令人耳聋，时不闻音"(《素问·缪刺论篇》)；"三焦手少阳之脉……是动则病耳聋"(《灵枢·经脉》)。

6."少阳之厥，则暴聋、颊肿而热"，"手太阳厥逆，耳聋泣出。"(《素问·厥论篇》)

【读经感悟】

以上3条经文皆言"耳聋"之病能。耳聋，是指听力明显减退甚或失聪无闻的耳疾。此处所言之耳聋，皆为循经病候。头为诸阳之会，故诸阳经脉气厥逆或不足，皆可致聋。太阳者，足太阳之脉"从巅至耳上角"，手太阳之脉"至目锐眦却入耳中"；阳明者，手阳明之别络"入耳合于宗脉"；少阳者，手少阳之脉"从耳后入耳中"，足少阳之脉亦"从耳后入耳中"。故诸阳经异常变动则可循经至耳而发是证。诸阴经虽不入耳，但其所系之脏所藏之精气血津液，皆为养耳所必需者，尤其肾藏精开窍于耳。故以经脉而论，耳聋多责之于诸阳经；以脏腑而论，多责之于肾。

7."刺客主人内陷中脉，为内漏、为聋。"（《素问·刺禁论篇》）

【读经感悟】

此言"内漏"之病名。目疾有"漏"，称为目漏。以此推知，耳疾之"内漏"，应当为"耳漏"。耳漏，是指外耳道不断有异常液体存积或流出的耳疾。此言误刺而致耳损伤者，轻则为漏，重则为聋。

（三）鼻疾

1."胆移热于脑，则辛頞、鼻渊。鼻渊者，浊涕下不止也。"（《素问·气厥论篇》）

【读经感悟】

此言"辛頞""鼻渊"之病能。頞，《说文》释之"鼻茎也"，即鼻梁；辛，引申为辛辣酸楚不适。此条虽只言辛頞之病名而未言其病状，但据字义推之，辛頞是指鼻根部辛辣酸楚不适的病证。渊，《说文》释之"回水也"，《管子》曰"水出而不流曰渊"，水涌出蓄积成渊。鼻渊，是指鼻流浊涕如泉涌而不止的鼻疾，因其多兼有鼻根酸楚不适，故后世有合称"辛頞鼻渊"者。因其"胆移热于脑"而致，故后世又有"脑漏""脑渊"之名，如《医醇剩义》云："脑漏者，鼻如渊泉，娟娟流涕。"本条言辛頞鼻渊是因"胆移热于脑"所致者。胆主少阳相火，脑为髓之海藏而不泻，足太阳经入络脑，足阳明经起于鼻交頞中，旁约太阳之脉而与脑相通。少阳相火熏蒸于脑，脑热循经致頞而辛热酸楚；脑液下渗鼻窍如泉之涌而浊涕不止。本病临床可与现代鼻窦炎等某些疾病相对参。

2."少阳司天，火气下临，肺气上从……咳、嚏、衄、鼽、鼻窒。"（《素

问·五常政大论篇》）

【读经感悟】

此言"鼻窒"之病名。窒，《说文》释之"塞也"，故鼻窒即鼻塞，是以经常性鼻塞不通为主症的鼻病。此处言其病生于"火气下临，肺气上从"，是指少阳司天，相火在上，火刑金而下临伤肺。肺主肃降，开窍于鼻，邪气犯肺，肺气上逆，壅塞鼻窍则为鼻窒。伤风感冒所致鼻塞仅为一兼症，感冒愈后鼻塞自通，故不属鼻窒之病。作为鼻病，鼻窒在临床可与某些慢性鼻炎相对参。

3."脾移热于肝，则为惊、衄。"（《素问·气厥论篇》）

4."太阳厥逆……善衄"，"阳明厥逆……善惊、衄、呕血。"（《素问·厥论》）

【读经感悟】

以上2条经文言"衄"之病能。衄，《说文》释之"鼻出血也"，故"衄"即鼻衄，广义可扩展为"阳络伤则血外溢"，如齿衄、目衄、肌衄等。此处所言之鼻衄，其病或在脏，或在经。在脏者，如"脾移热于肝"，肝藏血，热迫血行从鼻而出；在经者，如"太阳厥逆""阳明厥逆"，足阳明起于鼻并旁约太阳之脉，故经气厥逆伤及鼻络也可致衄。

5."所谓客孙脉则头痛、鼻衄、腹肿者，阳明并于上，上者则其孙脉络太阴也，故头痛、鼻衄、腹肿也。"（《素问·脉解篇》）

6."大肠手阳明之脉……是主津液所生病者……衄衄"，"胃足阳明之脉……是主血所生病者……衄衄"，"膀胱足太阳之脉……是主筋所生病者……衄衄"，"手太阴之别……虚者衄衄。"（《灵枢·经脉》）。

7."春善病衄衄"（《素问·金匮真言论篇》）；"阳明司天之政……初之气……衄衄""少阳司天之政……四之气……衄衄"（《素问·六元正纪大论篇》）。

8."岁木不及……收杀气行……咳而衄""岁金不及，炎火乃行……民病衄、嚏。"（《素问·气交变大论篇》）

【读经感悟】

以上4条经文皆言"鼻衄"之病能。衄，《释名》曰："久也。涕久不通，遂至窒塞也。"鼻鼽,是指以鼻流清涕为主症,兼有鼻塞不通的鼻病。鼽为鼻病,鼻乃肺之窍,涕乃肺之液,故邪气犯肺,可发鼻鼽。又因肺主皮毛,故外邪袭表或风邪上受,肺应之,而鼽尤为多见。肺虽为鼽病之本,但诸经脏腑也皆可致鼽,如5、6条所述。鼻鼽发病具有季节性特点,春秋多发,故曰"春善病鼽衄","初之气""四之气"皆为鼻鼽多发之时。"岁木不及,收杀气行""岁金不及,炎火乃行",都是气候异常变化之时,也是本病发作的气候因素。综上所述,《内经》所谓"鼻鼽",临床可与现代某些过敏性鼻炎相对参。

9.“肺脉……微急为肺寒热,怠惰、咳唾血、引腰背胸,若鼻息肉不通。”(《灵枢·邪气脏腑病形》)

【读经感悟】

此言"鼻息肉"之病能。息,《说文》原义"喘也",由此引申多义,如气息、休息、生息等。鼻息肉,即鼻腔中赘生之肉团。作为病名,鼻息肉是指鼻腔中赘生肉团影响鼻塞不通之鼻疾。肺开窍于鼻,本病病位虽在鼻,但其病本在肺,故"肺脉微急"而有所变动。本病在临床与现代耳鼻喉科之鼻息肉同病同名。

(四)口齿疾

1.“膀胱移热于小肠,鬲肠不便,上为口糜”(《素问·气厥论篇》);“火气内发,上为口糜”(《素问·至真要大论篇》)。

【读经感悟】

此言"口糜"之病能。口糜,是指口腔黏膜糜烂成片的一种口腔疾病,其病多因火邪上攻或湿热上蒸于口而致,故"火气内发""膀胱移热于小肠"皆可"上为口糜"。膀胱为"州都之官,津液藏焉",膀胱热挟水气移于小肠,小肠与心相表里,其湿热循经上至咽而入口,故湿热熏蒸于口而口糜。本病临床可与现代某些口腔白色念珠球菌病等相对参。

2.“岁金不及,炎火乃行……复则寒雨暴至……阴厥且格,阳反上行……民病口疮。”(《素问·气交变大论篇》)

【读经感悟】

此言"口疮"之病能。口疮,是指口腔内(包括舌、唇、齿龈、上颚等)黏膜发生限局性溃疡性损伤的一种口腔疾病。其病多起于"炎火乃行"或"阴厥且格，阳反上行"，即阳热上蒸所致。本病临床可与现代某些复发性口腔溃疡等疾病相对参。

3. "诊龋齿痛，按其阳之来，有过者独热，在左左热，在右右热，在上上热，在下下热。"（《灵枢·论疾诊尺》）

【读经感悟】

此言"龋齿"之病能。龋，《说文》释之"齿蠹也"；《释名》释之"齿朽也，虫齧之，齿缺朽也"，其义为齿被虫蚀，故龋齿俗称"虫牙""蛀牙"。作为病名，龋齿是指牙齿硬组织进行性损害而致齿痛并产生龋洞的一种齿科常见病，古人认为是虫蚀而致，故命之曰"龋齿"。现已知龋齿并非虫蚀，乃由口腔中多种因素复合作用而导致，但约定成俗当今仍沿用《内经》此病名。本条所言"龋齿痛"，是将齿痛作为龋齿之主症。因龋齿是导致齿痛的主要因素，故后世有将"龋齿"泛指为"齿痛"者，如马莳曰："齿痛为龋。"从本条经文所阐述的龋齿痛之诊，可推知其病机。"阳之来"，为阳经之往来循齿者，足阳明经入上齿，手阳明经入下齿，故当指阳明经而言。此为诊齿的循经按诊法，因齿痛病多为风火循经上攻于齿而致，故所循之部位可出现发热（甚或肿痛）的反应。临床据其上下左右，而视其部之所主，"在左左热，在右右热，在上上热，在下下热"，从而指导循经取穴治疗。

（五）瘖

1. "邪……搏阴则为瘖"（《素问·宣明五气论篇》）；"所谓入中为瘖者，阳盛已衰，故为瘖也"（《素问·脉解篇》）。

【读经感悟】

此言"瘖"之病能。瘖，《说文》释之"不能言病"，《释名》释之"唵然无声也"。瘖，是指声音嘶哑甚或不能言的疾病，又称失音、无音。瘖之为病有阴阳虚实，"搏阴"则阴虚阳盛，"入中"则阳虚阴盛。其急性发作者称为"暴瘖"，多为外邪所致之实证，临床可与现代急性喉炎之失音相对参。

2. "肝脉鹜暴，有所惊骇，脉不至若瘖，不治自已"（《素问·大奇论篇》）；

"人之卒然忧恚，而言无音"（《灵枢·忧恚无言》）。

【读经感悟】

此言情志所伤致瘖。这种情况多为情志突然剧烈变动者，如"惊骇""卒然忧恚"等。《灵枢·忧恚无言》曰："喉咙者，气之所以上下者也；会厌者，音声之户也；口唇者，音声之扇也；舌者，音声之机也；悬雍垂者，音声之关也；颃颡者，分气之所泄也；横骨者，神气所使主发舌者也。"心主神明开窍于舌，突然剧烈的情志变动扰动心神，故神气不使则诸发音器官皆失所主而不能发音，非独舌与横骨。此为情志因素所致之瘖，当情绪平定，心神恢复正常功能时则自愈，故曰"不治自已"。本病在临床可与现代神经性失音相对参。

3. "人卒然无音者，寒气客于厌，则厌不能发，发不能下，至其开阖不利，故无音。"（《灵枢·忧恚无言》）

【读经感悟】

此言外邪所伤致瘖。"卒然无音"为暴瘖，多为外邪所致。此仅言"寒气客于厌"，其实风邪、热邪皆可致之。

4. "刺舌下中脉太过，血出不止为瘖。"（《素问·刺禁论篇》）

【读经感悟】

此言医疗过失致瘖。以误刺为例可扩展多方面，如用药不当致瘖、外伤致瘖等。

二十、痈疽痿疹

（一）痈

1. "营卫稽留于经脉之中，则血泣而不行，不行则卫气从之而不通，壅遏而不得行，故热。大热不止，热胜则肉腐，肉腐则为脓。然不能陷骨髓，不为燋枯，五脏不为伤，故命曰痈……痈者，其皮上薄以泽。"（《灵枢·痈疽》）

2. "寒邪客于经络之中则血泣，血泣则不通，不通则卫气归之，不得复反，故痈肿。寒气化为热，热盛则腐肉，肉腐则为脓，脓不泻则烂筋，筋烂则伤骨，骨伤则髓消，不当骨空，不得泄泻，血枯空虚，则筋骨肌肉不相荣，经脉败漏，熏于五脏，脏伤故死矣。"（《灵枢·痈疽》）

【读经感悟】

以上2条经文总论"痈"之病能。痈者，壅也。作为病名，痈是以病机命名，指气血为邪气壅塞而不通，以致化热腐肉成脓的急性化脓性疾病。生于脏腑者为内痈，生于皮肉者为外痈。此处言"痈者，其皮上薄以泽"，即是指外痈而言。外痈虽在皮肉，"骨髓不为燋枯，五脏不为伤"，但若不及时合理治疗，脓毒内陷则"烂筋伤骨消髓"，以致"经脉败漏，熏于五脏"，预后不佳。这段论述表明，《内经》时代早已认识到脓毒血症的形成过程。痈根据其所生部位及发病特点，又有不同名称，如外痈即有"颈痈""掖痈""暴痈""疵痈""历痈""脱痈""脑烁""败疵""赤施""兔啮""走缓""四淫"等。

3."有病颈痈者，或石治之，或针灸治之，而皆已。"（《素问·病能论篇》）

【读经感悟】

此言"颈痈"之病能。颈痈，是发生在颈部两侧的急性化脓性疾病，后世又称"痰毒"，相当于现代颈部急性化脓性淋巴结炎。

4."掖痈大热，刺足少阳五。"（《素问·通评虚实论篇》）

【读经感悟】

此言"掖痈"之病能。掖痈，是发生在腋下的急性化脓性疾病，后世又称"腋痈""夹肢痈"，相当于现代腋下急性化脓性淋巴结炎。

5."暴痈筋緛，随分而痛，魄汗不尽，胞气不足，治在经腧。"（《素问·通评虚实论篇》）

【读经感悟】

此言"暴痈"之病能。暴痈，泛指病发急骤的急性痈肿，并见有相关部位筋肉挛缩、疼痛而汗出等症状。

6."发于肩及臑，名曰疵痈。其状赤黑，急治之，此令人汗出至足，不害五脏""发于膝，名曰疵痈，其状大痈，色不变，寒热而坚者勿石，石之者死；须其柔，乃石之者生"。（《灵枢·痈疽》）

【读经感悟】

此言"疵痈"之病能。疵，《说文》释之"病也"，引申为缺欠、灾祸、疼痛等。《灵枢·痈疽》名之"疵痈"者有二，一是指痈"发于肩及臑"者，二是指"发于膝"者。后者"其状大痈"，即非痈而似痈之大，"色不变""如坚石"，具有"疽"的特征，因此《肘后方》将其称为"疵疽"，以别于前者。

7. "发于足傍，名曰厉痈。其状不大，初如小指发。急治之，去其黑者，不消辄益，不治，百日死。"（《灵枢·痈疽》）

【读经感悟】

此言"厉痈"之病能。厉，《说文》释之"严也"，《广韵》释之"烈也，猛也"，《玉篇》释之"危也"。厉痈，是发于足旁小指侧的痈疽，因其病势凶险，故命之曰"厉痈"。《内经》虽将其称为"痈"，但"其状不大"，其色黯黑而似"疽"，故《鬼遗方》称之为"厉疽"，后世皆以疽论治。

8. "发于足指，名脱痈。其状赤黑，死不治；不赤黑，不死。治之不衰，急斩之，不则死矣。"（《灵枢·痈疽》）

【读经感悟】

此言"脱痈"之病能。脱痈，是发于足趾的痈疽，因其烂筋蚀骨，病趾可自行脱落，故命之曰"脱痈"。《内经》虽将其称为"痈"，但"其状赤黑，死不治"而似"疽"，故《鬼遗方》称之为"脱疽"，此名一直延续至今。本病在临床可与现代血栓闭塞性脉管炎、动脉粥样硬化闭塞症等疾病相对参。另外，本条论述也说明《内经》时代，我国已有了截肢术。

9. "阳留大发，消脑留项，名曰脑烁。其色不乐，项痛而如刺以针，烦心者死，不可治。"（《灵枢·痈疽》）

【读经感悟】

此言"脑烁"之病能。烁，《说文》释之"灼烁，光也"，此处引申为消烁之义。本病为"阳留大发"而"消脑留项"之疾，故命之曰"脑烁"。脑烁，是阳毒壅盛结于项后而发之痈疽。后世阐发其有虚实之分，实者称为"脑痈"（《鬼遗方》），虚者称为"脑疽"，《千金翼方》称之为"脑烁疽"。因其生于项后与口相对，俗称为"对口"，稍偏者为"偏对口"。"其色不乐"者，指病处皮肤晦暗无泽，与痈之"皮上薄以泽"迥异，当为之"脑疽"，故其预后不佳。本病临床可于现代项后蜂窝织炎等疾病相对参。

10. "发于胁，名曰败疵。败疵者，女子之病也。灸之，其病大痈脓，治之，其中乃有生肉，大如赤小豆。"（《灵枢·痈疽》）

【读经感悟】

此言"败疵"之病能。败，腐败也；疵，病也；败疵，即腐败皮肉成"大痈脓"之病。作为病名，败疵是女子多见的生于两胁的痈疽，后世也有将其称为"胁疽"者，如《证治准绳》。

11. "肝脉……大甚为内痈，善呕衄。"（《灵枢·邪气脏腑病形》）

【读经感悟】

此言"内痈"之病能。内痈是相对外痈而言，以上诸条经文所阐述者皆为生于皮肉之外痈，而发于内，生于脏腑者则为内痈。内痈所发皆因邪气客于内，壅而化热，毒热伤及脏腑而化脓血成痈。根据所伤脏腑不同，内痈常见有肺痈、肝痈、胃脘痈、肠痈等。"肝脉大甚"提示肝火旺，火热成毒，不仅熏肝腐之为脓致肝痈，木火刑金熏肺也可致肺痈，木火乘土也可致胃脘痈。广而言之，毒热熏蒸是内痈之病机。

12. "人病胃脘痈……诊此者当候胃脉，其脉当沉细。沉细者气逆，逆者人迎甚盛，甚盛则热。人迎者，胃脉也。逆而盛，则热聚于胃口而不行，故胃脘为痈也。"（《素问·病能论篇》）

13. "喜怒不适，食饮不节，寒温不时，则寒汁流于肠中，流于肠中则虫寒，虫寒则积聚……积聚以留，留则痈成，痈成则下管（脘）约。"（《灵枢·上膈》）

【读经感悟】

以上2条经文言"胃脘痈"之病能。胃脘痈，是指生于胃脘的内痈。本病多因情志不调、饮食不节、寒温不时，以及虫积等因素，使郁热内生渐盛，若"热聚于胃口而不行"则"留则成痈"。此处虽未阐述其病症，但可推知必见胃脘疼痛作胀，或见呕逆。《金匮要略·呕吐哕下利病证脉治》云："呕家有痈脓，不可治呕，脓尽自愈。"此"呕家"应是胃脘痈患者，因"痈脓"由呕而出并非咯出，故可排除肺痈。本病临床可与现代消化性溃疡等某些疾病相对参。

（二）疽（骨疽、肉疽）

1. "热气淳盛，下陷肌肤，筋髓枯，内连五脏，血气竭，当其痈下，筋骨良肉皆无余，故命曰疽。疽者，上之皮夭以坚，上如牛领之皮。"（《灵枢·痈疽》）

【读经感悟】

此总论"疽"之病能。疽，《说文》释之"痈也"。因痈与疽皆因热毒所致，故《内经》时代二者尚无严格区分，常出现混用或合用等情况，在《灵枢·痈疽》中就有将疽称为痈者，如脱痈、厉痈、疵痈等。但据本条经文所述，痈与疽的区别有二：一是病位之深浅，浅在皮肉者为痈，下陷肌肤致筋骨者为疽；二是病灶外部特点，"其皮上薄以泽"者为痈，"上之皮夭以坚，上如牛领之皮"者为疽。此外，痈多易治，病程短，预后佳；疽多难治，病程长、病势凶险，预后欠佳。正如《正字通》所言："痈之深者曰疽。疽深而恶，痈浅而大。"疽，根据其所生部位及特征又有不同名称，如"骨疽""肉疽""猛疽""天疽""米疽""井疽""甘疽""锐疽""股胫疽"等。自北宋《卫济宝书》提出"有头疽"概念后，则又有"有头疽""无头疽"之分。

2. "虚邪之入于身也深……有所结，深中骨，气因于骨，骨与气并，日以益大，则为骨疽。有所结，中于肉，宗气归之，邪留而不去，有热则化而为脓，无热则为肉疽。"（《灵枢·刺节真邪》）

【读经感悟】

此言"骨疽""肉疽"之病名。骨疽，是指毒邪深入结聚于骨而生之深部脓疡，故后世又有称"附骨疽""骨痈""贴骨痈"者。因其溃后常脱出败骨，故又有"多骨疽""朽骨疽""咬骨疽"之称，相当于现代某些急、慢性骨髓炎。肉疽，是指毒邪结聚于肉而生之疽。"邪留而不去，有热则化而为脓"有两种情况，一是发于肉而局部有热之阳性脓肿，此应当为"痈"；另外一种是无热者，此为阴性脓肿，名之为"肉疽"，故肉疽又成为"阴疽"之泛称。

3. "痈发于嗌中，名曰猛疽。猛疽不治，化为脓，脓不泻，塞咽，半日死。"（《灵枢·痈疽》）

【读经感悟】

此言"猛疽"之病名。猛，凶猛之义。猛疽，是指生于咽喉部位的化脓性疾病，因其病势凶猛，故曰"猛疽"。此多因痰火毒邪上攻咽喉而致之脓肿，故后世有称"喉痈"者，若脓毒不泻而塞咽则预后不佳，故又称为"疽"。本病临床可与现代某些扁桃体周围脓肿、咽后壁脓肿等疾病相对参。

4. "发于颈，名曰夭疽。其痈大以赤黑，不急治，则热气下入渊液，前伤任脉，内薰肝肺，薰肝肺十余日而死矣。"（《灵枢·痈疽》）

【读经感悟】

此言"夭疽"之病能。夭，此处为殇亡之义。夭疽，是指生于颈部的痈疽，因其不及时治疗可使人殇亡，故名之曰"夭疽"。"其痈大"似痈，但色"赤黑"似疽，可"前伤任脉，内薰肝肺"病深而险更似疽，故以"疽"名之。后世《外科正宗》指夭疽是生于耳后高骨处的有头疽，左名"夭疽"，右名"锐毒"，为少阳胆经郁火凝聚而成。而《仙传外科秘方》则指夭疽为脑疽之别名，即项疽、脑痈、对口、脑烁之类的痈疽。

5. "发于腋下赤坚者，名曰米疽。"（《灵枢·痈疽》）

【读经感悟】

此言"米疽"之病名。米疽，是指生于腋下的痈疽，因其病发处上皮"坚"故为"疽"，因其生于腋下故后世又名"腋疽"。《医宗金鉴》云："腋疽初起若核形……日久红热溃先疼。"后世载其病之初起有小核如米粒状，这可能是名之为"米疽"的缘由。至于其色"赤"，后世皆指是病久将溃之时的变化，其初起漫肿坚硬皮色不变。

6. "发于胸，名曰井疽。其状如大豆，三四日起，不早治，下入腹，不治，七日死矣。"（《灵枢·痈疽》）

【读经感悟】

此言"井疽"之病名。井疽，是生于胸部正中鸠尾穴上下，即心窝部的痈疽。因其为心经火毒由内向外如井泉所涌至心窝而发，故名曰"井疽"，后世又称"井泉疽""胸发""心漏""穿心毒""穿心疔"等。

7. "发于膺，名曰甘疽。色青，其状如谷实瓜蒌，常苦寒热，急治之，去其

寒热。十岁死，死后出脓。"（《灵枢·痈疽》）

【读经感悟】

此言"甘疽"之病能。甘疽，是指生于胸部两侧肌肉发达处、相当于中府穴之下部位的痈疽。本病初起形如谷粒而色青，逐渐长大如瓜蒌，伴有身寒热。此处为足阳明胃经所布，胃为中土，土味甘，故所生之疽名为"甘疽"。

8."发于股胫，名曰股胫疽。其状不甚变，而痈脓搏骨。不急治，三十日死矣。"（《灵枢·痈疽》）

【读经感悟】

此言"股胫疽"之病能。股胫疽，是指生于大腿和小腿部位痈疽的统称。本病上皮症状不明显，但其毒邪腐肉成痈脓而入深至骨，故预后不佳而称为"疽"。根据所发部位，后世又分为"股疽""胫疽"，而股疽又以股内外分为"股阳疽""股阴疽"。因《灵枢·痈疽》在阐述"股胫疽"同时，又曰"发于股阴，名曰赤施""发于胫，名曰兔啮"，故又有认为此是指"股阳疽"而言，因此认为"股胫"当为"股阳"。

9."发于尻，名曰锐疽。其状赤坚大，急治之；不治，三十日死矣。"（《灵枢·痈疽》）

【读经感悟】

此言"锐疽"之病能。锐者，尖也。锐疽，是指生于尻，即尾闾骨尖端之痈疽。根据其病状及预后，可知这是一种恶疽，常危及生命。《外科正宗》称其为"鹤口疽"，《疡科心得集》称其为"尾闾发"。本病临床可与现代的骶尾部囊肿窦相对参。

10."发于股阴，名曰赤施。不急治，六十日死；在两股之内，不治，十日而当死。"（《灵枢·痈疽》）

【读经感悟】

此言"赤施"之病名。赤，火之色；赤施，火毒施于股阴也。作为病名，赤施是由火毒所致而生于大腿内侧之痈疽。其病势凶险似疽，故后世有将其称为"股阴疽"者，如《证治准绳》。本病临床可与现代某些股骨、髋关节结核相对参。

11．"发于胫，名曰兔啮。其状赤至骨，急治之。不治，害人也。"（《灵枢·痈疽》）

【读经感悟】

此言"兔啮"之病名。兔啮，是指生于小腿胫骨部位的痈疽，因其状如兔咬过的样子，故名曰"兔啮"。本病毒邪已深至骨，故亦为恶疽，可危及生命。本病临床可与现代胫骨化脓性骨髓炎等疾病相对参。

12．"发于内踝，名曰走缓。其状痈，色不变。"（《灵枢·痈疽》）

【读经感悟】

此言"走缓"之病名。走缓，是指生于内踝部位的痈疽，因其影响行走而致步履缓慢，故名之曰"走缓"。本病虽状似痈，但皮色不变，故实为疽，因此后世称为"内踝疽"。

（三）疮疡

1．"太阳司天之政……初之气，地气迁，气乃大温，……肌腠疮疡。"（《素问·六元正纪大论篇》）

【读经感悟】

此言"疮疡"之病名。疮，《玉篇》释之"疮痍也"；痍，《说文》释之"伤也"，《释名》曰："侈也，侈开皮肤为创也。"故疮之原义为皮肤之创伤。疡，《广韵》释之"伤也"，故疡即疮也，狭义指疮之溃也。疮疡，广义是泛指肌表创伤；狭义则指各种致病因素侵袭人体后引起的肌表化脓性疾病，未溃者称为"肿疡"，已溃者称为"溃疡"。痈、疽、疔、疖、瘰疬、流注、疮疹等外科、皮肤科诸疾，皆可归于疮疡。因痈、疽、疹已单列，故此处仅将《内经》中之马刀挟瘿、瘰疬鼠瘘以及无法列入痈疽的"骨蚀""肿根蚀""四淫""浸淫"等疾病阐述之。《素问·至真要大论篇》曰："诸痛痒疮，皆属于心。"《医宗金鉴》曰："疮疡本是火毒生，经络阻隔气血凝。"火热毒邪是本病的主要致病因素，太阳司天之政的初之气是少阳相火，故"气乃大温"而多发"肌腠疮疡"。

2．"虚邪之入于身也深，寒与热相搏，久留而内著。寒胜其热，则骨疼肉

枯；热胜其寒，则烂肉腐肌为脓，内伤骨。内伤骨为骨蚀。"(《灵枢·刺节真邪》)

【读经感悟】

此言"骨蚀"之病名。骨蚀，是指毒邪内陷而侵蚀于骨的疾病。本病在临床可与现代骨骺炎、骨髓炎相对参。因为骨蚀可造成骨坏死，故有人认为现代所谓股骨头坏死应当属于骨蚀之疾。

3. "刺乳上，中乳房，为肿根蚀。"(《素问·刺禁论篇》)

【读经感悟】

此言"肿根蚀"之病名。《内经》虽提出"肿根蚀"之病名，但仅在《素问·刺禁论篇》作为误刺所致，后世也很少阐述。根据王冰所注，本病是由于误刺乳房而致"中有脓根，内蚀肌肤，化为脓水而久不愈"的乳房疮疡。因乳之上下皆为足阳明之脉，阳明多气多血，若伤之则气血壅滞而肿，久而化热，腐肉成脓，此为常见之乳痈。但本病特点在于"中有脓根"而"内蚀肌肤，化为脓水"，其病位深而有根，且病程长、难治而"久不愈"，故不同于一般之乳痈。

4. "其痈坚而不溃者，为马刀挟瘿，急治之。"(《灵枢·痈疽》)

5. "胆足少阳之脉……是主骨所生病者……腋下肿，马刀挟瘿。"(《灵枢·经脉》)

【读经感悟】

以上2条经文言"马刀挟瘿"之病名。马刀挟瘿，是指生于腋下及颈部的"痈坚而不溃者"。《灵枢·痈疽》虽称其为"痈"，但"坚而不溃"而非痈。生于腋下及耳后形长如刀状者为"马刀"，挟颈所生状如缨络串珠者为"挟瘿"。瘿，缨也。因其形如串珠，故又称为"疬串"。足少阳胆经循耳后、颈部及腋下，故《灵枢·经脉》将其列为本经循经病候。本病临床可与现代某些颈腋部淋巴结结核、淋巴结炎等疾病相对参。

6. "寒热瘰疬在于颈腋者……此皆鼠瘘寒热之毒气也，留于脉而不去者也"，"鼠瘘之本，皆在于脏，其末上出于颈腋之间。"(《灵枢·寒热》)

【读经感悟】

此言"瘰疬""鼠瘘"之病名。瘰，《集韵》释之"筋结病也"；疬，瘰之大者。瘰疬，是指生于颈腋部皮肉间可扪及的大小不等的核块，累累如串珠，历历可数，故曰"瘰疬"。其小者为"瘰"，大者为"疬"，统称为"瘰疬"，其生于颈部者，即"挟瘿"也。瘰疬俗称"老鼠疮"，因鼠性善窜故也。瘘，漏也，是指体内因病变而向外溃破所形成的管道，因病灶内脓水由此漏出，故称为"瘘"。瘰疬俗称老鼠疮，溃后可形成瘘管，故称形成瘘管之瘰疬为"鼠瘘"，此亦鼠性善窜也。本条经文阐述了毒邪滞留于经脉而生瘰疬鼠瘘，但其病之本"皆在于脏"。即循行于颈腋之经脉为病之标，而其属络之脏腑则为病之本。

7."发于足上下，名曰四淫。其状大痈，急治之，百日死。"（《灵枢·痈疽》）

【读经感悟】

此言"四淫"之病名。淫，《说文》释之"浸淫随理也"，徐锴注："随其脉理而浸渍也。"四淫，是指发于足上下之肿痈。《鬼遗方》言其是因湿毒下注而致，初起趾缝间肿痒流水，四处浸淫，这可能就是名为"四淫"的缘由。而"其状大痈"，则是毒邪扩散后足背足底红肿热痛而成大痈状，此时若不急治之，则毒邪攻心生命垂危。本病极似俗称之"脚气"感染严重者。

8."夏脉……太过则令人身热而肤痛，为浸淫。"（《素问·玉机真脏论篇》）

9."岁火太过，炎暑流行……甚则……身热骨痛（按《新校正》"骨痛"当为"肤痛"）而为浸淫。"（《素问·气交变大论篇》）

【读经感悟】

以上2条言"浸淫"之病名。作为病名，浸淫是指疮疥湿疹之类的皮肤疾患，因其初起多瘙痒、渗出，逐渐浸渍淫溢成片，故名之曰"浸淫"。本病多为湿热毒邪所致，故多发于夏或火运太过之岁（戊年）。若合并感染，则可见"身热而肤痛"。

（四）疹疾

1."少阴有余，病皮痹、隐轸。"（《素问·四时刺逆从论篇》）

【读经感悟】

此言"隐轸"之病名。轸，在此处通疹。隐轸，即"瘾疹"。瘾者，隐也。

作为病名，隐轸是指发于皮肤上的时隐时现的斑丘疹。本病的发作具有时隐时现"风者善行数变"的特点，故后世又称其为"风疹块"。隐轸病发于皮，肺主皮毛故病本在肺，足少阴肾经"上贯肝膈入肺中"，故曰"少阴有余病……隐轸"。本病相当于现代医学之荨麻疹。

2."胃足阳明之脉……是主血所生病者……唇胗。"（《灵枢·经脉》）

【读经感悟】

此言"唇胗"之病名。胗，《说文》释之"唇疡也"，《集韵》"或作疹"。唇胗，是指发生在上下唇或口角的细小疮疹。因其时流黄水，故后世又称其为"唇疮"。足阳明胃经"挟口环唇"，脾开窍于口，其华在唇，而与胃相表里，故《灵枢·经脉》将其纳入足阳明胃经病候。本病临床可与现代复发性唇疱疹等疾病相对参。

3."少阳司天，客胜则丹胗外发，及为丹熛。"（《素问·至真要大论篇》）

【读经感悟】

此言"丹胗""丹熛"之病名。丹，赤色；胗，此处作疹；熛，《说文》释之"火飞也"，此处引申为火毒迅疾而起。丹胗，是指皮肤出现红色斑疹的疾病，因火毒发于外而致，如猩红热等发斑的疾病；丹熛，是指皮肤突然发红成片、色如涂丹的急性感染性疾病，即后世所称之"丹毒"。本条经文从运气学说角度阐述其病因病机，少阳司天相火亢盛，客于人则火郁成毒，火毒外发则成丹胗、丹熛，故后世有将二者皆视为丹毒者。

4."汗出见湿，乃生痤疿""劳汗当风，寒薄为皶，郁乃痤"（《素问·生气通天论篇》）；"火郁之发……民病……疡、痱"（《素问·六元正纪大论篇》）。

【读经感悟】

此言"痤""疿""皶"之病名。痤，《说文》释之"小肿也"，是指多发于面部、胸背等部位呈圆锥形突起的小疮疹，又称"痤疮"，俗称"粉刺"。疿，《释文》释之"病也"，但此处非"风痱"之痱而是"痱子"之痱，是指皮肤所生的一种红色粟粒样小丘疹，因其为汗出不畅所致，故后世又称为"汗疹"。皶，古通"齇"，指鼻尖部所生之暗红色疮疹，俗称"酒皶鼻"。这三种皮肤病，多是由湿热内蕴外发于皮而致。

（五）其他

1. "手太阳之别，名曰支正……虚则生肬，小者如指痂疥。"（《灵枢·经脉》）

【读经感悟】

此言"肬"之病名。肬，《说文》释之"赘也"；《释名》曰："丘也。出皮上聚，高如地之有丘也。"肬，作为病名通"疣"，是指赘生于皮肤上的小肉瘤，俗称"瘊子"。

2. "因而饱食，筋脉横解，肠澼为痔"（《灵枢·邪气脏腑病形》）；"肾脉……微涩为不月、沉痔"（《素问·生气通天论篇》）；"小肠移热于大肠……为沉痔"（《素问·气厥论篇》）。

【读经感悟】

此言"痔"及"沉痔"之病名。痔，峙也，凸起高出之义。在人体九窍中凡有小肉团突出者皆可曰"痔"。但因痔多生于肛门，故作为病名，痔是专指生于肛门直肠处隆起的柔软静脉团，又称为"痔疮"。外感内伤诸因皆可致本病，"因而饱食"者是因饮食不节，湿热内蕴下迫大肠为痔；"肾脉微涩者"是因肾司二阴，其脉"上股内后廉贯脊"，故血行不畅瘀而为沉痔。沉痔，为痔之沉滞不已者，即"久痔"。

3. "开阖不得，寒气从之……陷脉为瘘，留连肉腠。"（《素问·生气通天论篇》）

【读经感悟】

此言"瘘"之病名。瘘，漏也，是指体内因病变而向外溃破所形成的管道，因病灶内脓水由此漏出，故称为"瘘"。本病可因外邪陷于血脉之中，以致血气运行受阻，久瘀化热"留连肉腠"，腐肉成脓向外溃破而成瘘，常见者如鼠瘘、肛瘘等。

诊

法

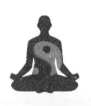

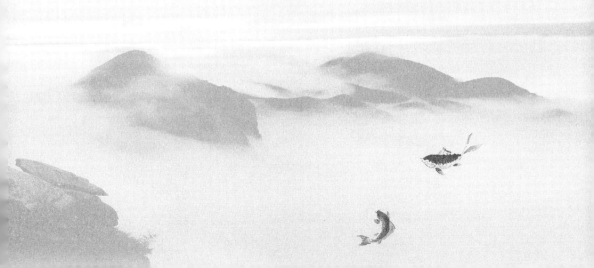

一、总纲

"善诊者，察色按脉，先别阴阳。审清浊而知部分；视喘息，听声音，而知所苦；观权衡规矩而知病所主；按尺寸，观浮沉滑涩，而知病所生。以治无过，以诊则不失矣。"（《素问·阴阳应象大论篇》）

【读经感悟】

此为诊法之总纲。除言及诊法内容外，更强调诊法之要在于"先别阴阳"，掌握此要点则"以治无过，以诊则不失矣"。

二、望诊

（一）面部望诊要点

"审察泽夭，谓之良工；沉浊为内，浮泽为外；黄赤为风，青黑为痛，白为寒；黄而膏润为脓，赤甚者为血……五色各见其部，察其浮沉，以知浅深；察其夭泽，以观成败；察其散抟，以知远近；视色上下，以知病处。"（《灵枢·五色》）

【读经感悟】

此言面部望诊的要点。"审察泽夭，谓之良工"，望面色之泽夭是望诊的最重要内容，泽，即润泽有神之色；夭，为晦暗无神之色，因此望色之泽夭可察神气之有无，"得神者昌，失神者亡"，以此可知病之轻重并可判断其预后，故曰"察其夭泽，以观成败"。其次要望病色之沉浮，以知病位之深浅。再者望面色之变化，以知其所病为风或寒、痛、脓、血等。这些变化都要注意其部位所候之脏腑，以助于辨其病位；还要观察病色的散抟，以助于了解病程之远近，一般病色散而未聚者多为新病，抟而不散者多为久病。

（二）面部望诊部位及所候

1.“五色独决于明堂……明堂者，鼻也；阙者，眉间也；庭者，颜也；蕃者，颊侧也；蔽者，耳门也……明堂骨高以起，平以直，五脏次与中央，六腑挟其两侧，首面上于阙庭，王宫在于下极。五脏安于胸中，真色以致，病色不见，明堂润泽以清……五色之见也，各出其色部。”（《灵枢·五色》）

【读经感悟】

此言面部望诊部位名称及所候脏腑的规律。明堂，原义为古代帝王所建最隆重的建筑物，因其位居中央，为朝会诸侯颁布政令之处，引申为中央、决策之地。鼻位于面部中央，望面部五色皆围绕鼻之上下左右，故鼻为面部之“明堂”，而“五色独决于明堂”。面部的望诊部位以明堂鼻为基准，鼻上眉间为“阙”；再上为“庭”，《广雅》曰“颜，额也”，即前额正中所谓“天庭”；鼻左右两颊侧为“蕃”；再向外耳门处为“蔽”。

面部各处所候脏腑的规律是“五脏次于中央，六腑挟其两侧，首面上于阙庭，王宫在于下极”。心为君主之官故谓“王宫”，其候在“下极”。下极，位于阙之下，此处为明堂之根，故曰“极”，又称“山根”，即两目之间的部位。

2.“庭者，首面也；阙上者，咽喉也；阙中者，肺也；下极者，心也；直下者，肝也；肝左者，胆也；下者，脾也；方上者，胃也；中央者，大肠也；挟大肠者，肾也；当肾者，脐也；面王以上者，小肠也；面王以下者，膀胱、子处也。”（《灵枢·五色》）

【读经感悟】

此言面部望诊各部所候脏腑。从上至下由中向外依次为：天庭以候首面，阙上以候咽喉，眉间以候肺，山根以候心，其下为鼻柱以候肝，鼻柱左侧以候胆，鼻准头又称“面王”以候脾，其两旁迎香穴稍上方处以候胃，在两侧面颊中央以候大肠，再向外以候肾与脐，鼻准头上方两颧之内以候小肠，面王下鼻唇沟处以候膀胱与胞宫。“五脏次与中央”，五脏本应依次排列于明堂上下，但此处言肾之部在两侧面颊大肠所部之外，喻昌释之曰：“所谓四脏皆一，惟肾有两；四脏居腹，惟肾附脊。故四脏次于中央，而肾独应于两颊是也。"

3. "颧者，肩也；颧后者，臂也；臂下者，手也；目内眦上者，膺乳也；挟绳而上者，背也；循牙车以下者，股也；中央者，膝也；膝以下者，胫也；当胫以下者，足也。巨分者，股里也；巨屈者，膝膑也。"（《灵枢·五色》）

【读经感悟】

此言面部望诊各部所候之肢节。颧骨处以候肩，颧后方以候臂，其下方以候手，目内眦上方以候前胸及乳房，戴帽系绳处上方即靠近耳边的部位以候背，沿牙床以下部位即颊车穴处以候股，牙床中央以候膝，再向下以候胫，再下以候足。口角旁大纹处为巨分，以候大腿内侧；颊下曲骨处为巨屈，以候膝关节。

（三）望五色

1. "夫精明五色者，气之华也。赤欲如白裹朱，不欲如赭；白欲如鹅羽，不欲如盐；青欲如苍壁之泽，不欲如蓝；黄欲如罗裹雄黄，不欲如黄土；黑欲如重漆色，不欲如地苍。五色精微象见矣，其寿不久也。"（《素问·脉要精微论篇》）

【读经感悟】

此言望面部五色之常与变。面部五色是五脏精气之外现，正常之色宜含蓄而不宜显露，若显露于外则为异常之病色，若明显暴露于外为真脏色见，即"五脏精微象见"，故预后不佳，"其寿不久也"。

2. "凡相五色之奇脉（"之奇脉"三字为衍文），面黄目青、面黄目赤、面黄目白、面黄目黑者，皆不死也。面青目赤、面赤目白、面青目黑、面黑目白、面赤目青，皆死也。"（《素问·五脏生成论篇》）

【读经感悟】

此言"黄"为面部五色之本。黄，为中土之色，是胃气之所现。经曰"得胃气者生，无胃气者死"，故面色有含蓄之黄为有胃气之色，此乃作为黄色人种的国人之常色。望病人面呈此色，无论目色如何变化，皆因胃气尚存而"不死"。反之，病者若失去此色，无论面色、目色如何变化，皆因胃气已无，故预后不佳"皆死也"。

3. "赤色出两颧，大如拇指，病虽小愈，必卒死；黑色出于庭，大如拇指，

必不病而卒死。"（《灵枢·五色》）

【读经感悟】

此言"卒死"之色。"大如拇指"，指病色抟聚成拇指大小。"察其散抟，以知远近"，其病色抟而未散者为病之未久，但若抟聚之色未现于本部而现于其他部位，视其所部有可能成为"卒死"之先兆。如"赤色出两颧"，赤为心火之色，颧之附近为肾之所部，此为火反侮水，经曰"病传所不胜者死"，且火色抟聚不散而力专，故"病虽小愈必卒死"。后世以两颧候肺，若以此论之则旺火刑金也。又如"黑色出于庭"，黑为坎水之色其位于下，庭为明堂之上居离火之位，坎为肾水、离为心火，若抟聚不散之黑色出于庭，则为水势凶猛以灭心火。心为神之舍，火灭则神息，故"不病而卒死"。

（四）望五官

1. "五官者，五脏之阅也……以候五脏。故肺病者，喘息鼻张；肝病者，眦青；脾病者，唇黄；心病者，舌卷短、颧赤；肾病者，颧与颜黑。"（《灵枢·五阅五使》）

【读经感悟】

此言望五官以诊病。阅，查看、观望之义。"五官者，五脏之阅也"，即望五官可了解五脏的情况。五官内与五脏相应，目者肝之官，舌者心之官，口唇者脾之官，鼻者肺之官，耳者肾之官，故五脏有病可反映在相应官窍上。望五官是面部望诊的内容之一，《内经》中望五官，是以望目及望舌为重点。本条"肾病者"未言耳之变化，却言"颧与颜黑"，已不属"五官五脏之阅"内容。此处之"颧"既主心又主肾，与《灵枢·五色》面部望诊部位所主不同，说明当时望诊并未拘泥于明堂所部。

2. "瞳子高者，太阳不足；戴眼者，太阳已绝。"（《素问·三部九候论篇》）

3. "目赤色者病在心，白在肺，青在肝，黄在脾，黑在肾。"（《灵枢·论疾诊尺》）

【读经感悟】

以上2条经文言望目。目不仅为肝之官，因"五脏六腑之精气皆上注于目"

（《灵枢·大惑》），故望目还可候五脏之疾。根据《灵枢·大惑》所载，五脏所应目的部位为：瞳仁主肾，黑眼主肝，白眼主肺，血络主心，眼睑主脾。各部的异常变化，有助于查五脏之疾。因五色应五脏，故望目五色之变，也有助于查五脏之疾。其赤色多现于血络及目眦，青白多现于眼睑，黄色多现于白眼，黑色多现于眼窝。又因足太阳之脉起于目内眦，手太阳之脉至目内眦，二者皆与目密切相关，故经气不足则目上视而"瞳子高"，严重者目上视而不转成"戴眼"者，为太阳经气绝之危候，多见于惊风瘛疭或精脱神将去者。

4."伤寒五日，少阴受之，少阴脉贯肾络于肺，系舌本，故口燥舌干而渴"（《素问·热论篇》）；"肺热病者，先淅然厥，起毫毛，恶风寒，舌上黄，身热"（《素问·刺热论篇》）。

5."阴气不足则内热，阳气有余则外热，两热相搏热如杯炭……舌焦唇槁，腊干嗌燥"（《灵枢·刺节真邪》）；"舌本烂，热不已者死"（《灵枢·热病》）。

【读经感悟】

以上2条言望舌。舌不仅为心之官，脾足太阴之脉"连舌本，散舌下"，肾足少阴之脉"挟舌本"，肺通过足少阴经"入肺中，循喉咙挟舌本"，肝足厥阴之脉虽未直接系于舌，但"上注肺"而间接通过肾经系于舌，故望舌也可查五脏之疾。但《内经》中关于舌诊的记载不多，仅有舌干、舌焦燥、舌上黄、舌本烂、舌卷短、舌强不能言等。舌干者为热伤津液，多见于伤寒入里化热，如"伤寒五日，少阴受之"者。舌焦燥，为阴液耗竭不能上润之象，多见于真阴不足阳气亢盛，如"阴气不足则内热，阳气有余则外热，两热相搏"者。舌上黄即苔黄，为热邪入里之象，如"肺热病"者。舌本烂，多为热邪炽盛之危候，故曰"舌本烂，热不已者死"。舌卷短主心病，舌强不能言多为中风瘖痱。

（五）望络脉

1."经有常色而络无常变也，阳络之色变无常，随四时而行也。寒多则凝泣，凝泣则青黑；热多则淖泽，淖泽则黄赤；此皆常色，谓之无病。"（《素问·经络论篇》）

【读经感悟】

此言络脉之常色。经络内属脏腑、外联体表，沟通人体内外表里，故可将体内的变化反映于体表。但经脉深于内而外不可见，"诸脉之浮而常见者，皆络脉也"（《灵枢·经脉》），故望络脉可内揣体内之疾。但因络脉位于皮表，易受外环境影响而生色变，如遇寒则色青黑，逢热则黄赤等，此皆为"常色"而不主病。因此在望络脉时，一定要注意排除外环境的影响。

2. "诊血脉者，多赤多热，多青多痛，多黑为久痹，多赤、多黑、多青皆见者寒热身痛。"（《灵枢·论疾诊尺》）

【读经感悟】

此言望络脉五色主病。此处之"血脉"即"血络"，当指所诊部位之络脉言。络脉有五色之变，以其某色偏重而致它色不显者为色之"多"。血络色赤，多因血脉被阳热充盈而致，故"多赤多热"；血络色青，多因气滞血瘀脉络不畅而"不通则痛"，故"多青多痛"；血络色黑，多因内有久寒痹阻血脉，故"多黑为久痹"。因赤主热，青黑主寒、主痛，故五色杂见者，则阴阳失调、寒热错杂，主病寒热身痛。此望络脉五色之主病，与《素问·皮部论篇》《灵枢·经脉》等篇内容一致，可互参。

3. "胃中寒，手鱼之络多青矣；胃中有热，鱼际络赤；其暴黑者，留久痹也；其有赤有黑有青者，寒热气也；其青短者，少气也。"（《灵枢·经脉》）

【读经感悟】

此言望手鱼际之络以诊病。手鱼际是络脉气血运行充盈之处，其色泽变化较它处更为明显，故成为望络脉的常用部位。此处虽是手太阴肺经之所部，但"胃为五脏六腑之海，其清气上注于肺，肺气从太阴而行之"，故望鱼际也可诊胃气。胃中之寒热可现于鱼络之青赤，胃气之多少可现于鱼络之长短。后世医家在《内经》诊络脉的基础上，进一步产生了在体表其他浮络明显处的诊络脉方法，如望指纹、望耳后络脉等。因小儿皮薄肉嫩，浮络明显易见，故望络脉的诊法尤其常用于儿科。

（六）望形体

1. "诊病之道，观人勇怯，骨肉皮肤，能知其情，以为诊法也。"（《素

问·经脉别论篇》）

【读经感悟】

此言望形体为"诊病之道"，是诊法的重要内容。

2. "赤色小理者心小，粗理者心大；无骭者心高，骭小短举者心下；骭长者心坚，骭弱小以薄者心脆；骭直下不举者心端正，骭倚一方者心偏倾也。"（《灵枢·本脏》）

3. "白色小理者肺小，粗理者肺大；巨肩反膺陷喉者肺高，合腋张胁者肺下；好肩背厚者肺坚，肩背薄者肺脆；背膺厚者肺端正，胁偏疏者肺偏倾也。"（《灵枢·本脏》）

4. "青色小理者肝小，粗理者肝大；广胸反骹者肝高，合胁兔骹者肝下；胸胁好者肝坚，胁骨弱者肝脆；膺腹好相得者肝端正，胁骨偏举者肝偏倾也。"（《灵枢·本脏》）

5. "黄色小理者脾小，粗理者脾大；揭唇者脾高，唇下纵者脾下；唇坚者脾坚，唇大而不坚者脾脆；唇上下好者脾端正，唇偏举者脾偏倾也。"（《灵枢·本脏》）

6. "黑色小理者肾小，粗理者肾大；高耳者肾高，耳后陷者肾下；耳坚者肾坚，耳薄不坚者肾脆；耳好前居牙车者肾端正，耳偏高者肾偏倾也。凡此诸变者，持则安，减则病也。"（《灵枢·本脏》）

7. "五脏皆小者少病，苦燋心，大愁忧；五脏皆大者缓于事，难使以忧。五脏皆高者，好高举措；五脏皆下者，好出人下。五脏皆坚者，无病；五脏皆脆者，不离于病。五脏皆端正者，和利得人心；五脏皆偏倾者，邪心而善盗，不可以为人平，反复言语也。"（《灵枢·本脏》）

【读经感悟】

以上6条经文皆言望形体可知五脏之大小、高下、坚脆、偏正，以助于判断其心身特征及发病特点。本着"脏藏于内而象于外"（王冰注）、"有诸内者必形于外"（《丹溪心法》）的《内经》脏象观，《灵枢·外揣》提出了"司外揣内"的望诊方法。望形体以内揣五脏之变化，就是"司外揣内"的具体运用。五脏藏于内，其在外形体必有所应。根据《灵枢·本脏》所载，心之应在骭，肺之应在肩背、胸膺，肝之应在胸胁、骹（肋），脾之应在唇，肾之应在耳。此处所言外望形体内揣五脏可归纳为以下几点：

1. 望皮肤色泽及纹理粗细，以揣五脏之大小。五色分主五脏，其纹理致密者脏小，纹理粗疏者脏大。

2. 望骬，以揣心之高下、坚脆、偏正。

3. 望肩背、胸膺，以揣肺之高下、坚脆、偏正。

4. 望胸胁、骹肋，以揣肝之高下、坚脆、偏正。

5. 望唇，以揣脾之高下、坚脆、偏正。此也可视为五官望诊内容之一。

6. 望耳，以揣肾之高下、坚脆、偏正。此也可视为五官望诊内容之一。

基于《内经》脏象理论，这里所言五脏之大小、高下、坚脆、偏正，并非指形态学方面的变化，而是属于藏象范畴的内容，即这些变化反映出一定的心身状态及发病特点。总体来说，脏小者"大忧愁"，而脏大者"难使以忧"；脏坚者"无病"，而脏脆者"不离于病"。脏高者"好高举措"，脏下者"好出人下"，以及脏端正者"和利得人心"，脏偏倾者"邪心而善盗"等，明显是指心理素质而言，这与《灵枢·阴阳二十五人》所载"五形之人"的人格分类方法，有很多相同或相似之处。这些变化基本都属于人格体质方面，不仅具有稳定性的特征，并且其形成还与先天禀赋有一定的关系。因此对于个体来说，若能稳定不变保持常态，一般不会发病，即所谓"持则安"；但若出现变化减低了其稳定性，则可发病，即所谓"减则病也"。《灵枢·本脏》还分别阐述了各脏的大小、高下、坚脆、偏正所反映的发病情况，如"心脆则善病消瘅热中""肺高则上气肩息咳""肝大则逼胃迫咽，迫咽则苦膈中，且胁下痛""脾偏倾则善满善胀""肾下则腰尻痛不可以俛仰，为狐疝"等。

（七）望动态

"夫五脏者，身之强也。头者精明之府，头倾视深，精神将夺矣；背者胸中之府，背曲肩随，府将坏矣；腰者肾之府，转摇不能，肾将惫矣；膝者筋之府，屈伸不能，行则偻附，筋将惫矣；骨者髓之府，不能久立，行则振掉，骨将惫

矣。"(《素问·脉要精微论篇》)

【读经感悟】

此言望动态以诊病。观察身体各部位的活动状态，这也是《内经》望诊的重要内容。五脏者藏精而不泻，为身体强健之本，故曰"五脏者，身之强也"。若五脏虚损，身体各部不得所养，则可出现相应的动态失常，故观察这些变化有助于疾病的诊断。肾藏精，精生髓，脑为髓之海；心者神明出焉，目者心使也；故头为"精明之府"主要与肾藏精、心藏神密切相关，若见头无力抬起，双目深凝无神，则为心肾受损"精神将夺矣"。背为诸脏俞所部而内系五脏，脏居胸腹之中，故背为"胸中之府"乃泛指五脏之气聚于背而言，若见背曲肩垂，则为脏气将要衰败之象。肾居于腰之两侧，故腰为"肾之府"，腰得肾气所养而转动灵活，若见"转摇不能"，则为肾气将要衰惫之象。膝为大筋所聚之处，故为"筋之府"而主下肢之屈伸，若见"屈伸不能，行将偻附"，则为筋将衰惫之象，因筋由肝所养，"筋将惫矣"实为肝血衰惫之象。髓藏于骨，故骨为"髓之府"，肾藏精、精生髓，髓养骨，"骨为干"而能立，若见"不能久立，行将振掉"，则是"骨为干"的功能衰惫之象，这是因精髓亏虚不能养骨所致，故其本在肾。

三、闻诊

1. "五脏者，中之守也。中盛脏满，气盛伤恐（"气盛伤恐"四字多疑为衍文）者，声如从室中言，是中气之湿也；言而微，终日乃复言者，此夺气也；衣被不敛，言语善恶不避亲疏者，此神明之乱也。"(《素问·脉要精微论篇》)

【读经感悟】

此言闻声音以诊病。五脏为阴，藏精气而守于内，故曰"五脏者，中之守也"。若湿邪壅于内而脏气未衰，即所谓"中盛脏满"者，可闻及其说话声音重浊"如从室中言"。语声低微且终日复言者，此谓"重语郑声"，是脏气衰竭之象。胡言乱语不避亲疏且衣着不整者，为心神不明神气错乱而致精神失常。

2. "弦绝者其声嘶败……病深者其声哕……是谓坏府。"(《素问·宝命全形

论篇》)

【读经感悟】

此言病深重者闻哕声预后不佳。哕，是气逆于上而从口中发出的声音。"哕"之为病，有胃气上逆之"哕"与肺气上逆之"哕"。此处以琴弦将断其声嘶败为例，比喻久病重病者发出哕声，提示胃气或肺气将绝，故多预后不佳而谓之"坏府"。此"府"泛指内脏而言。

四、问诊

1. "诊病不问其始，忧患饮食之失节，起居之过度，或伤于毒。不先言此，卒持寸口，何病能中，妄言作名，为粗所穷，此治之四失也。"（《素问·征四失论篇》）

2. "必审问其所始病，与今之所方病，而后各切循其脉，视其经络浮沉，以上下逆从循之。"（《素问·三部九候论篇》）

3. "不适贫富贵贱之居，坐之薄厚，形之寒温，不适饮食之宜，不别人之勇怯，不知比类，足以自乱，不足以自明，此治之三失也。"（《素问·征四失论篇》）

4. "凡来诊病者，必问尝贵后贱。虽不中邪，病从内生，名曰脱营（心受屈辱，营血不伸）；尝富后贫，名曰失精……良工所失，不知病情，此亦治之一过也。"（《素问·疏五过论篇》）

5. "凡欲诊病者，必问饮食居处，暴乐暴苦、始乐后苦，皆伤精气，精气竭绝，形体毁沮。暴怒伤阴，暴喜伤阳，厥气上行，满脉去形，愚医治之，不知补泻，不知病情，精华日脱，邪气乃并，此治之二过也。"（《素问·疏五过论篇》）

6. "诊有三常，必问贵贱，封君败伤，及欲侯王。故贵脱势，虽不中邪，精神内伤，身必败亡；始富后贫，虽不伤邪，皮焦筋屈，痿躄为挛。医不能严，不能动神，外为柔弱，乱至失常，病不能移，则医事不行。此治之四过也。"（《素问·疏五过论篇》）

7. "凡诊者，必知终始，有知余绪。切脉问名，当合男女，离绝菀结，忧恐喜怒，五脏空虚，血气离守，工不能知，何术之语。尝富大伤，斩筋绝脉，身体复行，令泽不息，故伤败结，留薄归阳，脓积寒炅。粗工治之，亟刺阴阳，身体解散，四肢转筋，死日有期，医不能明。不问所发，唯言死日，亦为粗工。此治之五过也。"（《素问·疏五过论篇》）

8. "入国问俗，入家问讳，上堂问礼，临病人问所便……夫中热消瘅则便寒，寒中之属则便热。"（《灵枢·师传》）

【读经感悟】

以上8条经文皆言问诊的有关问题，包括问诊的重要性、问诊的内容，以及忽略问诊的后果等。望闻问切四诊是中医的诊病方法，问诊在四诊中占有非常重要的地位，故诊病"不先言此，卒持寸口，何病能中"。在诊病过程中，将问诊置于脉诊之先，足以说明问诊的重要性。《内经》的问诊内容，将以上诸条所言可概括为三：一是问病之终始，二是问病之所因，三是问病人之所便。

"凡诊者，必知终始，有知余绪"。问病之终始"必审问其所始病，与今之所方病"，以了解病人初始生病情况、发病与治疗经过，以及当下之病情。一般来说，病起急暴者为新病，其正气尚未衰，多为外感实证；若病起缓慢，呈慢性进行性发展者为久病，其正气已衰，多为内伤虚证。其所用针石药物、治疗经过，可为进一步治疗提供借鉴。而问"今之所方病"即当下之病情，更是临床辨证之重要依据，因为临床有很多症状是病人的自我感受，必须通过问诊方可获知。所以问病之终始，就是了解既往史、现病史及主诉。

《素问·移精变气论篇》曰："治之极于一……一者因得之。"审因论治是中医临床辨证论治的重要内容。审因，就是问病之所因。《灵枢·顺气一日分为四时》所云"夫百病之所始生者，必起于燥湿寒暑风雨、阴阳喜怒、饮食居处"，已基本将问病之所因的范围划定。问其外因，如《素问·生气通天论篇》所云，"因于暑，汗，烦则喘喝，静则多言，体若燔炭，汗出而散；因于湿，首如裹，湿热不攘，大筋软短，小筋弛长，软短为拘，弛长为痿"等。以上诸条经文所言问病之所因，强调了饮食起居、情志因素及社会生活环境等，即所谓"忧患饮食之失节，起居之过度""贫富贵贱之居，坐之薄厚，形之寒温"等。

饮食不节是重要的致病因素，《内经》即有"饮食自倍，肠胃乃伤"（《素问·痹论篇》）、"高粱之变，足生大丁"（《素问·生气通天论篇》）、"谷不入半日则气衰，一日则气少矣"（《灵枢·五味》）等论述；起居失常也可致病，如《素问·生气通天论篇》所云，"平旦人气生，日中而阳气隆，日西而阳气已虚，气门乃闭。是故暮而收拒，无扰筋骨，无见雾露，反此三时，形乃困薄"。所以临床通过问诊了解这些情况，对疾病的诊断是有重要意义的，故强调"凡欲诊病者，必问饮食居处"。

情志不调可伤神动气，是内伤疾病的重要致病因素，并有"五志内伤五脏"等规律可循，因此了解病人的情志变化对疾病的诊断至关重要。病人的情志变化，主要是通过对本人或知情人的问诊获知的，故"凡欲诊病者，必问……暴乐暴苦，始乐后苦"，"离绝菀结，忧恐喜怒"。因情志问诊有时涉及一些个人隐私，应注意方式方法才能获得结果，《素问·移精变气论篇》所谓"闭户塞牖，系之病者，数问其情，以从其意"，就是一种情志问诊的方法。引起情志过度变动的原因有很多，其中社会地位、生活水平等社会因素是其常见的重要方面。社会地位、生活水平的突然降低，必定会引起恚怒、忧虑、愁怨等负性情绪，成为社会性应激反应的应激源，是很多心身疾病的致病因素，故"凡来诊病者，必问尝贵后贱……尝富后贫"，以诊"脱营""失精"之疾，强调"必问贵贱，封君败伤，及欲侯王。故贵脱势，虽不中邪，精神内伤，身必败亡；始富后贫，虽不伤邪，皮焦筋屈，痿躄为挛"。此外，中毒等不内外因也是问病之所因的问诊内容，故经文中有"或伤于毒"之问。

问病人之所便，就是了解病人的喜恶，这对疾病的诊断、治疗与护理都有重要的意义。如喜热饮食者多为寒证，应治之以热，即"寒者热之"；喜寒饮食者多为热证，应治之以寒，即"热者寒之"，故曰"夫中热消瘅则便寒，寒中之属则便热"。便，《说文》释之"安也"，引申为"宜"，适宜之义。

《内经》在疾病诊治的过程中，特别重视问诊。《素问·征四失论篇》在总结医之过失时，因忽略问诊所致过失就占"四失"中二失，而在《素问·疏五过论篇》中更高居"五过"中四过。由此可见，问诊在诊病过程中是非常重要而不可忽视的，它不仅内容广泛而细腻，更是讲究方式方法的具有人性化特点的重要诊法。后世的"十问歌"，就是张介宾在此基础上结合临床经验而总结的。特别是当代著名中医教育家、临床理论家方药中先生，在临床中非常重视精神状态与情志变化方面的问诊，故将"十问歌"加以改编，补充了"七问精神八问变"的内容。

五、切诊

（一）脉位

1. "气口何以独为五脏主？曰：胃者，水谷之海，六腑之大源也。五味入口藏于胃，以养五脏气，气口亦太阴也，是以五脏六腑之气味，皆出于胃，变现于气口。"（《素问·五脏别论篇》）

【读经感悟】

此言"气口"脉位及所主。气口，位于桡骨后手太阴肺经的动脉应手处，因此处为脉气之大会，脏腑之气变现的部位，故名曰"气口"，又因其脉出太渊长寸余，故又名曰"寸口"。胃为水谷之海，五脏六腑皆禀气于胃，而肺主气，朝百脉，故脏腑气血的变化可现于寸口，切寸口之脉即可了解脏腑之疾矣。"寸口主内，人迎主外"，内为阴、外为阳，阴为脏、阳为腑，故《内经》中以寸口专主五脏，而曰"气口独为五脏主"。《难经》在此基础上，又将寸口脉位进一步细化为寸、关、尺三部。

2. "寸口主内，人迎主外，两者相应，俱往俱来，若引绳大小齐等。春夏人迎微大，秋冬寸口微大，如是者名曰平人。"（《灵枢·禁服》）

【读经感悟】

此言"人迎"脉位及所主。人迎，位于颈部结喉两旁足阳明胃经动脉应手处。五脏六腑皆禀气于胃，故脏腑之变化亦可现于此处而成为切脉之部位。因人迎位于阳经，外为阳，故"人迎主外"而"寸口主内"。二者皆为脏腑之气变现之处，故其大小盛衰变化"两者相应"。但二者所主内外阴阳有别，春夏为阳、秋冬为阴，故常人的人迎、寸口脉象变化与四时相应而不等。

3. "人有三部，部有三候，以决生死，以处百病，以调虚实，以除邪疾……有下部、有中部、有上部，部各有三候，三候者，有天、有地、有人也。"（《素问·三部九候论篇》）

4. "上部天，两额之动脉；上部地，两颊之动脉；上部人，耳前之动脉……天以候头角之气，地以候口齿之气，人以候耳目之气。"（《素问·三部九候论篇》）

5. "中部天，手太阴也；中部地，手阳明也；中部人，手少阴也……天以候肺，地以候胸中之气，人以候心。"（《素问·三部九候论篇》）

6. "下部天，足厥阴也；下部地，足少阴也；下部人，足太阴也。故下部天以候肝，地以候肾，人以候脾胃之气。"（《素问·三部九候论篇》）

7. "三部者，各有天、各有地、各有人，三而成天、三而成地、三而成人，三而三之，合则为九。"（《素问·三部九候论篇》）

【读经感悟】

以上5条经文皆言"三部九候"之脉位及所主。三部，是指人体上、中、下三个部位，而每个部位再按上、下、中又有天、地、人三候，合之为"三部九候"。

上部，是指头面部而言。上部天，位两额动脉应手处（太阳穴附近），此为足少阳经所布，故可候行于头角之足少阳之气。上部地，位两颊动脉应手处（大迎穴附近），此为足阳明经所布，故可候行于口齿之足阳明之气。上部人，位耳前动脉应手处（耳门穴附近），此为手少阳经所布，故可候行于耳前之手少阳之气。

中部，是指上肢而言。中部天，位手太阴动脉应手处（寸口），故可候肺。中部地，位手阳明动脉应手处（合谷穴附近），因手阳明经下入缺盆入胸中以络肺，故可候胸中之气。中部人，位手少阴动脉应手处（神门穴附近），故可候心。此三处皆位于手而合称为中部。

下部，是指下肢而言。下部天，位足厥阴动脉应手处（此有两个位置，分别为气街下五里及气冲穴附近），故可候肝。下部地，位足少阴动脉应手处（太溪穴附近），故可候肾。下部人，位足太阴动脉应手处（箕门或冲阳穴附近），故可候脾胃之气。

三部九候，是《内经》时代盛行的遍诊法，虽然此诊法可遍查五脏六腑，但因其操作复杂费时，故后世已不运用。《难经·十八难》所言"三部者，寸关尺也；九候者，浮中沉也"，内涵已与此不同，此为寸口脉的三部九候，可见此时"独取寸口"已取代了"三部九候"遍诊法。

（二）脉道

1. "诊法常以平旦，阴气未动，阳气未散，饮食未进，经脉未盛，络脉调匀，气血未乱，故乃可诊有过之脉"，"是故持脉有道，虚静为保。"（《素问·脉要精微论篇》）

【读经感悟】

此言切脉时的"虚静"之道。这是在切脉时对医患双方的要求。"虚"，心无旁骛，这是对医者的要求。为医者在为病人切脉时，要心静神守，这样才能保证更好地体会指下脉象之变化。"静"，安静、平静，这是对病人的要求。病人在切脉前一定要避免各种干扰，如运动、饮食、情绪、环境等，使之处于一种相对的平静状态，以提高切脉的准确性。这里所说"诊法常以平旦"，也是因此时人体处于一种相对平静的状态而"气血未乱"，故"可诊有过之脉"。此不可拘泥，只要使心身保持"静"的状态即可。故《内经》强调"持脉有道，虚静为保"。

2. "善为脉者，必以比类奇恒，从容知之。为工而不知道，其诊之不足贵，此治之三过也。"（《素问·疏五过论篇》）

【读经感悟】

此言切脉时的"比类奇恒"之道。关于"比类"，《国语·周语下》曰："象物天地，比类百则。"韦昭注："类，亦象也。"比类，即"取象比类"之义，这是中华传统文化的象思维方法。切脉诊病是中医独特的诊法，因此必须要具有中医的思维方法。中医思维是源于《易经》的象思维，象思维是"以象尽意"的思维方式，运用取象比类的方法以尽其未尽之意。医者对指下脉象的变化就是运用这种方法来体认的，如弦脉"如按琴弦"，应春之阳气生发而候肝等，故知"比类"为诊脉之道。关于"奇恒",恒者,常也;奇者,异也。知奇恒之道,便晓知常达变之理,在切脉时才能识别脉象的异常变化,故知"奇恒"也为诊脉之道。若对此二者不能"从容知之",则为"为工而不知道",其所诊之脉不足以取。如果以此为据进行治疗,必会出现误治的后果,故《内经》也将其列为治之"五过"之一。

(三)常脉

1. "人一呼脉再动,一吸脉亦再动,呼吸定息脉五动,闰以太息,命曰平人。平人者,不病也。当以不病调病人,医不病,故为病人平息以调之为法。"(《素问·平人气象论篇》)

【读经感悟】

此言常脉之至数。常脉,正常人之脉,《内经》中将正常无病之人简称为"常人"或"平人"。脉的至数以"呼吸定息"来确定,一呼一吸谓之一息,常脉一息跳动4~5次。以医者之息来测脉的至数,必须是"医不病"并且呼吸平稳者,这才能"以不病调病人"而"为病人平息以调之"。按成人正常呼吸每分钟15~18次计算,一息脉跳动为60~90次为常脉。

2. "春日,浮如鱼游在波;夏日在肤,泛泛乎万物有余;秋日下肤,蛰虫将去;冬日在骨,蛰虫周密,君子居室。"(《素问·脉要精微论篇》)

3. "春脉如弦……其气来耎弱轻虚而滑,端直以长,故曰弦。夏脉如钩……其气来盛去衰,故曰钩。秋脉如浮……其气来轻虚以浮,来急去散,故曰浮。冬脉如营(石)……其气来沉而搏,故曰营(石)。反此者病。"(《素问·玉机真脏论篇》)

【读经感悟】

以上2条经文言四时之常脉。人"与天地相应与四时相副"(《灵枢·刺节真邪》),故四时阴阳寒暑之变化,必然会影响到人身五脏气血阴阳之变动。如脉气之浮沉,应四时阴阳之变而"春日浮如鱼游"在皮,"夏日泛泛乎"在肤,"秋日下肤","冬日在骨"。五脏与四时相应,肝应春、心应夏、肺应秋、肾应冬,故"春脉如弦"其来端直以长,弦中带有冲和之象者为常脉;"夏脉如钩"其来盛去衰，盛中带有冲和之象者为常脉；"秋脉如浮"其来轻浮似毛，浮中带有冲和之象者为常脉；"冬脉如营（石）"其来沉搏，石中带有冲和之象者为常脉。以此"奇恒"之，不及与太过皆为病脉。

4. "平人之常气禀于胃，胃者平人之常气也。人无胃气曰逆，逆者死。春胃微弦曰平……；夏胃微钩曰平……；长夏胃微耎弱曰平……；秋胃微毛曰平……；冬胃微石曰平。"（《素问·平人气象论篇》）

5. "平心脉来，累累如连珠，如循琅玕，曰心平，夏以胃气为本……；平肺脉来，厌厌聂聂，如落榆荚，曰肺平，秋以胃气为本……；平肝脉来，软弱招招，如循长竿末梢，曰肝平，春以胃气为本……；平脾脉来，和柔相离，如鸡践地，曰脾平，长夏以胃气为本……；平肾脉来，喘喘累累如钩，按之而坚，曰肾平，冬以胃气为本。"（《素问·平人气象论篇》）

【读经感悟】

以上2条经文言有胃气者为常脉。《素问·玉机真脏论篇》曰："五脏者皆禀气于胃，胃者五脏之本也，脏气者不能自致于手太阴，必因于胃气乃至于手太阴也。"虽然"气口独为五脏主"，但五脏之气"必因于胃气乃至于手太阴"而变现于寸口，故正常之脉象应见有胃气。四时有胃气之脉，是在"春弦、夏钩、秋毛、冬石"的基础上见有从容和缓之"微"象，即不甚、不显露之象。长夏为夏秋之交暑湿盛行之季，脉应之而耎弱但不过曰"微"，即为有胃气。五脏有胃气之脉谓之"平脉"，也皆有从容和缓之象，如平心脉来"累累如连珠，如循琅玕"，平肺脉来"厌厌聂聂，如落榆荚"等。总之脉贵有胃气，有胃气之脉呈现的是从容和缓之象。

（四）病脉

1. "人一呼脉一动，一吸脉一动，曰少气；人一呼脉三动，一吸脉三动而躁，尺热，曰病温……；人一呼脉四动以上，曰死；脉绝不至，曰死；乍疏乍数，曰死。"（《素问·平人气象论篇》）

【读经感悟】

此言至数异常之病脉。一呼一吸谓之一息，脉来一息不足四至而仅二动者为迟脉，主少气，此为脏气虚衰无力鼓动之象；引申之，若"寒凝脉泣"脉气不畅亦可脉来迟，故此脉不仅主虚，也主寒。一息多于五至而达六动者为数脉，脉躁动并见有尺肤热者为病温，此为邪热鼓动之象；引申之，若虚热者则脉数而细。一呼四动以上一息至少八至者为疾脉，此为阴液欲竭脉气欲脱之象，预后不佳，故"曰死"。脉来乍疏乍数者，多为心气衰竭脉气欲脱之象，预后不佳，故"曰死"。若已脉绝不至者，为五脏气绝之象，故人已亡矣。

2．"夫脉者，血之府也。长则气治，短则气病；数者烦心，大则病进；上盛则气高，下盛则气胀；代则气衰，细则气少，涩则心痛"（《素问·脉要精微论篇》）；"诸急者多寒，缓者多热，大者多气少血，小者血气皆少，滑者阳气盛微有热，涩者多血少气微有寒"（《灵枢·邪气脏腑病形》）。

【读经感悟】

此言脉象异常之病脉。这里提到了长、短、大、小、缓、急、数、滑、涩、盛、细、代等，共12种脉象及主病。其中尤以缓急、大小、滑涩六脉为主，即《灵枢·邪气脏腑病形》所曰："调其脉之缓急、大小、滑涩，而病变定矣。"并以此六脉为纲，分别阐述了五脏六脉之所病。

缓，有和缓、迟缓、纵缓之不同。和缓之象，从容平和、不疾不徐，为有胃气之常脉；迟缓之象，脉稍迟而少力，多为虚寒之证；纵缓之象，脉大而不拘，多为阳气有余之热证，此即所谓"缓者多热"。急，与缓相反，是指脉来拘紧之象，弦脉、紧脉即属此类。弦脉端直以长，"软弱招招"，为之平脉；若弦急如张弓弦，多为肝郁气盛、肝阳暴张之象。紧脉急疾有力如转索，坚搏应指，多为寒邪收引，脉道拘急所致，故主寒主痛，"有寒故痛也"，此即所谓"急者多寒"。

大，有虚实之别。实者脉来洪大、来盛去衰，洪脉即属之，多为阳气有余实热之象；虚者浮大中空、如按葱管，芤脉即属之，多为失血阴虚不能敛阳之象。此即"大者多气少血"。小，脉形细小之谓。其脉细如线应指明显者为细脉，细弱无力沉取方得者为弱脉，细软而浮重取则无者为濡脉，三者皆为气血不足之虚象，此即"小者气血皆少"。

滑，脉行流利如珠走盘，应指圆滑之谓。平人脉滑而冲和者，是营卫气血充实健康之象；病者见之则为邪盛正未衰，气实血涌之象；此即"滑者阳气盛"。

涩，与滑脉相反，其脉行艰涩不畅如轻刀刮竹，多为气少无力行血而血脉瘀阻之象，此即"涩者多血少气"。

此外，长脉为首尾端直长过本位之脉，脉长而冲和者为中气充足健康之象，故曰"长则气治"。短脉与此相反，首尾具短未能满位，多为气虚不足无力帅血充脉之全位之象，故曰"短则气病"。代脉为动而中止不能自还者，多为脏气衰微之象，故曰"代则气衰"。数脉为至数超常之脉而主热，热邪扰心故"烦心"。细脉为小脉之属，气少不能帅血充脉之全形而脉细如丝，故曰"细则气少"。脉盛则为大脉之属，脉盛大为邪气壅盛之象，壅于上则为"上盛"，可见肺气壅塞不降上逆而喘息，故曰"上盛则气高"。高，气上也。邪气壅于膈下腹部则为"下盛"，可见腹部气滞而作胀，故曰"下盛则气胀"。《内经》所总结的十二脉象，为后世的脉学发展奠定了基础，如《脉经》《濒湖脉学》等，都是在此基础上阐发和进一步完善的。

3. "见真脏曰死……邪气胜者精气衰也，故病甚者胃气不能与之俱至于手太阴，故真脏之气独见。独见者，病胜脏也，故曰死。"（《素问·玉机真脏论篇》）

4. "人以水谷为本，故人绝水谷则死，脉无胃气亦死。所谓无胃气者，但得真脏脉，不得胃气也。"（《素问·平人气象论篇》）

【读经感悟】

以上2条经文言"真脏脉"。五脏之气不能自行于手太阴，必以胃气的推动而变现于气口，故常脉为有胃气之脉。若胃气已无，则气口所见则是真脏之气的外现，此为"真脏脉"。这是因为"邪气盛者精气衰"，邪气逼迫脏气外现，此非胃气推动者，而是无胃气的真脏之气独见。"独见者，病胜脏也"，"脉无胃气则死"，故见此脉预后不佳而"曰死"。

5. "病心脉来，喘喘连属，其中微曲，曰心病；死心脉来，前曲后居，如操带钩，曰心死。"（《素问·平人气象论篇》）

6. "病肺脉来，不上不下，如循鸡羽，曰肺病；死肺脉来，如物之浮，如风吹毛，曰肺死。"（《素问·平人气象论篇》）

7. "病肝脉来，盈实而滑，如循长竿，曰肝病；死肝脉来，急益劲，如新张

弓弦，曰肝死。"（《素问·平人气象论篇》）

8. "病脾脉来，实而盈数，如鸡举足，曰脾病；死脾脉来，锐坚如鸟之喙，如鸡之距，如屋之漏，如水之流，曰脾死。"（《素问·平人气象论篇》）

9. "病肾脉来，如引葛，按之益坚，曰肾病；死肾脉来，发如夺索，辟辟如弹石，曰肾死。"（《素问·平人气象论篇》）

【读经感悟】

以上5条经文分言五脏之病脉与死脉。五脏有胃气之脉皆谓之五脏之平脉，与之有异者则谓之五脏之病脉。"脉无胃气则死"，故五脏之死脉皆是无胃气之真脏脉，脉已毫无从容和缓的冲和之象。

（五）孕脉

1. "妇人手少阴脉动甚者，妊子也。"（《素问·平人气象论篇》）

2. "阴搏阳别，谓之有子。"（《素问·阴阳别论篇》）

3. "何以知怀子之且生也……身有病而无邪脉也。"（《素问·腹中论篇》）

【读经感悟】

此3条经文皆言妇人孕后的脉象变化。妇人孕后月事停而血聚以养胎，故血气充盈而脉滑动较孕前明显，尤其手少阴脉变化更为明显而"动甚"，此因手少阴脉内属于心，心主血脉故也。按全元起本作"足少阴"也通，因足少阴脉内属于肾，孕后胎结下元为肾所主故也。但切脉部位在何处？后世多有按寸关尺而定者，认为"手少阴脉动甚"为左寸滑动。但《内经》时代诊脉独取寸口，尚未形成寸关尺三部之分别，岂能有"左寸"之说。《素问·三部九候论篇》曰："中部人，手少阴也……人以候心。"据此可知，"手少阴脉动甚"是指位于手部的手少阴动脉应手处，即神门穴附近。同理，若按全本"足少阴"言之，应是"下部地，足少阴也……地以候肾"，指位于下肢的足少阴动脉应手处太溪穴附近。

"阴搏阳别"也为妇人孕后的脉象变化特点。此"阴搏阳别"语出《素问·阴阳别论篇》，该篇中所论阴阳皆指经脉而言。故后世多以气口寸关尺脉位言之欠妥，不仅当时尚无寸关尺之脉法，即使以尺为阴、寸为阳言之，尺脉搏动明显盛于寸脉，岂不与"手少阴动甚"自相矛盾？故此"阴搏阳别"，应是指阴经的脉动程度有别于阳经者，这是因阴主内、主血，孕后血旺于内以养胎之故。尤其是心主血、肾系胞宫主胎元，故手足少阴动脉应手处其"搏"更有别于阳，这与"手少阴动甚者妊子也"所言是相同的。

关于"身有病而无邪脉"，此"病"非病，乃为孕后经闭及妊娠反应等。若非妊娠，出现这些症状谓之病，必有相应的脉象变化，如血瘀经闭可见脉涩等。但孕后出现这些症状是正常生理反应，故而脉象不会出现异常变化。"邪"，不正也。"邪脉"，即异常之脉。

（六）脉之顺逆

1. "形盛脉细，少气不足以息者，危；形瘦脉大，胸中多气者，死；形气相得者，生。"（《素问·三部九候论篇》）

2. "脉从四时，谓之可治……脉逆四时，为不可治。必察四难，而明告之。"（《素问·玉机真脏论篇》）

【读经感悟】

此言脉之顺逆对疾病预后的影响。诊脉辨证首辨逆从，脉证相从者为顺，脉证不相从者为逆；形气相得者为顺，形气不相得者为逆；脉从四时者为顺，脉不从四时者为逆。其顺者，病轻易治而预后佳；其逆者，病重难治而预后凶险。

（七）诊尺肤

1. "欲无视色持脉，独调其尺，以言其病，从外知内……审其尺之缓急、大小、滑涩，肉之坚脆，而病形定矣。"（《灵枢·论疾诊尺》）

【读经感悟】

此言诊尺肤的意义及内容。诊尺肤，即通过循切尺肤以诊察疾病的方法。尺肤，是指两臂从腕后至肘窝部的皮肤，是人身最方便观察皮肤的部位，其色泽、寒温、润燥、滑涩等变化，与体内气血津液的盛衰密切相关，根据"体表与内脏"相关之理，尺肤变化也可反映体内脏腑之变化，故可"无视色持脉，独调其尺"，"从外知内"而"以言其病"。"视色"，指望色诊；"持脉"，指脉诊。"调"，查也，诊察之谓。本句虽强调了尺肤诊的重要意义，但却使人易产生色脉诊不及诊尺重要的误解，更与四诊合参有悖。但阅本句出处《灵枢·论疾诊尺》篇首，可见诊尺肤多与色脉诊合参。由此可见本句原旨不在排斥"视色持脉"。按"欲无"二字，在《脉经》作"每欲"，若以此校之，则可理解为在色脉诊的基础上，再参合尺肤诊，其"独调其尺"，当指切肌肤独循尺肤之义。所以诊尺以代全身，一则因诊全身肌肤不方便，而在持寸口脉时前臂外露可随而诊之；二则尺肤部位各有所主可候全身。正如马莳所说："脉在内，肉在外，内外相应。故审其脉，验其内，而病形自定也。愚谓诊人脉时，惟臂至尺泽可验，难以周身知之，故止以尺言也。"（《灵枢注证发微》）

关于尺肤诊的内容，此处提出"审其尺之缓急、小大、滑涩，肉之坚脆，而病形定矣"，指出切循尺肤时，要细心审查体会该部位肌肤的紧张度、弹性及营养状况（包括润枯、肥瘦）等，通过尺肤的这些变化，分析疾病的寒热虚实，从而作为疾病诊断的重要参考。"缓急"，指弛缓、拘急，即肌肤的紧张度；"大小"，指瘦削、饱满，即肌肤的发育程度或肿胀情况；"滑涩"，指润滑、枯涩，即皮肤的润泽程度；"坚脆"，坚硬则无弹性、脆弱则易损伤，指肌肤的弹性及强度。

关于《内经》的尺肤诊，除《灵枢·论疾诊尺》外，《素问·脉要精微论篇》《素问·平人气象论篇》及《灵枢·邪气脏腑病形》《灵枢·邪客》等篇中也有论述，宜互参之。本节首言"无视色持脉，独调其尺，以言其病，从外知内"，《灵枢·邪气脏腑病形》也说"善调于尺者，不待于寸，善调脉者，不待于色"，可见尺肤诊在《内经》时代是不亚于色诊、脉诊的一个相对独立的诊法，在疾病的诊断上具有重要意义。但本着四诊合参之旨，尺肤诊在临床应用时也应与其他诊法相结合，这样才能更全面地了解病情，故《灵枢·邪气脏腑病形》曰："能参合而行之者，可以为上工。"尺肤诊这一古老的诊法，因后世临床已不常用，故有关文献积累较少，且多是对《内经》的注释之语，并且由于各人理解之不同，对"尺"的部位认识也有很大的分歧。杨上善说："从关至尺泽为尺也。"（《太素·五脏脉诊》）但马莳、张介宾等认为，"尺"是指寸口脉之尺部。按《内经》时代，寸口脉位尚无寸、关、尺之分，故马、张之说不足取。又有日人稻叶克文礼说："古谓之诊尺，以自鸠尾至脐一尺也。"（《腹诊奇览·序》）并以《素问·脉要精微论篇》"尺内两旁则季肋也"为证，将"尺"理解为脐上腹部的位置，认为《内经》的尺肤诊即是日本汉方腹诊之渊薮。但《灵枢·论疾诊尺》在论尺肤分部诊时，言及"肘所""手所""臂中"等，可知此"尺"亦非腹部所指，乃是由肘至腕之手臂也，当以杨氏所解为是。尺肤诊可视之为切诊中切按肌肤的内容。临床切按全身肌肤很不方便，持寸口脉诊时，患者前臂自然显露，故可同时循按诊之，以尺肤之变候全身之变。正如张介宾所言："通身形体，难以尽见，然肉之盛衰，必形于腕后，故但察尺部之肉，其外可知。"（《类经·脉色类》）

2. "尺肤滑其淖泽者，风也；尺肤弱者，解㑊，安卧。脱肉者寒热，不治；尺肤滑而泽脂者，风也；尺肤涩者，风痹也；尺肤粗如枯鱼之鳞者，水泆溢也；尺肤热甚，脉盛躁者，病温也，其脉盛而滑者，汗且出也；尺肤寒，其脉小者，泄，少气；尺肤炬然，先热后寒者，寒热也；尺肤先寒，久大之而热者，亦寒热也。"（《灵枢·论疾诊尺》）

【读经感悟】

此言诊尺肤的具体内容。首论诊尺肤之"滑涩"。尺肤滑润而泽，说明津液尚能濡润肌肤。"淖"，湿润；"淖泽"，即柔润光泽状；"泽脂"，润泽如脂膏状，其义同"淖泽"。此为正常之象，或病也轻浅，病在阳分。"病在阳者命曰风"（《灵枢·寿夭刚柔》），风邪为病始犯于表，故"尺肤滑其淖泽者""尺肤滑而泽脂者"主风。尺肤涩者，说明邪气已弥散痹阻于经脉内外，血气不行，水津不布，肌肤失养，故而枯涩无泽，此主"风痹"。风痹是《内经》中的古病名，《灵枢·寿夭刚柔》从其病位而论，曰："病在阳者命曰风，病在阴者命曰痹，阴阳俱病命曰风痹"，《灵枢·本脏》从其病机而论，曰："寒温和则六腑化谷，风痹不作，经脉通利，肢节得安矣。"风痹之作，经脉不利、血气不行，故皮肤失养而尺肤涩。"尺肤粗如枯鱼之鳞者"，亦为尺肤涩之象。言其主"水泆饮也"，是由于饮邪停于内而津不能布于外润肤，肌肤失其润养故见粗糙枯涩，甚则如枯鱼之鳞。"泆"通"溢"；"泆饮"即"溢饮"，为痰饮病之一种。痰饮病为水津不布，停而成饮，蓄于体内而致。因其停蓄部位而异，虽有悬饮、支饮、溢饮、痰饮之别，但饮停于内不能布外润肤的病机则一，故饮邪在内外可见尺肤涩"粗如枯鱼之鳞者"之象。

尺肤"肉之坚脆",也是诊尺肤的内容之一。尺肉弱,即尺肤肌肉软弱不坚之谓。脾主肌肉为四肢之本,尺肉弱说明脾虚而四肢、肌肉失养,故主"解㑊"。解㑊,懈堕倦怠之义,指身体困倦,四肢无力的病证。若再兼"安卧脱肉者",则形神俱败,故预后不良而曰"不治"。"安卧",神疲嗜卧懒动状,神已衰也;"脱肉",大肉陷下状,形已脱也;"寒热",此处具体指内伤虚劳寒热。"解㑊,安卧脱肉",多由内伤而致,元气虚衰,阴阳不调,故发虚劳寒热。此与外感寒热虚实有别,诊其"尺肉弱者",即可视为鉴别要点之一。

尺肤之寒热,更是诊尺肤的重要内容。"尺肤热甚",全身热盛可知,再兼脉盛大躁疾,此为阳气有余之象,故主温热病。若脉虽盛但由躁转滑,则邪去正复,为正气将复病将愈之佳兆,故曰"病且出也"。"尺肤寒",其肢冷身寒可知,再兼脉细小无力,此为阳气虚衰之象,故可见于阳虚泄利、少气等病证。诊尺肤寒热,可反映全身的寒热状态,故诊之若先热而后寒,或先寒而后热者,皆主寒热之候,如寒热往来,或表热里寒、表寒里热等。"炬",《集韵》释之"束苇烧也";"炬然",火烧貌,形容高热灼手。"久大之",《太素》《脉经》《甲乙》均为"久持之",即延长持尺肤而诊的时间。故曰"尺肤炬然,先热后寒者,寒热也;尺肤先寒,久大之而热者,亦寒热也。"

3."肘所独热者,腰以上热;手所独热者,腰以下热;肘前独热者,膺前热;肘后独热者,肩背热;臂中独热者,腰腹热;肘后粗以下三四寸热者,肠中有虫;掌中热者,腹中热;掌中寒者,腹中寒;鱼上白肉有青血脉者,胃中有寒;尺炬然热,人迎大者,当夺血;尺坚大,脉小甚,少气;悗有加,立死。"(《灵枢·论疾诊尺》)

【读经感悟】

此言尺肤分部诊法。"肘所",指尺肤近肘部位,因其位高,主腰以上,故"肘所独热者,腰以上热"。"手所",为尺肤近手部位,因其位低,主腰以下,故"手所独热者,腰以下热"。"肘前",指肘所之前面,即手三阴经所布之侧,应身躯腹面之上部,即胸膺部,故"肘前独热者,膺前热"。"肘后",为肘所之后面,即手三阳经所布之侧,应身躯背面之上部,即肩背部,故"肘后独热者,肩背热"。"臂中",指尺肤之中部。因尺肤为尺泽至寸口所部,所以诊尺肤亦即诊前臂之肌肤,前臂近肘部主腰以上,近手部主腰以下,"臂中"则主腰腹部,故"臂中独热者,腰腹热"。"肘后粗",《甲乙》作"肘后廉",其义更明。"肘后"应肩背,"肘后粗以下"为"臂中"之后面,具体应腰部,而"肘后粗以下三四寸",实际已为"手所"。故"肘后粗以下三四寸热者,肠中有虫"一句,丹波元简曾提出质疑,认为"似与上文所指上下前后相乖错"(《灵枢识》)。但张介宾随文释之为"肘后粗以下三四寸,谓三里以下,内关以上之所,此阴分也。阴分有热,故应肠中有虫"(《类经·色脉类》),录此备参。

本条经文将诊尺肤延及于手,实已超出尺肤诊范围,而是"手诊"的内容。"掌中",指掌心。张介宾说:"掌中者,三阴之所聚,故或热或寒,皆应于腹中。"(《类经·脉色类》)"鱼上",《甲乙》作"鱼际",指手鱼际而言,为手部之大肉,故可应后天之脾胃。青色主痛、主寒,故"鱼上白肉有青血脉者,胃中有寒"。《灵枢·经脉》亦说:"凡诊络脉,脉色青则寒且痛……胃中寒,手鱼之络多青矣。"此为望络脉的内容。

本条经文将尺肤划分为若干分部,以候全身各部,其"肘所"应腰以上,"手所"应腰以下,"臂中"应腰腹,臂前廉应腹面,臂后廉应背面,这种方法酷似当今所称谓之"生物全息律"。可见《内经》时代医家,已从实践中发现、总结并在临床中运用了"生物全息律"。

4."脉急者,尺之皮肤亦急;脉缓者,尺之皮肤亦缓;脉小者,尺之皮肤亦减而少气;脉大者,尺之皮肤亦贲而起;脉滑者,尺之皮肤亦滑;脉涩者,尺之皮肤亦涩……能参合而行者,可以为上工。"(《灵枢·邪气脏腑病形》)

5."尺炬然热,人迎大者,当夺血""尺坚大,脉小甚,少气,悗有加,立死。"(《灵枢·论疾诊尺》)

【读经感悟】

以上2条经文言尺肤诊与诊脉合参。《灵枢·邪气脏腑病形》曰:"夫色脉与尺之相应也,如鼓桴影响之相应也,不得相失也。"尺肤与脉象的变化,皆反映体内脏腑阴阳气血的变化,正常时二者变化相应为顺,若出现不相应者为逆,反映病情危重。所以在临床诊察疾病时二者相互结合,更能提高诊断的准确度,故曰"能参合而行者可以为上工"。如"尺肤炬然热"与"人迎大"合参,可诊"夺血";"尺坚大"与"脉小甚"合参,可诊"少气"。人迎为足阳明脉之动输,其脉大为阳邪亢盛之象,尺肤灼手而热可知全身热甚,以此亢盛之阳热之邪,必当迫血妄行而见"夺血"。"夺血",即失血之谓。"尺坚大",是尺肤诊中"坚脆""小大"的内容,具体指尺肤坚紧或肿大,为形盛于外之象;"脉小甚",指脉细小无力似有若无,是气衰于内之象,故可见"少气"之证。似此形盛于外、气衰于内,形、脉、证皆相逆者,主病势深重预后不佳,若再见烦悗,则说明阴阳竭绝,为"死候"。"悗",闷也。虚实皆可致烦闷,本条所言气已衰于内,故当为虚烦。虚烦在重病中多见于阴绝或阳绝之时,故为病危之象。

(八)诊虚里

"胃之大络名曰虚里,贯鬲络肺,出于左乳下,其动应衣,脉宗气也。盛喘数绝者,则病在中,结而横,有积矣;绝不至,曰死。"(《素问·平人气象论篇》)

【读经感悟】

此言按虚里之诊。虚里为胃之大络,而人以胃气为本;虚里又"脉宗气",为十二经脉之所宗,所以按虚里可察胃气之盛衰、经脉气血之变化。因虚里出于左乳下,其动应衣处,故按此部位以诊虚里。虚里之动,若按之应手,动而不紧和缓不急者谓之常;若动甚而急数者,多为邪积于内而迫宗气外现;若虚里停止跳动,则宗气已绝而"曰死"。

六、人格体质之诊

(一)五态之人

1. "有太阴之人、少阴之人、太阳之人、少阳之人、阴阳和平之人,凡五人者,其态不同,其筋骨气血各不等""古之善用针艾者,视人五态乃治之,盛者

泻之，虚者补之"此所以调阴阳，别五态之人者也"。（《灵枢·通天》）

【读经感悟】

此言"五态人"之区分及辨五态的临床意义。《灵枢·通天》根据"人身有形，不离阴阳"（《素问·宝命全形论篇》）、"阴阳之气，各有多少"（《素问·天元纪大论篇》）之理，将人格和体质结合起来，按人所禀赋阴阳之气的多少，将人群划分为太阳、少阳、阴阳和平、少阴、太阴五类。正如《类经》所言："盖以天禀之纯阴者曰太阴，多阴少阳者曰少阴，纯阳者曰太阳，多阳少阴者曰少阳，并阴阳和平之人，而分为五态也。"通过辨五态之诊，可指导临床辨证论治，不仅"调阴阳"需"别五态之人"，施补泻也要"视人五态乃治之"。

2."太阴之人，贪而不仁，下齐湛湛，好内而恶出，心抑而不发，不务于时，动而后之"，"其状黮黮然黑色，念然下意，临临然长大，腘然未偻"，"多阴而无阳，其阴血浊，其卫气涩，阴阳不合，缓筋而厚皮。"（《灵枢·通天》）

【读经感悟】

此言"太阴之人"的人格体质特征。太阴之人的人格特征为多贪心而缺乏仁爱之心，貌似拘谨但内心险恶，喜怒不形于色，只知利己而患得患失，不赶潮流，善于后发制人；其面色晦暗阴沉，具有暗暗算计及卑躬屈膝的行为举止；其阴气盛而阳衰少，阴血浊而卫气涩，故气血运行迟滞，阴阳不能调和，形成了"筋缓皮厚"的外在体质特征。

3."少阴之人，小贪而贼心，见人有亡，常若有得，好伤好害，见人有荣，乃反愠怒，心疾而无恩"，"其状清然窃然，固似阴贼，立而躁崄，行而似伏"，"多阴而少阳，小胃而大肠，六腑不调，其阳明脉小，而太阳脉大……其血易脱，其气易败也。"（《灵枢·通天》）

【读经感悟】

此言"少阴之人"的人格体质特征。少阴之人的人格特征为贪小便宜，见人有损失反而幸灾乐祸，好伤害别人，没有同情心但有嫉妒心，因此见别人有所得则心中嫉妒而气愤，对人缺乏感情，不知感恩；其貌似清高但行为鬼祟，外表冷淡但处事阴险，因心中有鬼故立而不安，行而悄然；具有多阴少阳、阴阳失和、脏腑不调、气血运行失常的体质特点。

4. "太阳之人，居处于于，好言大事，无能而虚说，志发于四野，举措不顾是非，为事如常自用，事虽败而常无悔"，"其状轩轩储储，反身折腘"，"多阳而少阴"。（《灵枢·通天》）

【读经感悟】

此言"太阳之人"的人格体质特征。太阳之人的人格特征为得意自足的样子，好说大话、空话，好高骛远，做事草率，是非不分，过于自信，即使有错也无悔改之意；在行为举止上也表现为高傲自满，连走路都昂首挺腹，呈现出一种妄尊自大的神情；其阳气旺盛而阴气衰少，阴不能制阳而出现明显的阴阳失调，所以在性格和行为上都表现出"阳"主动、向外而不能内敛的失控状态。

5. "少阳之人，谛谛好自贵，有小小官则高自宣，好为外交而不内附"，"其状立则好仰，行则好摇，其两臂两肘则常出于背"，"多阳少阴。"（《灵枢·通天》）

【读经感悟】

此言"少阳之人"的人格体质特征。少阳之人的人格特征为做事精细审慎，自尊心强，爱慕虚荣，稍有地位就觉得了不起，善于对外交际但不愿意默默无闻地埋头苦干；由于觉得自己了不起的虚荣心理，因此在行为举止上也表现出"立则好仰，行则好摇"，挺胸腆肚，倒背双手这种傲慢、炫耀的神态；从字面看，与太阳之人体质特点相同，但"多阳"却有"太""少"程度上的差别，因此这两种类型人格特征的表现相似，但也有程度上的差别。

6. "阴阳和平之人，居处安静，无为惧惧，无为欣欣，婉然从物，或与不争，与时变化，尊则谦谦，谭而不治，是谓至治""其状委委然，随随然，颙颙然，愉愉然，暶暶然，豆豆然，众人皆曰君子""其阴阳之气和，血脉调"。（《灵枢·通天》）

【读经感悟】

此言"阴阳和平之人"的人格体质特征。阴阳和平之人的人格不偏不倚，能宁静自处，心态平和，既无所惧怕，也无过分欣喜，从容面对一切，不争强好胜，能顺应形势，与时俱进，不刻板固执，既使身居高位，也保持着谦虚谨慎的作风，以理服人，无为而治，具有高超的治理才能；这种不偏不倚的人格，表现在行为举止上可见其从容稳重，举止大方，为人和顺，具有良好的适应性，态度严正而又和颜悦色，目光慈祥和善，作风光明磊落，品行端正，处事理智，完全是一派"仁人君子"的风度；其阴阳气血调和，无所偏倚，这是最理想的体质，因此形成了最理想的人格，而这种理想的人格，反过来又有助于机体阴阳气血的调和，因此有助于身心健康。

（二）五形之人

1. "先立五行金木水火土，别其五色，异其五形之人，而二十五人具矣"，"审察其形气有余不足而调之，可以知顺逆矣"，"必先明知二十五人，则血气之所在左右上下，刺约毕也。"（《灵枢·阴阳二十五人》）

【读经感悟】

此言"五形之人"的区分及临床意义。《灵枢·阴阳二十五人》曰："天地之间，六合之内，不离于五，人亦应之。"基于这一认识，《内经》将体质形态与人格结合起来，运用"五行归类"的方法，将人划分为木、火、土、金、水五种类型，称之为"五形人"。在此基础上，又将每一类型按所禀五行之气的偏全，再用相应的五音变化细分成5个亚型，合之共有25种类型，即所谓"阴阳二十五人"。这种人格体质的区分，在临床具有重要的意义，据此可知其形气虚实之多少、血气偏全之所在，以判别病之所在及顺逆，指导临床虚实补泻以调和气血。"阴阳二十五人"的分类方法，注重气质、性格和体型的关系，可以将其与德国克雷奇默的"人体构造与性格关系说"相比较。

"五形之人"虽然是按五行划分的，但也可纳入到"阴阳五态"中去，故又称"阴阳二十五人"。《素问·阴阳应象大论篇》曰："阴阳者，天地之道也，万物之纲纪。"阴阳可囊括天地万物，天地万物皆以阴阳为纲纪，故木、火、土、金、水"五行"，根据其属性特点可纳入"阴阳"之中。水、火为阴阳之两极，故为"太阴"和"太阳"；土居五行之中，故为"阴阳和平"；金性刚燥，木性阴柔，故为"少阳""少阴"。因此，火型人相当于太阳之人，水型人相当于太阴之人，土型人相当于阴阳和平之人，金型人、木型人则分别相当于少阳、少阴之人。

《内经》对这两种人格分类方法所描述的人格和体质特征，是从不同的角度出发的。"阴阳五态之人"的描述，是以其内在的心理特征（情绪体验的急缓、认知的快慢、意志的强弱等）和外在行为表现（内外倾向、行动急缓、动作隐显、表现形式等）为主，而"阴阳二十五人"的描述，是以其外在的相貌肤色、体形（面部方圆、头型大小、肩背宽窄、四肢长短、走路姿态等）以及对自然界的适应性（地域东南西北、季节春夏秋冬）、发病的倾向性（多阳易躁狂、多阴易抑郁）等为主。这样在理论上和实际上都可将"阴阳五态之人"与"阴阳二十五人"统一在"阴阳"之中。

2."木形之人……其为人苍色，小头，长面，大肩背，直身，小手足；好有才，劳心，少力，多忧劳于事；能春夏不能秋冬，感而病生。"（《灵枢·阴阳二十五人》）

【读经感悟】

此言"木形之人"的体质形态及人格行为特征。木形人肤色偏青，头小而面长，肩宽背厚，身体挺直但手足偏小。这种体质能耐受春夏的温热，但不能适应秋冬阴寒，所以秋冬季节容易感受病邪而发病。其有才智，好用心机，但体力差，多为事物烦扰而劳心，这是木形人的典型人格特征。禀足厥阴木气全者为上角之人，具有木形人的典型特征，其行为"佗佗然"，雍容稳重；禀木气偏者有4种，其人格行为在上述典型特征的基础上各有所偏。其中大角之人"遗遗然"，谦和优柔；左角之人"随随然"，随和柔顺；钛角之人"推推然"，努力进取；判角之人"栝栝然"，刚直不阿。

3."火形之人……其为人赤色，广䏚脱，锐面小头，好肩背髀腹，小手足；行安地，疾心，行摇，肩背肉满；有气轻财，少信，多虑，见事明，好颜，急心，不寿暴死；能春夏不能秋冬，秋冬感而病生。"（《灵枢·阴阳二十五人》）

【读经感悟】

此言"火形之人"的体质形态及人格行为特征。火形人肤色偏红，齿宽而面瘦头小，肩背肌肉丰满，躯体发育良好，但手足偏小；能耐受春夏之温热，却不适应秋冬之阴寒，因此秋冬季节易感受病邪而生病。其人格行为特征是急性子，走路快而身体摇晃，办事有气魄而轻财物，但事过境迁常缺乏信用。"因思而远谋谓之虑"，这类人看问题看的很远、很明确，但因性情急躁，"躁则夭"故寿命不长，常暴疾而终。禀手少阴火气之全者为上徵之人，具有火形人的典型特征，其行为表现为"核核然"，识时务、重实效；禀火气偏者有4种，其人格行为在上述典型特征的基础上各有所偏。其中质徵之人"肌肌然"，见识短；少徵之人"愉愉然"，疑心重；右徵之人"鲛鲛然"，勇往直前；质判之人"支支颐颐然"，是怡然自得、乐观无忧的乐天派。

4."土形之人……其为人黄色，圆面，大头，美肩背，大腹，美股胫，小手足，多肉，上下相称；行安地，举足浮，安心，好利人，不喜权势，善附人也；能秋冬不能春夏，春夏感而病生。"（《灵枢·阴阳二十五人》）

【读经感悟】

此言"土形之人"的体质形态及人格行为特征。土形人肤色偏黄，头大脸圆，腹大美腿，手足偏小，肌肉丰满。总体来说与其他形相比，身材上下还是比较匀称的。其人能耐受秋冬的寒凉，但不适应春夏的气候变化，因此在春夏季节易感受病邪而发病。其人格行为特征为心情平静、行为稳重、善于助人为乐、不争逐权势、善于团结人，这些都是符合中国人传统的理想的健康人格。禀足太阴土气全者为上宫之人，具有土形人的典型特征，其行为"敦敦然"，诚恳忠厚。禀土气偏者有4种，其人格行为在上述典型特征的基础上各有所偏。其中太宫之人"婉婉然"，平和柔顺；加宫之人"坎坎然"，喜乐快活；少宫之人"枢枢然"，处事圆转；左宫之人"兀兀然"，专心致志，不怕困难。

5."金形之人……其为人白色，方面，小头，小肩背，小腹，小手足；如骨发踵外，骨轻，身清廉，急心，静悍，善为吏；能秋冬不能春夏。"（《灵枢·阴阳二十五人》）

【读经感悟】

此言"金形之人"的体质形态及人格行为特征。金形人肤色白，方形脸，头及躯干四肢等身形皆偏小。其人能耐受秋冬，但不能适应春夏季节的气候变化，因此春夏易感病邪而发病。金形人清正廉洁，虽性情急躁但尚可自控，行动迅速，办事快捷，因此是为官之才。"骨发踵外，骨轻"，形容身无重负而行动快捷。禀手太阴金气全者为上商之人，具有上述金形人的典型特征，其行为"敦敦然"，但非上宫人"敦敦然"之敦厚，乃金性的坚韧刚毅。禀金气偏者有4种，其人格行为在上述典型特征的基础上各有所偏。其中钛商之人"廉廉然"，洁身自好；右商之人"脱脱然"，洒脱不拘；大商之人"监监然"，是非分明；少商之人"严严然"，严肃庄重。

6."水形之人……其为人黑色，面不平，大头，廉颐，小肩，大腹，动手足，发行摇身，下尻长，背延延然；不敬畏，善欺绐人，戮死；能秋冬不能春夏。"(《灵枢·阴阳二十五人》)

【读经感悟】

此言"水形之人"的体质形态及人格行为特征。水形人肤色发黑，颜面不平整而多皱纹，头颅大而下颌棱角分明，肩较窄但腹大。按其他各形人体质形态的描述内容，"动手足"疑为"小手足"之误；"下尻长，背延延然"，是指脊背至臀长，二者结合起来看，水形人身形应是躯干长而四肢短小。因为水形人不能适应春夏季节的气候变化，所以在这季节容易感邪而发病。其人走路摇摇晃晃，为人不恭不敬，也不知畏惧，一幅满不在乎的样子，善于欺诈，因其性恶，故没有好下场，常被杀戮而死，这是水形人的人格行为特征。禀足少阴水气全者为上羽之人，具有水形人的典型特征，"汗汗然"而人格卑下；禀水气偏者有4种，其人格行为在上述典型特征的基础上各有所偏。其中大羽之人"颊颊然"，洋洋自得；少羽之人"纤纤然"，性格内向，不直爽；众羽之人"洁洁然"，文静如水之清澈；桎羽之人"安安然"，安然少动，不像上羽之人那样"发行摇身"。

（三）勇怯之人

1."勇士者，目深以固，长衡直扬，三焦理横，其心端直，其肝大以坚，其胆满以傍，怒则气盛而胸张，肝举而胆横，眦裂而目扬，毛起而面苍。此勇士之由然也。"(《灵枢·论勇》)

2."怯士者，目大而不减，阴阳相失，其焦理纵，骭短而小，肝系缓，其胆不满而纵，肠胃挺，胁下空，虽方大怒，气不能满其胸，肝肺虽举，气衰复下，故不能久怒。此怯士之所由然也。"(《灵枢·论勇》)

【读经感悟】

以上2条经文言勇、怯二种不同气质之诊。通过对目、眉、肌肉纹理及肝胆在形体之外候的望诊，可察知人之气质之勇怯。

附

（一）十二经脉气终绝之象

"太阳之脉其终也，戴眼，反折瘛疭，其色白，绝汗乃出，出则死矣。少阳终者，耳聋，百节皆纵，目睘绝系，绝系一日半死，其死也，色先青白乃死。阳明终者，口目动作，善惊妄言，色黄，其上下经盛，不仁，则终矣。少阴终者，面黑，齿长而垢，腹胀闭，上下不通而终矣。太阴终者，腹胀闭不得息，善噫、善呕，呕则逆，逆则面赤，不逆则上下不通，不通则面黑、皮毛焦而终矣。厥阴终者，中热嗌干，善溺，心烦，甚则舌卷、卵上缩而终矣。此十二经之所败也。"（《素问·诊要经终论篇》）

【读经感悟】

此言三阴三阳十二经脉气终绝之象。十二经脉气终绝，简称"十二经终"，即经脉之气竭绝的严重病理状态。由于经脉之气内禀于五脏六腑，故经终的同时，脏腑之精气也随之亡竭，因而十二经终是病危濒死之候，预后凶险主死。十二经终的证候特点，一是表现为经脉之气循行分布部位的病变，即循经性特点；一是经脉所系脏腑之精气衰竭，气机逆乱的表现，即内脏病候。经气终绝，脏真衰败，本应见一派虚羸之候，但也有如"其上下之经盛而不行""腹胀闭塞，上下不通""腹胀闭不得息"等实象者，此乃"至虚有盛候"之故，临床对此应细辨真假，才能准确认定十二经终。正确掌握经终之候，可助临床判断疾病的预后，因为多是难以救治的死亡先兆，故医者应谨慎处置，以防不测。但也不能置之不理，而应积极稳妥、正确合理地调治，庶可图之，这才不失医者之仁德。按，此所论十二经终，与《灵枢·终始》所言多为重文，《灵枢·经脉》篇中还有"五阴气绝""六阳气绝"的记载，故宜互参之。

（二）五逆之象

1.　"诸病皆有逆顺……腹胀，身热，脉小（原为"大"，据《甲乙经》改），是一逆也；腹鸣而满，四肢清，泄，其脉大，是二逆也；衄而不止，脉大，是三逆也；咳而溲血脱形，其脉小劲，是四逆也；咳，脱形身热，脉小以疾，是谓五逆也。如是者，不过十五日而死矣。"（《灵枢·玉版》）

【读经感悟】

此言病有五逆之象。凡言病之逆，皆为病势深重预后不佳者。通过脉证合参，凡脉证相反者皆谓之"逆"。本条经文列举了五种情况而称之为"诸病之五逆"。其一，"腹胀，身热"而"脉小"者，邪盛而正已虚也；其二，"腹鸣而满，四肢清，泄"而"脉大"者，阴证而得阳脉也；其三，"衄而不止"而"脉大"者，血虚而气脱也；其四，"咳而溲血脱形"而"脉小动"者，正虚而邪仍盛也；其五，"咳，脱形身热"而"脉小以疾"者，脏气竭真脏脉见也。

2.　"其腹大胀，四末清，脱形，泄甚，是一逆也；腹胀便血，其脉大，时绝，是二逆也；咳，溲血，形肉脱，脉搏，是三逆也；呕血，胸满引背，脉小而疾，是四逆也；咳呕腹胀，且飧泄，其脉绝，是五逆也。如是者，不及一时而死矣。"（《灵枢·玉版》）

【读经感悟】

此言五逆之死证。其一逆为脾阳衰败之象，二逆为孤阳将脱之象，三逆为真脏脉见之象，四逆为真元大亏之象，五逆为脉气已绝之象。此五者皆为危重病候，预后凶险，故曰"不及一时而死矣"。

论治

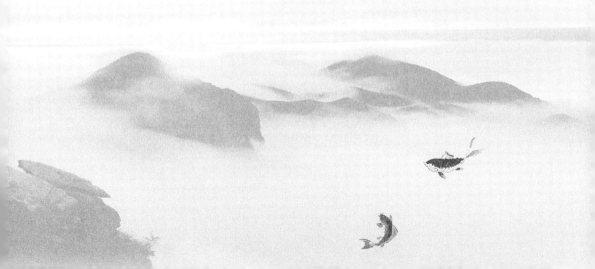

一、治疗原则

（一）治未病

1. "圣人不治已病治未病，不治已乱治未乱……夫病已成而后药之，乱已成而后治之，譬犹渴而穿井、斗而铸锥，不亦晚乎。"（《素问·四气调神大论篇》）

【读经感悟】

此言"治未病"为中医防治疾病的最高原则。"治未病"一语除出现在《素问·四气调神大论篇》外，还见于《素问·刺热》及《灵枢·逆顺》二篇中，与此相关的条文先后见于《内经》者20余处，因此"治未病"思想贯穿于《内经》的始末。对于"治未病"，一般多认为是指未病防病、预防为先，已病防变、防微杜渐两个方面。但《内经》"治未病"的思想是丰富的，其内涵也是多方面的。

首先，"治未病"最主要的含义就是预防疾病的发生。未病，病未生也；治，调理也。《素问·四气调神大论篇》所言"治未病"，是承接在讨论养生之道以后，并与"治未乱"并举，以采取措施治理国家在未动乱之前，比喻采取措施预防疾病在未发生之先。因而此处"不治已病治未病"，突出了中医学预防为主的思想，这无疑与我国当今卫生工作的方针是一致的。《内经》治这种"未病"的措施，在"正邪论"思想指导下，不外乎从培护正气、避其邪气两方面入手，这也是中医的养生之道。

但是，《内经》中涉及"治未病"最多的内容，还是已病早治。如《素问·刺热篇》曰："肝热病者左颊先赤，心热病者颜先赤，脾热病者鼻先赤，肺热病者右颊先赤，肾热病者颐先赤，病虽未发，见赤色者刺之，名曰治未病。"此处之"未病"，非指未生病，而是生病之初病势轻浅，或仅有先兆之时，即病未盛时。此时机体正气未衰、邪气未盛，若能早期诊断、早期治疗，当然病易除之。此乃"上工"之道，故《灵枢·官能》篇曰："上工……乃救其萌芽；下工守其已成，因败其形。"《内经》这种"治未病"的思想原则，也指导了当时各种疾病的临床治疗。如对外感病的治疗，《素问·阴阳应象大论篇》提出"邪风之至，疾如风雨，故善治者治皮毛，其次治肌肤，其次治筋脉，其次治六腑，其次治五脏。治五脏者，半死半生也"。而对脏腑内伤杂病，也应早期治疗于病邪未传之时，否则为逆。正如《素问·玉机真脏论篇》所云："五脏相通，移皆有次，五脏有病，则各传其所胜。不治，法三月若六月，若三日若六日，传五脏而当死，是顺传所胜之次。"告诫医者应早期治疗已病之脏，使其不致传于他脏，以免病势发展、病情恶化。《灵枢·玉版》篇曰："夫痈疽之生，脓血之成也，不从天下，不从地出，积微之所生也。故圣人自治于未有形也，愚者遭其已成也。"这是说对痈疽疮疡，也应治于其初生尚未成形之时，更不应延误至大脓已成之日。因"脓已成，十死一生，故圣人弗使已成"。当然，脓病未必都"十死一生"，但终究是错过了有利的治疗时机，故而称其为"愚者"。这种"治未病"，所治之"未病"是病已生而未盛，与前者治病未生之时防重于治的"治未病"相比较，虽已逊一筹，但仍不失为"上工"之举。故《灵枢·逆顺》曰："上工，刺其未生者也；其次，刺其未盛者也；其次，刺其已衰者也。下工，刺其方袭者也，与其形之盛者也，与其病之与脉相逆者也。……故曰：上工治未病，不治已病，此之谓也。"

病未生，先防之；病已生，早治之，其"治未病"之理易明。但临床上对某些反复发作性疾病，常见有人（包括医者和患者）只注重发作时的治疗，而忽略了病未发如常人时的治疗，这就是由于对《内经》"治未病"的另一个重要含义，即掌握治疗时机理解不够的缘故。《素问·刺疟篇》云"凡治疟，先发如食顷乃可以治，过之则失时也"，即指此而言。这是因为"疟之未发也，阴未并阳，阳未并阴，因而调之，真气得安，邪气乃亡，故工不能治其已发"（《素问·疟论》）。显然这里所说的"未病"，不是病未生，而是病未发。曾见张琪老先生临床治疗定期高热患者，一周仅用药三剂而愈，询之乃知于发热前一日服药。此即掌握用药时机，"不治已病治未病"也。本例并非疟疾，但定期发热之理与疟相似，故皆先其发时而治之。正如王冰所言："先其发时，真邪异居，波陇不起，故可治；过时则真邪相合，攻之则反伤真气。"

掌握治疗时机"治未病"的内容，还不止于此。《灵枢·逆顺》曰："方其盛也，勿敢毁伤，刺其已衰，事必大昌。故曰：上工治未病，不治已病，此之谓也。"这里明确提出了，抓住病邪已衰之时进行治疗，亦谓之"治未病"。从字面上看，将疾病的这一阶段称为"未病"，似乎于理不通，因为此时病势已由盛转衰，不仅不是"未病"，而是已病之末。况且病盛之时置之不理，消极等待已衰时治之，岂不贻误时机？因此对这段经文，不能只限于字面上的理解，应结合临床实际细心体会其真谛。临床上许多慢性疾病的发病，都具有时轻时重，时而缓解时而发作的特点。对这类疾病，人们自然而然地注重了发作和病重时的治疗，但缓解期或病轻时却往往被忽视。此处"治未病"，则是针对这种情况，告诫人们不要只知待病发或病盛之时治之，而更应该掌握好治疗时机，在疾病发作之后邪气已衰之时，也不应忽视治疗。此时因邪气已衰、正气渐复，故治之亦易，可以达到预防或减轻疾病再发的目的。所以此时的治疗对下一次发病来说，自然便成为"治未病"了，而且显得更加重要。譬如东北地区常见之慢性支气管炎咳喘病的冬病夏治，以及慢性泌尿系感染反复发作之劳淋的缓解期治疗等，所采用的扶正固本方法，都是抓住这一有利时机，"刺其已衰"治未病，以提高和巩固疗效。

关于"治未病"的含义，《难经·七十七难》说："所谓治未病者，见肝之病，则知肝当传之于脾，故先实其脾气，无令得受肝之邪，故曰治未病焉。"这是在《内经》"五脏相通""以胜相加"的整体观念指导下，对《素问·四气调神大论篇》"不治已病治未病"思想的进一步阐发。此"治未病"者，谓治未病之脏腑，非治未病之人，目的在于防止疾病的传变。这一"治未病"的思想对后世影响很大，不仅张仲景在《金匮要略》首条中重申，使之成为指导脏腑内伤杂病临床治疗的准则，而且也指导了外感热病的治疗。如叶天士《外感温热篇》云："若斑出热不解者，胃津亡也，主以甘寒……。或其人肾水素亏，虽未及下焦，先自傍徨矣，必验之于舌，如甘寒之中加入咸寒，务在先安未受邪之地，恐其陷入易易耳。"

《金匮要略·脏腑经络先后病脉证》篇，具体阐述了"肝病实脾"治未病之法，曰："夫肝之病，补用酸，助用焦苦，益用甘味之药调之。酸入肝，焦苦入心，甘入脾，脾能伤肾，肾气微弱则水不行，水不行则心火气盛，则伤肺，肺被伤则金气不行，金气不行则肝气盛，则肝自愈，此治肝补脾之要妙也。"可见仲景运用此法，不仅在于防止肝病传脾，而且还进一步通过治未病之脏以达愈已病之脏的目的。这是在《内经》"亢则害，承乃制"理论指导下，"治未病"思想在疾病治法方面的发挥。正如高士宗所说："实脾专为制水，使火盛金衰，肝不受制，则肝病自愈。其理甚精微，故曰此治肝补脾之要妙也。"这种"治未病"法则的运用，在《内经》中早有体现。如《灵枢·热病》论五脏热病治法曰："热病……取之皮，……索皮于肺，不得，索之火，火者心也。"肺热病本应治肺，但治肺不效，可从未病之心入手，因肺为金，心为火，火胜金故也。故心热病"索脉于心，不得，索之水，水者肾也"；脾热病"索肉于脾，不得，索之木，木者肝也"；肝热病"索筋于肝，不得，索之金，金者肺也"；肾热病"索骨于肾，不得，索之土，土者脾也。"方药中先生称此治法为"发于机先"，并视之为中医临床辨证论治的重要内容，因此纳为"辨证论治七步"之一。后来方老虽简化"七步"为"五步"，但对此步却更加以强调，径直称为"治未病"。方老临床经常使用这种方法治疗一些疑难重症。如曾治一肝囊肿并疑诊肝癌的发热患者，中医辨证肝阴虚，但用一贯煎加味治之不效，方老宗"索筋于肝，不得，索之金，金者肺也"之旨，思之肝虚之体"其不及，则己所不胜侮而乘之，己所胜轻而侮之"（《素问·五运行大论篇》），故先用竹叶石膏汤清泻肺胃之热，以消除对肝的不利影响，果然投之即效。

综上所述，可见"治未病"的含义虽然很广，但约之不外乎是针对病未生和病已生两方面。未病防病，已病防变，虽然是"治未病"的重要内容，但对疾病而言，早期诊断，早期治疗；治其未盛，治其已衰；冬病夏治，先其发时；五脏制胜，发于机先等，也都是《内经》"治未病"思想的体现。这些在临床上有重要指导意义的治疗原则，应深入理解，更好地继承和发扬。

2. "邪风之至，疾如风雨。故善治者治皮毛，其次治肌肤，其次治筋脉，其次治六腑，其次治五脏。治五脏者，半死半生也。"（《素问·阴阳应象大论篇》）

3. "夫病之始生也，极微极精，必先入结于皮肤。今良工皆称曰：病成名曰逆，则针石不能治，良药不能及也。"（《素问·汤液醪醴论篇》）

【读经感悟】

以上2条经文言已病防变。治未病不仅是未病防病，也包含已病防变的内涵。疾病发生后，其发展变化皆有由浅入深、由轻到重的规律，因此对于疾病应不失时机地尽早诊治，治之于病邪中人轻浅、病情轻微之时。

（二）治病求本

1. "阴阳者……治病必求其本。"（《素问·阴阳应象大论篇》）

【读经感悟】

此言阴阳为治病必求之本。阴阳为天地之道、万物之纲纪，人也不离阴阳之道。《素问·生气通天论篇》曰："生之本，本于阴阳。"人的生命本是一阴阳协调的有机统一整体，阴阳协调则健康无病，阴阳失调则病由之生，故治病即是将人体处于失调状态下的阴阳复归为阴阳协调。因此治病首要一点就是"谨察阴阳所在而调之，以平为期"（《素问·至真要大论篇》）。

2. "谨守病机，各司其属，有者求之，无者求之，盛者责之，虚者责之，必先五胜，疏其血气，令其调达，而致和平。"（《素问·至真要大论篇》）

【读经感悟】

此言治病求本之法，强调了辨证论治的重要性。中医的临床特点就是辨证论治，辨证的过程就是治病求本的过程，故辨证亦为治病求本之法。辨证是从分析病机入手，以确定其病位之五脏所属、病性之寒热虚实，即所谓"谨守病机，各司其属"；还应进一步探究五脏虚实寒热之因，即所谓"有者求之，无者求之，盛者责之，虚者责之"。因五脏之气相通，病也可相互移易，依五行亢害承制之理，再进一步分析这些临床症状是由本脏所生亦或它脏偏并而致，"必伏其所主，而先其所因"（《素问·至真要大论篇》），以求其病之本原，即所谓"必先五胜"。然后在此辨证求本的基础上，有的放矢地进行治疗，才能收到阴阳调和、气血复归于平的疗效，即所谓"疏其血气，令其调达，而致和平"。

3. "治寒以热，治热以寒"，"有病热者寒之而热，有病寒者热之而寒"，"诸

寒之而热者取之阴，热之而寒者取之阳，所谓求其属也"，"服寒而反热，服热而反寒……是以反也"。(《素问·至真要大论篇》)

【读经感悟】

此言求病寒热之本。寒热是临床常见症状，但有虚实真假之别。阳盛则热、阴盛则寒，为寒热之实者；阴虚则热、阳虚则寒，为寒热之虚者；此外还有真寒假热、真热假寒者。因此临床对寒热必须要通过辨证以求其本，才能指导正确治疗。本于阳盛、阴盛者，临床应"治寒以热，治热以寒"。若以寒治热、以热治寒而寒热不解者，是因未明其寒热之本也。此或本于阴虚而应养其阴，或本于阳虚而应扶其阳。若因阴盛格阳真寒假热，或阳盛格阴真热假寒，只看表面现象而未求其本，误用寒热治法不仅"服寒而反热，服热而反寒"，更有耗竭人体阴阳之弊以至夺命之危。所以本条强调对寒热一定要"求其属也"。

4. "从内之外者调其内，从外之内者治其外；从内之外而盛于外者，先调其内而后治其外；从外之内而盛于内者，先治其外而反调其内；中外不相及，则治主病。"(《素问·至真要大论篇》)

【读经感悟】

此言求病内外之本。病有内外，治有先后，先病为本，治当以求之。根据病发内外之先后，有"从内之外者"及"从外之内者"，还有"中外不相及者"。本条经文阐述在比较复杂的疾病治疗时，面对原发与继发的求本问题。"从内之外者"，为病之原发于内而继发于外，治病求本当"调其内"；"从外之内者"，为病之原发于外而影响于内，治病求本当"治其外"。对于"从内之外而盛于外者"，不仅治病求本"先调其内"，还应在此基础上视其"盛于外"而治之。同理，对于"从外之内而盛于内者"，也是"先治其外而反调其内"。但是，对于内外皆独立为病而无关联者，则无治之先后，而应抓住主要病证进行治疗。

（三）标本缓急

1. "病为本，工为标，标本不得，邪气不服。"(《素问·汤液醪醴论篇》)

【读经感悟】

此言医者与病人之间的标本关系。标本，本义是指树木本末的不同部位，其标为末梢，本为之根。《内经》中已将标本的本义引申，用以说明事物对立双方的主从关系。其具体内容很多，若以发病学中的正邪关系而言，则正气为本，邪气为标，此即"正气存内，邪不可干"，"邪之所凑，其气必虚"；如从疾病的角度分析病因与证候，则病因为本，证候为标，故"治病必求其本"而"审因论治"；若论病之先后传变，则先病为本，后病为标。此外，还有"六气标本""十二经标本"等。本条经文"病为本，工为标"之标本则另有所指。病者，患也；工者，医也。明确指出疾病诊治过程中疗效与医患两方面因素的关系，不仅强调了患者的机能状态和精神状态是决定疾病转归预后的关键因素，而且也指出了医患两方面若不能密切配合、相辅相成，就不可能达到祛除病邪、病体康复的目的，故得出结论曰"病为本，工为标，标本不得，邪气不服"。

医生和患者是诊治疾病过程中既对立而又统一的矛盾双方。医患双方皆存在影响疗效的因素。首先在医生方面，医生是对病人进行诊治的，因此对病体来说这方面的因素属于外在因素，主要包括医生辨证施治的本领及调神之功。若医术不精，不能得病之本，治疗措施与病情不相应，不但不能疗疾愈病，反贻误病情，甚或危及生命，此庸医之害人也。医生不是只治疗孤立的疾病，而是治疗发生于病人身上的疾病，因此不能只见病而不见人。若不能调节病人的精神情绪，调动不了病人的主观能动性，各种治疗措施也不能很好地发挥作用，必将影响疗效，此亦医之过也。正如《素问·疏五过论篇》所说："医不能严，不能动神，外为柔弱，乱至失常，病不能移，则医事不行，此治之四过也。"

患者是处于阴阳失调病理状态下的生命体，因此其本身存在的各种影响疗效的因素皆属内因。唯物辩证法认为："外因是变化的条件，内因是变化的根据，外因必须通过内因而起作用。"（《实践论》）因此，在机体由阴阳失调重新回归到阴阳协调的变化中，患者方面的因素起决定性作用，此即"病为本"之义。这方面的因素，主要包括病体的机能状态及患者的精神情绪。若病体已至"形弊血尽""精坏神去，荣卫不可复收"的地步，即使扁鹊再世也难以起死回生，故《素问·汤液醪醴论篇》曰："针石，道也……精气弛坏，荣泣卫除，故神去之而病不愈也。"因此告诫人们要治疾病于始生之时，以免"病成名曰逆，则针石不能治，良药不能及也"。患者的精神状态、不良情绪，不仅可成为七情病因致病，同时也直接影响着疾病的治疗和疗效的发挥。中医学这一基本观点，当今已被心身医学全面接受。此外，在治疗活动中，患者的信仰和自我暗示，也在某种程度上影响着治疗的效果。如本条经文前所举"今良工皆得其法，守其数，亲戚兄弟远近音声日闻于耳，五色日见于目，而病不愈者"之例，此既非医之术不精、道不明，也非病治之晚而"形弊血尽"，实乃病者缺乏信仰，消极暗示所致。故《素问·五脏别论篇》提出"三不治"，即："拘于鬼神者，不可与言至德；恶于针石者，不可与言至巧；病不许治者，病必不治，治之无功矣"。但并不是说对这些人就放弃治疗，而更应当通过医者精湛的医术、高尚的医德医风，树立患者对医生的信仰，变不良暗示为积极诱导，以提高临床疗效。再辅以恰当的说理开导，这些人的偏执是会改变的。正如《灵枢·师传》所说："人之情，莫不恶死而乐生，告之以其败，语之以其善，导之以其所便，开之以其所苦，虽有无道之人，恶有不听者乎？"只有做到医患二者之间全面地、真正地密切配合，才能"标本已得，邪气乃服"（《素问·移精变气论篇》）。

"病为本，工为标"的基本观点，在中医学中有着坚实的理论基础和丰富的实践经验。中医学认为，疾病就是机体在致病因素作用下产生的阴阳失调的病理状态。机体自身有着卫外抗邪、协调阴阳的自稳调节能力（正气），这种能力是在"心神"主导之下以气血为基础的脏腑机能活动表现，故又称为"神气"。只有当这种能力遭到破坏或低下时，才会造成机体阴阳失调而发病，而一切治疗手段，也只有通过这种能力才能发挥其扶正祛邪、协调阴阳的治疗作用。正如张介宾所说："凡治病之道，攻邪在乎针药，行药在乎神气，故治施于外，则神应于中，使之升则升，使之降则降，是其神之可使也。若以药剂治其内，而脏气不应；针艾治其外，而经气不应，此其神气已去，而无可使矣。虽竭力治之，终成虚废已尔，是即所谓不使也。"（《类经·论治类》）医者所运用的"针石毒药"等一切治疗手段，都是疾病治疗的"外在条件"（外因）；而病体本身的自稳调节能力则是"内在根据"（内因），外因必须通过内因才能发挥作用。"形弊血尽而功不立者"，就是"精坏神去"而"神不使也"之故。

这种内因的作用，也充分地说明了在治疗过程中调动病人主观能动性的重要意义。影响病体"神气"在治疗中发挥主导作用的因素很多，由于情志活动和"心神"的关系尤为密切，故精神因素是很重要的。"七情"理论认为，积极的情绪可使脏腑气机畅达、荣卫通利，有助于疾病的治疗和机体的康复；而消极的情绪则使脏腑气机阻滞、营卫不利，有碍于疾病的治疗和机体的康复。情绪和社会-心理因素密切相关，所以社会-心理因素对疾病的治疗有着非常重要的影响，正如《医宗必读》所说："境缘不偶，营求未遂，深情牵挂，良药难医。"因此临床治疗时，充分重视患者的精神状态以及周围环境对其情绪的影响，加强情志调养，进行积极的心理治疗，使之摆脱消极情绪，激发积极情绪，调动患者自身抗邪向愈的主观能动作用，也是"标本相得"的重要内容。

深悟"病为本，工为标"的真谛，对指导临床、提高疗效有着重要的意义，笔者在实践中深得其益。如曾治一慢性胆囊炎胁痛（肝阴虚）患者，前医拟诊为"乙肝"，并嘱其注意隔离以免传染家人，因其精神负担过重，虽服一贯煎加味多剂不效。余诊之，经详细检查排除肝炎，并告其病由以解除顾虑，使"标本相得"，仍宗前法拟方，投之即效。又如治一梅核气女患者，辨之为半夏厚朴汤证，但投此方数剂不效，并增胸膈满闷、恶心纳呆等症。药证相符何而不效？因望之精神抑郁，询家人知其与夫生气而致。此因不除，标本不得，邪焉能服？余茅塞顿开，乃师前贤之法，"告之以其败"（《灵枢·师传》），"庄言以振惊之，危言以悚惧之"（《儒门事亲》），并劝其夫以好言慰之，使其神应气行，仍服本方四剂而愈。又治一七旬老翁，肺结核、陈旧性胸膜炎病史，近日因频频咳血，家人惊慌，本人恐惧，药而不效，终至卧床不起，由其子女用车推送，搀扶至诊室。余辨为肺阴虚络伤，疏方百合固金汤加白芨，并针对患者恐惧心理，耐心进行疏导解释，使其家属及本人顾虑消失，信心大增，诊后即能步出诊室，三剂后咳愈血止。其女告之，初诊后药未服病已减大半，自觉身轻神爽，服药后效如鼓应桴，已出门与棋友对弈。此功非余之所能，乃病家自身神气之所使也。医者只不过调动得法而已，否则纵然药证相合而神气不应，也仍将"标本不得，邪气不服"。对某些由于精神因素所致之病症，也可通过"移精变气"（《素问·移精变气论篇》）调神之法，不药而愈。如曾治一"考场紧张综合征"患者，一入考场便心悸、气短、眩晕、汗出、肢麻、手颤，服用若干中西药物不效。此乃"神思间病"，心病还需心药医，非一般药物所能疗。余据其病因，宗其信仰，特装璜数粒糖丸，诈称神效丹药珍重予之，嘱不可轻易服用，进入考场吞服一粒便可放心应试，果然糖丸变成了"镇心丸"而获奇效。此例显然不是余所用"药"之效，而是通过"术"，暗示患者将注意力集中在"药"的"神效"上，结果神行则气行，气机条达，五脏调和，魂魄安定，使已形成的紧张情绪得以松弛，诸症皆除，实乃机体自调之功。正所谓"病为本，工为标"，"标本已得，邪气乃服"。

2."夫阴阳逆从，标本之为道也。小而大，言一而知百病害；少而多，浅而博，可以言一而知百也；以浅而知深，察近而知远。言标与本，易而勿及，治反为逆，治得为从"；"知标本者，万举万当；不知标本，是谓妄行。"（《素问·标本病传论篇》）

【读经感悟】

此言标本之道的重要性。知标本之道，即明阴阳逆从之理，故可执简就繁，触类旁通，"言一而知百"，"以浅而知深"，"察近而知远"。但标本之道言之易，而真正掌握并运用于临床，却不是一件容易的事。若不知标本，治之相反为逆，"是谓妄行"；识其标本，治之得宜为从，故曰"万举万当"。

3."先病而后逆者，治其本；先逆而后病者，治其本；先寒而后生病者，治其本；先病而后生寒者，治其本；先热而后生病者，治其本；……先病而后泄者，治其本；先泄而后生他病者，治其本，必且调之，乃治其他病。"（《素问·标本病传论篇》）

4."先热而后生中满者，治其标；……先病而后生中满者，治其标；……小大不利治其标。"（《素问·标本病传论篇》）

5."病发而有余，本而标之，先治其本后治其标；病发而不足，标而本之，先治其标后治其本。谨察间甚，以意调之，间者并行，甚者独行。"（《素问·标本病传论篇》）

【读经感悟】

以上3条经文皆言病之标本缓急，治有标本先后。病有先后，先病为本、后病为标，治病求病，故临床应"治其本，必且调之，乃治其他病"。但病之标本又有缓急之别，对于标急者，则应变通而"急则治其标"，如"中满""小大不利"等皆为标急之症，当先治之。此因中满者胃气壅滞，不先导之则药食之气不行；大小便不利者，不先通之则闭门留寇邪无出处。"病发有余者"，如本脏邪气盛而乘所不胜为"本而标之"，故当"先治其本后治其标"；"病发不足者"，如本脏正气虚而所不胜轻而侮之为"标而本之"，故当"先治其标后治其本"。对于标本并重者应标本兼治，即所谓"间者并行"，但也应视病之标本轻重而权衡之，故曰"谨察间甚，以意调之"。

（四）正治反治

1. "逆者正治，从者反治，从少从多，观其事也""微者逆之，甚者从之。"（《素问·至真要大论篇》）

【读经感悟】

此言正治反治的概念及应用原则。正治，是通常的治法，因逆其临床症状而治，故又称为"逆治"；反治，是不同于通常的治法，因从其临床症状而治，故又称"从治"。一般来说，病与症相符者，多为病情单纯而不重者，运用逆其症而治的正治法；病与症不符者，多为病情复杂而较重者，运用从其症而治的反治法，即所谓"微者逆之，甚者从之"。但反治法在临床还应根据病情变化来运用，故曰"从多从少，观其事也"。

2. "热因寒用，寒因热用；塞因塞用，通因通用；必伏其所主而先其所因。其始则同，其终则异，可使破积，可使溃坚，可使气和，可使必已。"（《素问·至真要大论篇》）

【读经感悟】

此言正治反治的具体运用。"热因寒用，寒因热用"，是正治法的临床具体运用举例。寒证用热药、热证用寒药，为运用于阴寒证与阳热证的正治法；若阴盛格阳、真寒假热者，或阳盛格阴、真热假寒者，治之则需"热因热用，寒因寒用"的反治法。"塞因塞用，通因通用"，是反治法的临床具体运用举例。如气虚便秘塞而不通者，运用补气法治之，即为"塞因塞用"；大肠湿热而利下不止者，运用清利湿热法治之，即为"通因通用"。正治反治的运用，必须要通过辨证以"先其所因"，这样才能求得其本治之而"伏其所主"。有些病症诊之初貌似相同，但通过辨证后却真假有别，大相径庭，所以在临床治疗时应认真审证求因，以正确运用正治、反治之法，这样才能"可使破积，可使溃坚，可使气和，可使必已"而获得疗效。

（五）三因制宜

1. "必先岁气，无伐天和。无盛盛，无虚虚，而遗人夭殃；无攻邪，无失正，绝人长命。"（《素问·五常政大论篇》）

2. "用温远温，用热远热，用凉远凉，用寒远寒，食同其法。有假反常，反是者病，所谓时也。"（《素问·六元正纪大论篇》）

【读经感悟】

以上2条经文言因时制宜。人与天地相应，气候变化对人的发病有很大影响。《素问》"运气七篇大论"中，皆言岁之运气变化致气候变化而影响疾病的发生，故疾病的治疗也应随岁之运气变化而改变，强调了"因时制宜"的治病原则。"必先岁气，无伐天和"就是对这一原则简要而精炼的概括。"岁气"，指当年运气而致气候的变化；"天和"，指人与天之气候变化相应。这句话强调的就是在诊治疾病时，一定要先了解当时的气候变化，在治疗时要因时制宜，如"用温远温，用热远热，用凉远凉，用寒远寒"等，以免犯"虚虚、实实"之戒，而"遗人夭殃"。虽然根据具体病情有时也会出现"热因热用，寒因寒用"等"有假反常"的特殊情况，但"因时制宜"的原则一般是不应违反的，故曰"反是者病，所谓时也"。

3. "一病而治各不同……地势使然也……故圣人杂合以治，各得其所宜，故治所以异而病皆愈者，得病之情，知治之大体也。"（《素问·异法方宜论篇》）

4. "东方之域，天地之所始生也，鱼盐之地，海滨傍水……其病皆为痈疡，其治宜砭石""西方者，金玉之域，沙石之处，天地之所收引也，其民陵居而多风，水土刚强……其病生于内，其治宜毒药""北方者，天地所闭藏之域也，其地高陵居，风寒冰冽，其民乐野处而乳食，脏寒生满病，其治宜灸焫""南方者，天地所长养，阳之所登处也，其地下，水土弱，雾露之所聚也……其病挛痹，其治宜微针""中央者，其地平以湿……其民食杂而不劳，故其病多痿厥寒热，其治宜导引按跷。"（《素问·异法方宜论篇》）

【读经感悟】

以上2条经文言因地制宜。此将当时中华大地划分为东南中西北五方，阐述了地域方位与体质及发病特点，指出由于五方水土刚柔燥湿不同，寒热阴阳盛衰有别，所以其民体质不同，其发病特点各异，治法也随之而相应变化，强调了"因地制宜"的治疗原则。

5. "胃厚色黑、大骨及肥者，皆胜毒；故其瘦而薄胃者，皆不胜毒也"（《灵枢·论痛》）；"能毒者以厚药，不胜毒者以薄药"（《素问·五常政大论篇》）。

6. "形乐志苦，病生于脉，治之以灸刺；形乐志乐，病生于肉，治之以针石；形苦志乐，病生于筋，治之以熨引；形苦志苦，病生于咽嗌（《甲乙经》作"困竭"），治之以甘药；形志数惊恐，经络不通，病生于不仁，治之以按摩醪药。"（《素问·血气形志篇》）

【读经感悟】

以上2条经文言因人制宜。因人制宜，就是强调在疾病治疗时，要根据病人的体质及精神状态等因素来确定相应的治法、剂量等。如人的体质强弱、肥瘦不同，对药物的耐受性、敏感性也不同，治疗时对体质差的病人应适当选用药性缓和的药物，用药剂量也比常人要少，以固护患者之正气免受戕伐。病人的精神因素影响疾病的发生与发展变化，因此治法也应随之而调整。如"形乐志苦"者，身虽安逸但心有所苦，郁而不疏则多病脉气不畅，故治宜灸刺以疏通经脉；而"形苦志乐"者，心无所苦但身过劳役，过劳伤筋则多病在筋，故治宜熨引以温养筋肉。

二、治疗大法

（一）协调阴阳

1. "审其阴阳，以别柔刚，阳病治阴，阴病治阳。"（《素问·阴阳应象大论篇》）

2."谨察阴阳所在而调之，以平为期，正者正治，反者反治。"（《素问·至真要大论篇》）

【读经感悟】

以上2条经文言协调阴阳为治疗大法。阴阳失调为病之本，故协调阴阳为治之要。谨察阴阳失调之所在，若阳盛因阴虚而致或阳虚因阴盛而致者，则"阳病治阴"以治其本；同理，病在阴而其本在阳，则"阴病治阳"，以协调阴阳"以平为期"。通常情况下，阳胜则热而治之以寒，阴胜则寒而治之以热，谓之"正者正治"；但在特殊情况下病与症相反，如阴盛格阳或阳盛格阴，则需运用"热因热用"或"寒因寒用"的反治法，此谓之"反者反治"。

3."诸寒之而热者取之阴，热之而寒者取之阳，所谓求其属也。"（《素问·阴阳应象大论篇》）

【读经感悟】

此言调阴阳而治虚寒虚热之法。因阴虚而阳气偏盛发热者，用"以寒治热"法不能退其热，需运用"壮水之主以制阳光"的养阴清热法方可奏效，此即为"诸寒之而热者取之阴"之义；同理，若"热之而寒者"，应用"益火之源以消阴翳"的温阳祛寒法方可奏效。这种调阴阳治法的运用，关键在于"谨察阴阳所在而调之"，治病求本即"所谓求其属也"。

（二）发表攻里

1."其在皮者，汗而发之""其实者，散而泻之。"（《素问·阴阳应象大论篇》）

2."坚者削之，客者除之""结者散之，留者攻之。"（《素问·至真要大论篇》）

【读经感悟】

以上2条经文言发表、攻里法的临床应用。发表，即通过发汗而祛除病邪的治法，此即后世治病"八法"中之"汗法"，应用于病邪尚未入深而在皮表者，即所谓"其在皮者，汗而发之"，故此法又称为"解表法"。攻里，即通过泻下、逐瘀、散结等攻逐病邪的治法，应用于病邪客留于内而邪气盛者，即所谓"其实者，散而泻之""客者除之""留者攻之"。如"坚者削之"，对于内有实邪结聚者，运用软坚消积之法以削其坚；又如"结者散之"，运用破气散结之法以散其结，皆属于攻里之类。

（三）上下升降

1. "其高者，因而越之；其下者，引而竭之；中满者，泻之于内。"（《素问·阴阳应象大论篇》）

【读经感悟】

此言越上引下之吐法、下法的临床应用。本条经文是将病邪在里者分为上中下三个部位，分别予以不同的治法。对于病在膈上位高者，因势利导涌吐之以驱除其邪，故曰"其高者，因而越之"。越，《尔雅》释之"扬也"。对于病在下邪据下焦，如大便不通或小便不利而正气未虚者，因势利导峻泻或逐水以荡涤其邪，故曰"其在下者，引而竭之"。竭，彻底清除也。对于病在中焦邪气壅滞而腹满者，则"实者泻之"，可用消导之法"泻之于内"。

2. "上者下之""高者抑之，下者举之。"（《素问·至真要大论篇》）

【读经感悟】

此言降逆法及升提法的临床应用。"上者"，指气逆于上，对此应运用降逆法以"下之"，如《太平惠民和剂局方》"苏子降气汤"，治肺气上逆喘息之类；"下者"，指气陷于下，对此应运用升提法以"举之"，如《医学衷中参西录》"升陷汤"，治胸中大气陷下，气短不足以息之类。此"高者抑之"之"高者"对仗"下者"，义同气逆于上之"上者"；"抑之"，制其上逆之气，也即"降逆"之谓，故"高者抑之"义同"上者下之"。

（四）寒热温清

1. "寒者热之，热者寒之，微者逆之，甚者从之。"（《素问·至真要大论篇》）

2. "治热以寒，温而行之；治寒以热，凉而行之；治温以清，冷而行之；治清以温，热而行之。"（《素问·五常政大论篇》）

【读经感悟】

以上2条经文言祛寒、清热法的临床应用。"寒者热之"即"治寒以热"；"热者寒之"即"治热以寒"。温为热之渐、凉为寒之渐，故温与热、凉与寒皆为同性而逊之。"治温以清""治清以温"，是指寒热不甚之病证，治疗时所用之寒热之法也相应减轻力度，如将大寒之剂变为清凉之剂，大热之剂变为性温之剂等。这是祛寒、清热之法临床应用的一般情况，属于"逆者正治"。但在病情复杂、病势严重，如真寒假热或真热假寒时，则在"治病求本"原则指导下，应用"热因热用"或"寒因寒用"的"从者反治"，故曰"微者逆之，甚者从之"。

此外，在寒热病证用药治疗时，其服药的方法也需注意。对于病大热或大寒者，逆之而服用大寒或大热之剂，可因格拒而不受之，故应寒药温服或热药凉服以免格拒，即所谓"治热以寒，温而行之；治寒以热，凉而行之"。此亦服药之反治法。

（五）虚实补泻

1. "盛则泻之，虚者补之""有余折之，不足补之""劳者温之，结者散之，留者攻之……损者益之。"（《素问·至真要大论篇》）

2. "形不足者，温之以气；精不足者，补之以味。"（《素问·阴阳应象大论篇》）

【读经感悟】

以上2条经文言补法、泻法的临床应用。邪气盛则实，实者邪气盛而有余也，故应运用泻法以折其有余；精气夺则虚，虚者正气损而不足也，故应运用补法以益其不足。泻法，是针对邪气盛于内而运用各种祛邪治法的统称，包括泻下、逐水、散结、攻里等诸法。补法，是针对正气虚于内而运用各种扶正治法的统称，包括补气、补血、补阴、补阳等诸法。对于形劳伤气而不足者，应温补其气；对于阴精受损而不足者，应以味厚之品补之。

（六）其他治法

"燥者濡之，急者缓之，散者收之……逸者行之，惊者平之。"（《素问·至真要大论篇》）

【读经感悟】

此言润燥法、缓急法、收涩法、行气活血法及治惊法的临床应用。

"燥者"，是指机体失去津液濡润，外者皮毛孔窍、内者五脏六腑出现的干燥症状。对此应运用养阴润燥法以治之，故曰"燥者润之"。

"急者"，是指筋脉拘急而致痉挛等症状，对此当以缓急之法治之，故曰"急者缓之"。如《伤寒论》"芍药甘草汤"缓急止痛治脚挛急等。

"散者"，是指人身气、血、津、液或精、神等散失于外的病证，对此应运用收敛之法以收之，故曰"散者收之"。如气脱者用固气法、自汗者用敛汗法、出血者用止血法、失精者用涩精法、神不守舍者用守神法等，皆为"散者收之"之义。

"逸者"，是指气血郁滞不行的病证，对此应治以行气活血，故曰"逸者行之"。

"惊者"，是指突然受惊吓而致气机逆乱的病证，应运用镇惊之法以平定之，故曰"惊者平之"。张子和在《儒门事亲》中载一惊恐症的治验例，将"惊者平之"之"平"，引申为"平者，常也"，总结其运用"惊者平之"治疗惊恐症的经验为"惟习可以治惊……使习见习闻则不惊矣"，成为经典的"习以治惊法"，即现代心理治疗中所称之"系统脱敏法"。

三、药物治疗

（一）药物性能

1．"调气之方，必别阴阳……寒热温凉，衰之以属。"（《素问·至真要大论篇》）

【读经感悟】

此言药物之"四气"。寒、热、温、凉，即药物之"四气"，其温热为阳而寒凉为阴。临床用之必先辨病之阴阳寒热，"各司其属"，才能使邪气"衰之"。

2."五味阴阳之用……辛甘发散为阳，酸苦涌泄为阴，咸味涌泄为阴，淡味渗泄为阳。六者，或收、或散、或缓、或急、或燥、或润、或软、或坚，以所利而行之，调其气使其平也。"（《素问·至真要大论篇》）

【读经感悟】

此言药物之"五味"。酸、苦、甘、辛、咸，即药物之"五味"，其"辛甘发散为阳，酸苦涌泄为阴"，咸味也具有涌泄的作用，故也为阴。本条在五味之外又加一"淡"味，淡与咸相对，一阳一阴，咸主涌泄而淡主渗泄。此六者在临床各有所用，辛主散、酸主收、甘主缓、苦主坚、咸主软、淡主渗。急，拘急、收引之谓，酸主收，故也主急。此外，苦能燥湿，咸能润下，故六者囊括了收、散、缓、急、燥、润、软、坚等八方面的功用，临床应"以所利而行之"，这样才能"调其气使其平也"。

3."味厚则泄，薄则通；气薄则发泄，厚则发热。"（《素问·阴阳应象大论篇》）

【读经感悟】

此言药物气味之厚薄。此厚薄，是指气味的浓郁或清淡。气味之厚薄，所发挥的作用不同，气薄者善于发泄，气厚者长于温补，"形不足者温之以气"即指气厚者而言；味薄者善于通利，味厚者长于泄下，如淡主渗、咸能下。但味厚者又长于滋补，"精不足者补之以味"，即指此而言。

4."夫五味入胃，各归其所喜，故酸先入肝，苦先入心，甘先入脾，辛先入肺，咸先入肾。久而增气，物化之常也；气增而久，夭之由也。"（《素问·至真要大论篇》）

【读经感悟】

此言药物之"归经"。按五行归类同气相求之理，五味各有所入。此也即《素问·宣明五气论篇》所言："酸入肝、辛入肺、苦入心、咸入肾、甘入脾，是谓五入。"合理地调摄五入，既可纠脏气之偏，还可补脏气之不足；但若调配不当，则可造成脏气盛衰之偏而病由之以生。

（二）方药配伍

1."方制君臣何谓……主病之谓君，佐君之谓臣，应臣之谓使。非上下三品

之谓也。"(《素问·至真要大论篇》)

【读经感悟】

此言君臣佐使之制方原则。制方，即是将药物按君臣佐使配伍原则组合成方剂。其中君药，是针对病情起主要作用者，故曰"主病之谓君"；臣药，是辅佐加强君药功效的药物，故曰"佐君之谓臣"；"应臣之谓使"，按字面解，使药为应臣之召共同辅佐君药者。本句所言虽无佐药，仅有君、臣、使三者，与《神农本草经》之上、中、下"三品"相别，但它句中所述制方却有佐药出现，因此可确定《内经》制方遵循"君臣佐使"之原则。其实《神农本草经》已提及"药有君臣佐使，以相宣撮合和"，后世李东垣阐发曰："主病之谓君，兼见何病则以佐使药分别之，此制方之要也。""佐"，《广雅》释之"助也"，所以佐药具有助臣共同辅佐君药的作用，可见"佐君之谓臣"的内涵已包括佐药在内。而李东垣"兼见何病则以佐使药分别之"之语，又明确了佐药在制方中还具有针对兼证的作用。经曰"反佐以取之……反从其病也"，方中反治之药或制约君药毒性之品也当为佐药。"使"，《说文》释之"令也"，有役使、信使之义，所以使药除"应臣"外，还具有引经和调和诸药的作用。

2. "君一臣二，制之小也；君一臣三佐五，制之中也；君一臣三佐九，制之大也"，"所治为主，适大小为制也。"(《素问·至真要大论篇》)

3. "治有缓急，方有大小"，"大则数少，小则数多，多则九之，少则二之。"(《素问·至真要大论篇》)

【读经感悟】

以上2条经文言制方之大小及应用。方剂之配伍，有大、小、缓、急、奇、偶、复"七方"之别，本条所言是"七方"中之大方、小方。方之大小，一是指药味之多少，如"君一臣二"仅3味药，为"制之小也"；"君一臣三佐九"药味多达13味，为"制之大也"；而"君一臣三佐五"9味药，为"制之中也"。另外，方之大小也指药力之大小，即使药味少而药力强者也为大方，此即"大则数少，小则数多"之义。方之大小应视病情而定，病急者宜大方，病缓者宜小方，故曰"病有缓急，方有大小"，《素问·五常政大论篇》又曰"病有久新，方有大小"。总之应根据具体情况来确定组方之大小，即所谓"所治为主，适大小为制也"。

4. "君一臣二，奇之制也；君二臣四，偶之制也；君二臣三，奇之制也；君二臣六，偶之制也。故曰近者奇之，远者偶之；汗者不以奇，下者不以偶。补上治上制以缓，补下治下制以急。急则气味厚，缓则气味薄。适其治所，此之谓也。"（《素问·至真要大论篇》）

【读经感悟】

此言制方之奇偶、缓急及应用。制方之奇偶，一般是以药味数之奇偶而定，奇数者为奇方，偶数者为偶方。但本条经文所言偶方皆有二味君药，寓有两个单方复合之义。故可认为，奇方是由单数药味组成，多为一味君药，如"君一臣二，奇之制也"。但奇方也有二味君药者，如"君二臣三，奇之制也"，此为奇方之大者也。同理，偶方也有大小之不同，如"君二臣四"为偶之小，"君二臣六"为偶之大。关于奇方、偶方之应用，经曰"近者奇之，远者偶之"。此远近，一是指病程之长短，新病谓之"近"，久病谓之"远"；二是指病位之深浅，病在表谓之"近"，病在里谓之"远"。奇方多力专而宏，适于治疗新发而病情尚未发生复杂变化者，可速祛其邪，故曰"近者奇之"；偶方多力缓而多效，适于久病而病情已发生复杂变化的慢性病，可标本兼治或缓补其虚，故曰"远者偶之"。"汗者不以奇"，以防汗之太过；"下者不以偶"，以防下之不专。

制方之缓急，是以药效发挥作用之快慢而定。缓方，为药效逐渐释放的组方，其药味组分多为气味薄者，薄者为阳，阳主上行，故"补上治上制以缓"；急方，为药效迅速发挥的组方，其药味组分多为气味厚者，厚者为阴，阴主降下，故"补下治下制以急"。制方之奇偶缓急，皆应根据具体病情而定，故曰"适其治所，此之谓也"。

5. "奇之不去则偶之，是谓重方。偶不去者，则反佐以取之，所谓寒热温凉，反从其病也。"（《素问·至真要大论篇》）

【读经感悟】

此言重方及其应用。重，《广韵》释之"复也，叠也"，重复之义，故重方又称为"复方"。经曰"奇之不去则偶之，是谓重方"，似指重方即偶方之义。但引申之，七方之重叠运用也可谓之"重方"。因病情复杂单用一种制方病不去者，则应大小缓急奇偶复合使用，或方大而力缓，或方小而力急；或奇方之大也，或偶方之小也，甚至配合使用反佐法，以"反从其病也"。

（三）制约适宜

1. "服有约……大毒治病，十去其六；常毒治病，十去其七；小毒治病，十去其八；无毒治病，十去其九……无使过之，伤其正也。不尽，行复如法"（《素问·五常政大论篇》）；"大积大聚，其可犯也，衰其大半而止，过者死"（《素问·六元正纪大论篇》）。

【读经感悟】

此言用药要有度，适可而止。凡药皆有气味之所偏，以其偏纠人身脏腑阴阳气血之所偏，使之复归于平，才能达到治病之目的。但若用药不当，不仅病不能除反而伤人，故《内经》将药称之为"毒"。此"毒"之称谓，应是源自于"神农尝百草，一日而遇七十二毒"之传说。药之毒性大小除指本身毒性外，更多是指气味所偏及药性峻烈程度而言。一般来说，气味之偏越大则药性峻烈程度越强。所以用药要有度，根据其毒性大小适可而止，不可过之，以免伤及正气，故强调"无使过之，伤其正也"。即使"大积大聚"，也只能"衰其大半而止"，否则后果不佳。若病犹未尽，宁可再"行复如法"，也不能孟浪从事而一味加大药量或攻伐不止。

2. "病所远而中道气味之者，食而过之，无越其制度也。"（《素问·至真要大论篇》）

【读经感悟】

此言服药的适宜时间。药物入口不能直达病所，其气味首先至胃，胃位于中，故曰"中道气味之者"。若病位远在下焦，则应食前空腹服药，以便进食后"食而过之"，助药力直达病所；若病在上则应食后服药，以便胃中食物将药力留滞于上而充分发挥药效，这作为一种合理的服药法不应违反。另外，《素问·五常政大论篇》所言寒药温服、热药凉服、凉药温服、温药热服等，也是《内经》提出的服药法。服药时间及凉服热服等服药法，至今都具有临床使用价值。

3. "妇人重身，毒之何如？曰：有故无殒，亦无殒也。"（《素问·六元正纪

大论篇》）

【读经感悟】

此以孕妇为例，言特殊情况下的用药法则。虽然《内经》强调"大毒治病十去其六"，但在一些特殊情况下不可拘泥。如妇女孕后用药本应十分谨慎，后世即有妊娠用药禁忌歌诀，以便医者铭记在心。但孕妇生病，不能因"重身"而顾忌用药禁忌，根据病情有时需要针对病邪用些峻烈之药，反而可使邪祛胎安。如余曾重用半夏、代赭石等降逆之品，治疗妊娠恶阻病情严重甚至需终止妊娠者，此为妊娠禁忌药反重用之，却取得病祛胎安的良好效果，此即所谓"有故无殒亦无殒也"。

（四）《内经》十三方

1. "为五谷汤液醪醴……必以稻米，炊之稻薪。稻米者完，稻薪者坚……此得天地之和，高下之宜，故能至完；伐取得时，故能至坚也。……圣人之作汤液醪醴，以为备耳……为而弗服也。"（《素问·汤液醪醴论篇》）

【读经感悟】

此为《内经》十三方之一——汤液醪醴。

处方：稻米，以稻草为薪炊之，煎汤为汤液，经酿制后为醪醴。

用途：上古之时为防病的备用之品。

方解：上古之人，"志闲而少欲，心安而不惧，形劳而不倦，气从以顺，各从其欲，皆得所愿"，故"精神内守，病安从来"（《素问·上古天真论篇》），因此基本不用药物，仅以此养气之品作为防病之用。虽然五谷皆可作为制汤液醪醴的原料，但因稻米生长于"高下之宜"之地，上受天阳、下吸水阴，"得天地之和"，为中央之土谷，"故能至完"而养五脏之气。稻者春种秋收，稻草至秋而割，以禀秋金刚劲之气"故能至坚也"。因此以稻薪炊之稻米制成之汤液醪醴，其滋养五脏之气的功能更强。上古时的汤液醪醴，对后世方剂学的形成与发展具有深刻的影响，在此基础上形成了汤剂、酒剂等剂型，并开创了谷物入药之先河。

2. "有病怒狂者……生于阳也……阳气者因暴折而难决，故善怒也，病名曰阳厥……使之服以生铁洛（落）饮。夫生铁洛（落）者，下气疾也。"（《素问·病能论篇》)。

【读经感悟】

此为《内经》十三方之二——生铁落饮

处方：生铁落，适量煎水饮用。

主治：阳厥。症见善怒发狂者。

方解："阳厥"，即阳气厥逆，是指阴阳失调，阳气偏胜郁而不散致厥气上逆之病证，此即所谓"暴折而难决"，故多怒而狂，应治以潜阳降逆下气之法。生铁落，即锻铁时散落之铁屑，其气寒而质重，具有潜阳镇逆之功，故可"下气疾也"，《本草纲目》亦言其能"平肝去怯，治善怒发狂"。因生铁落具有重镇下气之功，至今仍为临床常用以治疗癫痫、躁狂类病证。

3. "有病身热解堕，汗出如浴，恶风少气……病名曰酒风。……以泽泻、术各十分，麋衔五分，合以三指撮为后饭。"（《素问·病能论篇》）

【读经感悟】

此为《内经》十三方之三——泽泻饮。

处方：泽泻、白术各十分，麋衔五分。共研为末，每服三指撮，饭前服用。

主治：酒风。症见汗出如浴，身热恶风，少气倦怠等。

方解：酒风，又名漏风，因饮酒后腠理开泄，风邪袭入而致。患者平素嗜酒成性，为湿热内蕴之体，加之酒后腠理开泄，风邪袭入，内外合邪而发是病，故应治以清利湿热、祛风止汗。按《内经》时代的药物学专著《神农本草经》所言，泽泻"味甘寒，治风寒湿痹，消水，养五脏，益气力"；白术"味苦温，治风寒湿痹……止汗，除热，消食"；麋衔又名薇衔、鹿衔、鹿衔草，"味苦平，治风湿痹……贼风"。故本方以泽泻为君，白术与麋衔为臣，君一臣二之奇方也，共奏清热除湿、祛风止汗之功。张仲景取其方义，去麋衔而名为"泽泻汤"，治饮停心下而头目眩晕。（《金匮要略》）

4. "有病心腹满，旦食则不能暮食……名为鼓胀……治之以鸡矢醴，一剂知，二剂已。"（《素问·腹中论篇》）

【读经感悟】

此为《内经》十三方之四——鸡矢醴。

处方：鸡矢白，酒渍之。据《本草纲目》引何大英云："用腊月鸡矢白半斤，袋盛，以酒醅一斗，渍七日，温服三杯，日三。"

主治：鼓胀。症见心腹痛，旦食则不能暮食。

方解：此为治疗鼓胀的药酒方。鸡矢白即鸡屎白，性味苦咸、凉，具有消积下气、通利二便之功能。《本草纲目》言其"治心腹臌胀，消癥瘕"。由此可知，鸡矢醴所治之鼓胀，应是饮食不节，食积停滞，或湿热内蕴等实证者。脾肾虚寒、气虚中满者忌用。因鸡矢白具有消积下气之功，后世常用其与鸡内金同研末，治疗小儿因积滞所致消化不良之腹胀等。

5."有病胸胁支满者，妨于食，病至则先闻腥臊臭，出清液，先唾血，四肢清，目眩，时时前后血……病名血枯。此得之年少时有所大脱血，若醉入房中，气竭肝伤，故月事衰少不来也……以四乌鲗骨一藘茹，二物并合之，丸以雀卵，大如小豆，以五丸为后饭，饮以鲍鱼汁，利肠中及伤肝也。"（《素问·腹中论篇》）

【读经感悟】

此为《内经》十三方之五——乌鲗骨藘茹丸

处方：乌鲗骨四、藘茹一。二药按此比例共研细末，以麻雀卵为丸，大如小豆，每次饭前服5丸，鲍鱼汤送下。

主治：血枯，因精血枯竭而月事衰少不来者。

方解：血枯，即精血枯竭而月经衰少不来之病证。此病可因以往有所大脱血，或醉后行房，以致精血两伤。故治宜补益精血、活血通经。方中乌鲗骨即乌贼骨、海螵蛸，性味咸微温，入肝、肾经。《本草纲目》言其"主女子血枯病"，因此具有治疗血枯经闭之功用，故方中以之为君而重用之。藘茹，《神农本草经》为茹藘，即今之茜草，性味苦寒，入心、肝经，具有行血止血、通经活络之功。《本经》言其具有"补中"作用，《本草纲目》言其"通经脉……活血行血"，故方中以之为臣，助力君药以活血通经。麻雀卵性味甘温，以之为丸能补益精血；鲍鱼性味辛温，能通血脉、益阴气，煎汤送服能协同诸药共奏补益精血、活血通经之效。

6."有病口甘者……名曰脾瘅……此肥美之所发也……其气上溢，转为消

渴。治之以兰蘭，除陈气也。"（《素问·奇病论篇》）

【读经感悟】

此为《内经》十三方之六——兰草汤。

处方：兰草适量，煎汤服用。

主治：脾瘅，症见口甘等。

方解：脾瘅，多因饮食不节，过食肥甘厚味，湿热蕴脾而致。脾属中土，其味甘，开窍于口，故湿热上蒸则口甘。治宜醒脾化湿、清秽辟浊。兰草即佩兰，性味辛平，其气芳香入脾胃，具有芳香化浊、醒脾化湿之功，可清除脾胃蕴积之陈腐之气。《要药分剂》云："兰草为消痰除恶、解郁散结之品，《内经》消渴治之以兰，除陈气也，盖消渴由邪热郁结于胃，兰能除陈气，可知兰草固以荡涤为功，肃清肠胃者也。"

7. "邪客于手足少阴太阴、足阳明之络，此五络皆会于耳中，上络左角。五络俱竭，令人身脉皆动而形无知也，其状若尸，或曰尸厥……鬄其左角之发方一寸燔治，饮以美酒一杯，不能饮者灌之，立已。"（《素问·缪刺论篇》）

【读经感悟】

此为《内经》十三方之七——左角发酒。

处方：病人左额角之发约一方寸，烧存性为末，以酒一杯送服，如不能饮者灌服。

主治：尸厥。症见突发昏厥不省人事，其状如尸，但身脉皆动者。

方解：尸厥，是指厥逆之发"形无知也，其状如尸"，实则"身脉皆动"的似死非死状态。此因邪客于络脉，五络闭塞不通而致突然昏厥不省人事，故治宜祛邪通络。发为血之余，燔治后即为"血余炭"，性味苦温，入心、肾、肝经，为止血消瘀之良药。《本经》言其"主五癃，关格不通"，强调具有开关通窍之功。酒性温通，具有行血通络之功，以之送服血余炭，可奏消瘀利窍、通络开关之效。在《内经》中本方治尸厥是用在针刺未已之后，在此基础上服之，五络通则神志清，尸厥可已。

8. "寒痹之为病也，留而不去，时痛而皮不仁……以药熨之……用淳酒二十升、蜀椒一升、干姜一斤、桂心一斤，凡四种，皆咬咀渍酒中。用绵絮一斤、细白布四丈，并内酒中。置酒马矢煴中，盖封涂，勿使泄。五日五夜，出布绵絮，曝干之，干复渍，以尽其汁。每渍必晬其日，乃出干。干，并用渣与绵絮，复布为复巾，长六七尺，为六七巾。则用之生桑炭炙巾，以熨寒痹所刺之处，令热入至于病所，寒复炙巾以熨之，三十遍而止。汗出以巾拭身，亦三十遍而止。起步内中，无见风。每刺必熨，如此病已矣。"（《灵枢·寿夭刚柔》）

【读经感悟】

此为《内经》十三方之八——寒痹熨法。

处方：淳酒二十升，蜀椒一升，干姜一斤，桂心一斤，㕮咀渍酒中。将绵絮一斤、细白布四丈，内酒中，如法渍之五昼夜，曝干之。用白布将药渣及棉絮包成数个药袋，用时以生桑炭烤热，反复热熨寒痹所刺之处，每刺必熨。

主治：寒痹。症见痛处不移，时痛而皮不仁。

方解：寒痹为寒邪入侵经络血脉之中，久留不去，以致气血运行不畅，不通则痛，严重者营卫不行而致麻木不仁。本方用白布、绵絮浸药酒热熨以治寒痹，方中诸药及酒性皆热而悍急，有通行十二经之力。《本经》言蜀椒"温中，除寒痹"，主"寒湿痹痛"；干姜辛热，温中逐寒；桂心也为辛热之品，能温阳逐寒而通脉。此三味又得酒力及炭火之热力，在针刺前后熨敷患处，汗出而寒邪逐，营卫通利，气血和调而寒痹得愈。《内经》十三方的"寒痹熨法"，是流传至今的中医临床外治法药熨制作与运用的最早、最完善的记载。

9. "足阳明之筋……其病……卒口僻……颊筋有寒，则急引颊移口，有热则筋弛纵缓不胜收，故僻。治之以马膏，膏其急者，以白酒合桂以涂其缓者，以桑钩钩之，即以生桑灰置于坎中，高下以坐等，以膏熨急颊，且饮美酒，啖美炙肉。不饮酒者，自强也。为之三拊而已。"（《灵枢·经筋》）

【读经感悟】

此为《内经》十三方之九——马膏膏法。

处方：马膏适量，涂其口僻急颊侧，以上炭火烤之热熨；白酒合桂涂其缓侧，并以桑钩钩之。辅以饮之美酒，食之炙肉。

主治：口僻。症见口角突然斜向一侧。

方解：此口僻乃足阳明经筋一侧受寒而筋急所致，故应治以逐寒缓急，并于

缓侧同治以调和阴阳。马膏，即马脂，性味甘平，《本草纲目》言其"疗偏风口
喎僻"，因具有"甘以缓急"之功，故治口僻膏，以筋急之侧。李时珍阐释本方
用法曰："寒则筋急而僻，热则筋缓而纵，寒者急而热者缓也。急者皮肤顽痹，
营卫凝滞。治法，急者缓之，缓者急之。故用马膏之甘平柔缓以摩其急，以润其
痹，以通其血脉；用桂酒之辛热急束以涂其缓，以和其营卫，以通其经络；桑能
治风痹，通节窍也。病在上者，酒以行之，甘以助之，故饮美酒，啖炙肉云。"

10."厥气客于五脏六腑，则卫气独行其外，行于阳不得入于阴。行于阳则
阳气盛，阳气盛则阳跷陷；不得入于阴，阴虚，故目不瞑……以通其道而去其
邪，饮以半夏汤一剂，阴阳已通，其卧立至……此所谓决渎壅塞，经络大通，阴
阳和得者也。……其方以流水千里以外者八升，扬之万遍，取其清五升煮之，炊
以苇薪火沸，置秫米一升、治半夏五合，徐炊，令竭为一升半，去其滓，饮汁一
小杯，日三稍益，以知为度。故其病新发者，覆杯则卧，汗出则已矣；久者，三
饮而已也。"（《灵枢·邪客》）

【读经感悟】

此为《内经》十三方之十——半夏秫米汤。

处方：秫米一升、制半夏五合。用千流水八升扬万遍，取其清者五升煮之，
炊以苇薪火，至沸乃入药，文火煎至一升半，去渣饮之，日三服。

主治：不寐。

方解：经曰卫气昼行于阳则寤，夜行于阴则寐。此不寐即因脏腑气机逆乱，
卫气由阳入阴之道壅塞不通，独行于外不得入阴，阳气盛而阴虚所致。故治宜决
渎壅塞，疏通经络，引阳入阴，和调阴阳。方中半夏，其性辛散，《本草纲目》
云"半夏之辛，以散逆气、结气"，故以之为君"决渎壅塞"而"经络大通"；又
《礼记·月令》云"五月半夏生"，此为夏至前后，夏已过半，由阳入阴之时，故
半夏秉天地之性具有引阳入阴之功。秫米，即糯小米也，性味甘黏微凉，具有养
营补阴之功，李时珍言其"治阳盛阴虚，夜不得眠，半夏汤中用之，取其益阴气
而利大肠也"。千流水扬万遍谓之"甘澜水"，取其流畅而无阻滞之用，以之煎
药，共奏祛邪通脉，引阳入阴，益阴和阳之功，而收目瞑之效。后世在此方影响
下，临床灵活运用半夏治疗不寐，如张介宾云"过于饱食或病胀满者，卧必不

安"，饮以半夏汤"盖专为去邪者设耳"。现代在辨证论治的基础上，广泛运用加味半夏汤治疗失眠、嗜睡等睡眠障碍，效果良好。

11."痈发于嗌中，名曰猛疽，猛疽不治化为脓，脓不泻塞咽，半日死。其化为脓者，泻已则含豕膏，无令食，三日而已。……发于腋下赤坚者，名曰米疽，治之以砭石……涂以豕膏，六日已，勿裹之。"（《灵枢·痈疽》）

【读经感悟】

此为《内经》十三方之十一——豕膏。

处方：豕膏，口含或外涂。

主治：猛疽已化脓者，及米疽砭之后。

方解：猛疽及米疽，从其所发部位循经辨证，当为肺经郁热，火毒攻之所致，故治宜泄肺经郁火以清热解毒。豕膏即猪脂膏，性味甘凉，可泄肺经之郁热，《本草纲目》引孙思邈曰："利血脉，散风热，润肺。入膏药，主诸疮。"猛疽已化脓者，待排脓后口含之，不仅能清泄余毒，还有润养咽喉之效；米疽在砭石排毒之后，外涂之以清热解毒。

12."发于胁，名曰败疵。败疵者女子之病也，灸之，其病大痈脓，治之，其中乃有生肉，大如赤小豆，剉䔖、翘草根各一升，以水一斗六升煮之，竭为取三升，则强饮，厚衣坐于釜上，令汗出至足，已。"（《灵枢·痈疽》）

【读经感悟】

此为《内经》十三方之十二——䔖翘饮。

处方：䔖、翘草根各一升，水煎服。

主治：败疵。

方解：败疵是女子多见的生于两胁的痈疽，后世也有将其称为"胁痈"者。"痈疽本是火毒生"，故治宜清热解毒。䔖，菱也，性味甘凉，其根具有清热发汗的作用；翘，连翘，其根性味苦寒，具有清热解毒、散结消肿之功，《本经》言其"主寒热、鼠瘘瘰疬、痈肿恶疮"，是治疗痈肿之要药。二药煎服，又辅以"厚衣坐于釜上"取汗之法，共奏毒邪得以内清，余邪随汗而解之功效。

13."小金丹方：辰砂二两、水磨雄黄一两、叶子雌黄一两、紫金半两，同入合中，外固了，地一尺筑地实，不用炉，不须药制，用火二十斤煅之也，七日终，候冷七日取，次日出合子，埋药地中七日，取出顺日研之三日，炼白沙蜜为丸，如梧桐子大，每日望东吸日华气一口，冰水下一丸，和气咽之，服十粒，无疫干也。"（《素问遗篇·刺法论》）

【读经感悟】

此为《内经》十三方之十三——小金丹。

处方：辰砂二两，雄黄（水磨）一两，叶子雌黄一两，紫金半两，共研细，同入罐中如法炼制，去火毒后共研细，炼蜜为丸如梧桐子大，每次十粒，如法服之。

功用：预防疫疠。

方解："五疫之至，皆相染易，无问大小，病状相似"，因此疫疠具有很强的传染性。《素问遗篇·刺法论》本着"治未病"的原则，制订本方为预防用药。辰砂即朱砂，虽为安神定惊之品，但又有辟秽解毒之功，《医学入门》言其"辟邪恶瘟疫"；紫金药用为金箔，为镇心安神之品，但也具有祛邪解毒之功，《本草蒙荃》言其能"除邪杀毒"；雄黄、雌黄皆有杀虫解毒作用，《本经》言其主"邪气诸毒"。方中诸药都是古代辟瘟防疫的常用药品，炼制成丹，配合道家服气法，服之以预防疫疠。本方出自《素问遗篇·刺法论》，因《素问遗篇》学界多疑为《内经》后世之作，故本方亦多有《内经》后世方之说。但是，小金丹开辟了运用中药预防疫病之先河，这是不容置疑的。

四、针刺治疗

（一）针刺要领

1. "凡刺之法，必先本于神。"（《灵枢·本神》）

【读经感悟】

此言"神"在针刺治疗中的重要意义。《内经》中"神"的概念，具体落实到人的身上，就是"人身之神"。此神是人体生命活动的主宰，是以物质为基础而不能脱离形体独立存在的，它反映了生命运动本身所固有的客观规律。此神在机体外的表现便是全部的生命现象，既包括以知、情、意、行为特点的心理活动现象，也包括以物质、能量代谢为特点的生理活动现象。中医学对人体的认识方法，就是根据外在表现的"象"来研究生命活动规律的。正因为这种"象"就是"神"的体现，所以"神"便又成为中医学观察研究人的生命状态的重要依据。因此临床治疗时，人身之神也必然成为辨证论治的重要依据。不仅针刺如此，其他的各种治疗技术之所以能发挥作用，除了治疗措施正确外，更主要的是患者神气的作用。如果气血精神竭绝，神气衰微，则任何先进的治疗技术，也将无能为力。故神之盛衰决定了治疗的效果。正如《素问·汤液醪醴论篇》所说："形弊血尽而功不立者何？……神不使也。"所以强调"凡刺之法，必先本于神"。"神"的概念内涵是很广泛的，此处所言之"神"主要是指五脏神及七情五志等涉及精神活动方面的。因此"凡刺之法，必先本于神"，在此处主要是强调临床治疗时必须首先详查患者的精神状态，然后据此施治。正如本篇后文所言："是故用针者，察观病人之态，以知精神魂魄之存亡，得失之意，五者以伤，针不可以治也。"

2. "小针之要，易陈而难入。粗守形，上守神，神乎神，客在门，未睹其疾，恶知其原。刺之微，在速迟，粗守关，上守机，机之动，不离其空，空中之机，清静而微，其来不可逢，其往不可追。知机之道者，不可挂以发，不知机道，扣之不发。"（《灵枢·九针十二原》）

【读经感悟】

此言"守神""守机"的针刺要领。"守神"和"守机"，这是"上工"之所为，而"粗工"所不能也。《灵枢》原名《针经》，之所以后名为《灵枢》，历代医家虽各有所见，但与"小针之要"为"守神""守机"有着密切的关系。"灵乃至神至玄之称""枢者机也"（《黄帝内经素问灵枢合类》），"灵"为"守神"之效，"枢"为"守机"之要，故《灵枢》一名，实乃强调针刺之时"守神""守机"之义。质言之，"守神""守机"为《灵枢》之要旨，为全书之纲要。

"粗守形，上守神"，是《灵枢·九针十二原》中所强调的针刺要领。形与神，是中国古代哲学的一对范畴，也是中医学中的一对重要概念。形神的内涵相当丰富。《灵枢·九针十二原》中，则是在针道方面重点强调了"神"的重要性。《周易·系辞上》曰："形乃谓之器，制而用之谓之法，利用出入，民咸用之谓之神。"故形为之体，神为之用。《素问·天元纪大论篇》又说："阴阳不测谓之神。"所以神乃"变化之为用也"。用针之时，必须视其病证之变化，灵活变通，强调在辨证的基础上施针，这是"守神"的最重要含义。因此本篇后文提出了用针前要"睹其色，察其目，知其散复；一其形，听其动静，知其邪正""凡将用针，必先诊脉，视气之剧易，乃可以治也"，通过四诊合参，更好地进行辨证。否则"未睹其疾，恶知其原"，不明血气之虚实，就不可能正确地施行针刺补泻，故《灵枢·小针解》曰："上守神者，守人之血气有余不足，可补泻也。"

另外，《内经》又指出"血气者，人之神"（《素问·八正神明论篇》）、"神者，正气也"（《灵枢·小针解》），故"守神"又有候气、调气之义。本篇后文所言"刺之要，气至而有效"，就是强调了候气的重要性。本篇所阐述的针刺补泻，也都是为了调气的目的，只有使血气调达，正气得充，机体本身的抗病能力增强，才能祛邪于"门"外。"客在门"，即说明了邪气伤人的情况，此时只有调其"神气"，才能祛邪康复，故采用了"神乎神"的句式，强调了"守神"的重要性。张介宾在《类经》中注《素问·汤液醪醴论篇》"神不使"句下云："凡治病之道，攻邪在乎针药，行药在乎神气，故治施于外，则神应乎中，使之升则升，使之降则降，是其神之可使也。"明确指出了这种"神气"在治疗中的主导作用。所以，如何调动病者的"神气"，发挥病人的主观能动作用，成为用针的关键。

《内经》中"神"的含义很广，有时又指人的神识、精神状态而言，因此"守神"也应当包括医者在操作之时精神专一，只有这样才能更好地辨识受针者血气之虚实、针下之动静，以期"刺之无殆""知病存亡"。故本篇又提出了"持针之道，坚者为宝，正指直刺，无针左右，神在秋毫，属意病者，审视血脉，刺之无殆。方刺之时，必在悬阳，及与两衡，神属勿去，知病存亡"《素问·针解篇》。又言："必正其神者，欲瞻病人目制其神，令气易行也。"医者之神往往可以调动病者的神气，使得针刺后更易得气，所以这也是针刺的要领。

"粗守关，上守机"，这是本条经文所提出的另一个针刺要领。"机"，一是指气之动静。《灵枢·小针解》曰："上守机者，知守气也。"强调了医者应专心致意，认真仔细地体会针下所触知经气往来的活动，以便于通过针下辨气，区分邪正，而利于在得气时行针补泻。另外，"机"也指针刺的时机。所谓针刺的时机，本篇指出需要掌握经脉的往来逆顺和气血盛衰规律，然后才可根据疾病的情况选取有利的时机而用针，故曰"知其往来，要与之期"，"往者为逆，来者为顺，明知逆顺，正行无问"。往者，去也、衰也；来者，至也、盛也。气血在人身经脉中的运行，在空间、时间上是有一定规律的，根据这一规律掌握用针的时机，因时制宜，这是《内经》的针法特点之一，对提高针刺疗效有着重要的意义。故《灵枢·卫气行》曰："谨候其时，病可与期，失时反候，百病不治"，"谨候其气之所在而刺之，是谓逢时。"《内经》所载针刺治疟之时，须"先其发时如食顷而刺之"，"过之则失时也"（《素问·刺疟篇》）。这就是掌握时机、因时制宜的具体证例。此外，《灵枢·逆顺》所云"刺法曰：无刺熇熇之热，无刺漉漉之汗，无刺浑浑之脉，无刺病与脉相逆者"，"上工刺其未生者也，其次刺其未盛者也，其次刺其已衰者也"，也是在"守机"思想指导之下，于病程中选取针刺有利时机的具体运用原则。再如后世的"子午流注""灵龟八法"等时间针法的运用，也是《内经》"守机"思想的进一步发挥。针刺时机的掌握，并不是一件很容易的事情，需要具有渊博的学识和丰富的经验，即得"机之道"。所以云："知机之道者，不可挂以发，不知机道，叩之不发，知其往来，要与之期，粗之暗乎，妙哉上独有之。"

"守神""守机"，是《灵枢·九针十二原》篇所强调的两个重要针刺要领，二者并不是孤立的，而是有着密切的联系。"守神"是"守机"的基础和前提，而"守机"又可看作是"守神"的一个重要内容。简而言之，"守神"是针刺要领中的要领。故《内经》中多处强调了"神"在针刺中的重要意义，如"凡刺之法，必先本于神"（《灵枢·本神》），"用针之要，无忘其神"（《灵枢·官能》），"凡刺之真，必先治神"（《素问·宝命全形论》）等。

《灵枢》一书，在内容上虽偏重于"针"，但其经旨并不只在于"针"，而寓有全部医之"道"。正如马蒔在《灵枢注证发微》卷首所言："后之学者，视此书止为用针，弃而不习，以故医无入门，术难精诣，无以疗疾起危，深可痛惜。……后之学者，当明病在何经，用针合行补泻，则引而伸之，用药亦犹是矣。切勿泥为用针之书，而与彼《素问》有所轩轾于其中也。"因此"守神""守机"不仅对用针而言，也指导了中医的其他治疗方法，包括中药治疗。

3."刺之要，气至而有效，效之信，若风之吹云，明乎若见苍天，刺之道毕矣。"（《灵枢·九针十二原》）

【读经感悟】

此言针刺"得气"的重要性。得气，是针刺取得疗效的关键，所以也是针刺的要领，故曰"刺之要，气至而有效"。正因如此，用针久暂、行针次数等也皆应以"气至"为度，即本篇所言"刺之而气不至，无问其数；刺之而气至，乃去之，勿复针"。《内经》认为，"得气"现象与心神有着密切的关系，即所谓"神动"则"气行"，因而"神易动"则"气易行"，故"得气"快而易；反之，"神不易动"则"气不易行"，故"得气"慢而难。不同的个体，其心神的活跃程度不同，故"得气"的程度也不同。如《灵枢·行针》言："重阳之人，其神易动，其气易往也……阳气滑而盛扬，故神动而气先行。……颇有阴者，其阴阳之离合难，故其神不能先行也。"即使同一个体，在不同的精神状态下，由于心神的活跃程度不同，也影响"得气"，所以《内经》非常重视针刺时病人的精神状态，故《素问·宝命全形论篇》曰："凡刺之真，必先治神。"并提出运用制约患者精神的办法，促使"得气"。《素问·针解篇》所云"必正其神者，欲瞻病人目制其神，令气易行也"，就是通过使患者"精神专直"，以求达到"心注其处，故神归之，神归即气归也"的目的。正因为《内经》认识到精神状态对针刺效果的影响，所以又提出"新怒勿刺，已刺勿怒""大惊大恐，必定其气乃刺之"的刺禁。

另外，根据大量的"循经感传"现象的调查分析表明，脏腑的机能状态对"得气"也有影响。一般在疾病状态下，"感传"阳性率明显提高。这可能是因为患病的机体处于"阴阳失调""正邪相搏"的状态下，所以心神在病体中也处于调节机能活跃的状态，因而"其神易动，其气易往也"。

4."经气已至，谨守勿失，深浅在志，远近若一，如临深渊，手如握虎，神无营于众物。"（《素问·宝命全形论篇》）

5. "神无营于众物者，静志观病人无左右视也。义无邪（斜）下者，欲端以正也。必正其神者，欲瞻病人目，制其神，令气易行也。"（《素问·针解论篇》）

【读经感悟】

以上2条经文言静志候气、守气的针刺要领。"静志"，是对医患双方的要求。因为针刺的得气与否直接影响着疗效，而得气又与静志守神密切相关，故用针时除要求病人神志平静，积极配合治疗外，更是要求医者自始至终全神贯注，"无营于众物""静志观病人"，并"瞻病人目"以"制其神"，引导病人针下得气。得气后要"谨守勿失"，"如临深渊，手如握虎"，这样才能保证和提高针刺疗效。

（二）针具

1. "九针之名，各不同形。一曰镵针，长一寸六分；二曰员针，长一寸六分；三曰锟针，长三寸半；四曰锋针，长一寸六分；五曰铍针，长四寸，广二分半；六曰员利针，长一寸六分；七曰毫针，长三寸六分；八曰长针，长七寸；九曰大针，长四寸。"（《灵枢·九针十二原》）

2. "镵针者，头大末锐，主泻阳气；员针者，针如卵形，揩摩分间，不得伤肌肉者，以泻分气；锟针者，锋如黍粟之锐，主按脉勿陷，以致其气；锋针者，刃三隅，以发痼疾；铍针者，末如剑锋，以取大脓；员利针者，尖如氂，且员且锐，中身微大，以取暴气；毫针者，尖如蚊虻喙，静以徐往，微以久留之而养，以取痛痹；长针者，锋利身薄，可以取远痹；大针者，尖如梃，其锋微员，以泻机关之水也。"（《灵枢·九针十二原》）

【读经感悟】

以上2条经文言"九针"的名称、形状、尺寸规格、主治功用等。《灵枢》阐述"九针"者，除此外还有"官针"及"九针论"等。《灵枢》论"九针"，并不只限于介绍针具，其意义在于"九针之名，各不同形"，其作用亦异，故临床应用时，应该辨证选用相应的针具。即针具的选用也应视为辨证论刺的内容之一，不容忽视。疾病中病位有深浅、病邪有久暂、病证有虚实，九针中包括有长短、大小的针具和按摩用的圆棒及割治用的小刀以适应之。如镵针之短可刺肌表之邪，毫针之长可刺筋骨之痹；员利针短而粗以取"暴气"，长针长而细以取"远痹"；锋针、铍针、大针多用其泻实邪，锓针、毫针、员针可用其导正气。此即本篇后文所言"针各有所宜，各不同形，各任其所为"。

"九针"，为古代之针具，现在临床所用之针具也多从"九针"演变而来。九针中的员针和锓针为体表揩摩和按压用具，员针后人称为圆头针，锓针近人在临床应用也有称推针者。镵针是浅刺的针具，后人称为箭头针，近代发展成为梅花针、皮肤针、滚刺针等。锋针即现在的三棱针。铍针后人称为剑针，用作割刀，为外科排脓所用，近代也有改制成小眉刀，用于刀扎放血。员利针相当于现代锐利的粗针。毫针是"九针"的主体，应用最广，直到目前仍是最常用的针具。长针是毫针的加长，后人称为环跳针，近代演变为芒针。大针是毫针的加大，加火烧热即为火针。大针和长针的结合，发展成为近代之巨针。了解"九针"，不仅可指导辨证选用针具，也可为针具的进一步发展提供线索和思路。

（三）针刺深度

1. "春取络脉，夏取分腠，秋取气口，冬取经输，凡此四时，各以其时为齐。络脉治皮肤，分腠治肌肉，气口治筋脉，经输治骨髓。"（《灵枢·寒热》）

【读经感悟】

此言针刺深度要因时制宜。人与天地相应，所以人身经气的运行也与四时阴阳变化相应而有深浅不同，故用针时必需参合天时而定针刺之深浅。"络脉"，即十二经之大络。络脉浅而浮，应春气之升，故春季当于络脉取穴。"分腠"，指分肉皮腠，其位更浅。夏令阳浮于外，气在分腠孙络之间，故夏季当治在阳分而取分腠。"气口"，手太阴肺经之脉口。肺属金而应秋，故秋季当取气口。"经输"，此总言经脉腧穴，非特指五输穴之经、输。与络之表浅相比，经为里而深，应冬气之内藏，故冬季当于经脉取穴。因此四时所刺浅深不同，应以四时气之浮沉来定其刺之浅深，故言"各以其时为齐"。"齐"，同"剂"，此指深浅之度。四时之气浮沉有别而刺有深浅不同，病也有部位表里不同，故刺也当以病位深浅为"齐"。人之五体，皮、肉、脉、筋、骨由浅入深，而络脉、分腠、气口、经输亦浅深有别。"络脉浮浅，故治皮肤；分腠有理，故治肌肉；气口者脉之大会，故

治筋脉；经输连脏，故治骨髓。"（《类经·针刺类》）

本条经文是《内经》中阐述"四时刺"的内容之一。根据四时选择针刺部位，确定刺之深浅，这是《内经》天人相应、因时制宜理论的具体运用。因春夏之人气由内而外，故"春取络脉，夏取分腠"；秋冬之人气从外入内，故"秋取气口，冬取经输"。这是用以表示人之形层次浅深与四时之气相应也，故不可仅拘泥于"络脉""分腠""气口""经输"等部位，应与《内经》论"四时刺"的其他篇章互参，如《灵枢》"本输""终始""四时气""顺气一日分为四时"等篇。此外，本句在强调"四时刺"的同时，也注意了视病位深浅所在而刺之。当然，因"人与天地相应"，四时人气内外浮沉，病发也可浅深有别，若以此论之，则仍不失"四时刺"的原则。经气之运行，不仅随四时而有浮沉之变化，一日分为四时也有不同的变化，基于此后世发展了子午流注、灵龟八法等时间针法。

2. "年质壮大，血气充盈，肤革坚固，因加以邪，刺此者深而留之，此肥人也……瘦人者，皮薄色少，肉廉廉然……刺此者浅而疾之。……婴儿者，其肉脆，血少气弱，刺此者以毫针，浅刺而疾发针，日可再也。"（《灵枢·逆顺肥瘦》）

3. "故刺肥人者，以秋冬之齐，刺瘦人者，以春夏之齐。"（《灵枢·终始》）

【读经感悟】

以上2条经文言针刺深度要因人制宜。针刺的深浅，除了根据其腧穴部位、具体病情以及天时变化确定外，还需要参考病人的体质强弱、肥瘦老少等因素。一般而言，体质强者宜"深而留之"，体质弱者宜"浅而疾之"。肥人皮肉厚而气行深，故刺亦宜深，即使春夏之时也应刺以常人秋冬之剂；瘦人皮肉薄而气行浅，故刺亦宜浅，即使秋冬之时也应刺以常人春夏之剂。对婴儿用针更应浅而疾，可用点刺法。

（四）针刺取穴

"节之交，三百六十五会，知其要者，一言而终，不知其要，流散无穷。所言节者，神气之所游行出入也，非皮肉筋骨也。"（《灵枢·九针十二原》）

【读经感悟】

此言腧穴的概念及正确取穴。人身的腧穴，大都分布在骨节、筋肉交会之处，故称为"节之交，三百六十五会"。腧穴为气血转输之处，"血气者，人之神"（《素问·八正神明论篇》），所以又说："所言节者，神气之所游行出入也。"正因腧穴的本质是"神气之所游行出入"之处，"非皮肉筋骨"等形体结构之所拘，所以临床取穴就不能只简单地依据形体标志按图索骥，还应视其有无明显反应以矫正之。经曰"五脏有疾也，应出十二原"，就是内脏病可反应于体表腧穴部位有变的例子。《灵枢·背腧》篇记载，背腧穴虽然"皆挟脊相去三寸所"，但又强调"欲得而验之，按其处应在中而痛解，乃其腧也"。就是在这一思想指导之下的取穴方法，只有这样腧穴才能取得准确，施针后才容易得气而奏效。自《内经》以后，新的腧穴不断被发现，腧穴的数量不断增加，也都是以这一思想为指导的。针刺腧穴，并不是针对施针局部的皮肉筋骨，而是通过腧穴的转输气血、调整神气的作用，起着全身性的调节作用，因而准确取穴直接关系着针刺的疗效。认识到这一点是很重要的，故曰"知其要者，一言而终，不知其要，流散无穷"。此也应视为"粗守形，上守神"的内容之一，而为用针之道。

（五）针刺方法

1. "用针之要，在于知调阴与阳，调阴与阳，精气乃光"（《灵枢·根结》）；"善用针者，从阴引阳，从阳引阴，以右治左，以左治右"（《素问·阴阳应象大论篇》）。

2. "病在上者，下取之；病在下者，高取之；病在头者，取之足；病在足者，取之腘。"（《灵枢·终始》）

【读经感悟】

以上2条经文言调和阴阳刺法。疾病的发生在于阴阳失调，故治疗疾病就是"谨察阴阳所在而调之，以平为期"。针刺作为一种治疗疾病的方法，当然也要遵循这一治疗原则，故曰"用针之要，在于知调阴与阳"。"光"，通"桄"。《说文》释之"桄，充也"；"精气乃光"，即阴阳调和后人体精气充沛之义。调治阴阳，除阳病治阳、阴病治阴外，还可运用"从阴引阳，从阳引阴"的针法，以疏通气血令其阴阳调和。左为阳、右为阴，上为阳、下为阴，故"以右治左，以左治右"，以及上病下取、下病上取的远取之法，也都源于调和阴阳。这是因为人体是一阴阳对立统一的有机整体，表里内外、左右上下的经气是相互贯通的。尤其是上下远取之法，因其经脉之标与本、根与结之间脉气相通，其标结在上，根本在下，故病在上者可下取之，如头痛而刺足部腧穴；病在下者可上取之，如足病而取腘部腧穴等。此远取之法理同治水，正如张介宾所说："盖疏其源而流自通。"（《类经·针刺类》）

3."补则实，泻则虚，痛虽不随针，病必衰去矣。"（《灵枢·终始》）

4."刺实须其虚者留针，阴气隆至，乃去针也；刺虚须其实者，阳气隆至，针下热，乃去针也。"（《素问·针解论篇》）

5."故泻者迎之，补者随之，知迎知随，气可令和。"（《灵枢·终始》）

6."补须一方实，深取之，稀按其痏以极出其邪气；一方虚，浅刺之，以养其脉，疾按其痏无使邪气得入。"（《灵枢·终始》）

【读经感悟】

以上4条经文皆言虚实补泻法。实者泻之、虚者补之，这一虚实补泻的治疗原则同样适用于针刺治疗。补法可实其正气，泻法可虚其邪气，故曰"补则实、泻则虚"。但对此病人往往并没自我感到"痛随针去"的即时效应，因为机体调整尚需一定时间，待调整后则病必痊愈，故曰"痛虽不随针，病必衰去矣"。针刺补泻的手法很多，如寒热补泻、迎随补泻、深浅补泻、开阖补泻等。

所谓寒热补泻，即"刺实须其虚者"，针刺后行针使患者感到针下寒；"刺虚须其实者"，行针使患者感到针下热。寒为阴、热为阳，"阴气隆至"即针下寒，"阳气隆至"即针下热，此即后世所谓"透天凉""烧山火"针法。

所谓迎随补泻，逆其脉气之来者曰"迎"；顺其脉气而去者曰"随"。《灵枢·小针解》曰："迎而夺之者，泻也；追而济之者，补也。"逆其脉气而刺为泻，顺其脉气而刺为补，能够正确地进行迎随补泻，就可使阴阳之气调和，故曰"知迎知随，气可令和"。临床一般多依针刺方向与经脉循行方向之顺逆而定补泻，但经曰"阳受气于四末，阴受气于五脏"，则应对阳经向心刺为补，反之为泻；对阴经离心刺为补，反之为泻，这又与按目前通用的《灵枢·经脉》所言之经脉走向迎随补泻有异。如《灵枢·九针十二原》曰："往者为逆，来者为顺，明知逆顺，正行无问"；《灵枢·小针解》说："往者为逆者，言气之虚而小，小者逆也；来者为顺者，言形气之平，平者顺也；明知逆顺，正行无问者，言知所取之处也。"此处并非指按经脉循行顺逆而刺，故对《内经》所言之"迎随补泻"的原貌，确有深入研究之必要。

关于深浅开阖补泻。泻法适用于实证，因其邪气方盛，故大其剂而深刺之，出针后勿按针孔，以使邪气泻尽；补法适用于虚证，因其正气已虚，故小其剂而浅刺之，以调其经而养其气，出针后疾按针孔，既避免经气之外泄，也防止邪气乘虚而入内。"痏"，本为针灸之瘢痕，此引申指针孔言。

（六）针刺禁忌

1. "脏有要害，不可不察。刺头中脑户，入脑立死"；"刺臂太阴脉，出血多，立死；刺匡上陷骨中脉，为漏为盲；刺关节中液出，不得屈伸"（《素问·刺禁论篇》）；"凡刺胸腹者，必避五脏"（《素问·诊要经终论篇》）。

2. "凡刺之禁，新内勿刺，新刺勿内；已醉勿刺，已刺勿醉；新怒勿刺，已刺勿怒；新劳勿刺，已刺勿劳；已饱勿刺，已刺勿饱；已饥勿刺，已刺勿饥；已渴勿刺，已刺勿渴；大惊大恐，必定其气乃刺之……凡此十二禁者，其脉乱气散，逆其营卫，经气不次。"（《灵枢·终始》）

3. "诸小者，阴阳形气俱不足，勿取以针，而调以甘药也。"（《灵枢·邪气脏腑病形》）

【读经感悟】

以上3条经文皆言刺禁。针刺虽然是一种有效的治疗方法，但用之不当却可损伤人体，甚至危害生命，不可不慎。尤其在重要脏器所在部位行针更应注意，故曰"脏有要害，不可不察"。如在脑、胸腹、眼、大关节及动脉等部位用针时，稍有不慎即可造成不良后果。

针刺必须在病人情绪安定、生活正常的情况下进行。大醉过饱、饥渴过劳、大惊大恐之人，因其经气逆乱，营卫不调已失其常，用针也易出现不良后果，故提出了针刺"十二禁"。此外，对于形体衰竭、气血虚甚而见脉微小欲绝者，此乃"阴阳形气俱不足"，为预防用针不慎泄气，故提出"勿取以针，而调以甘药也"。

五、心理治疗

（一）治神

"一曰治神，二曰知养身，三曰知毒药为真，四曰制砭石大小，五曰知腑脏血气之诊。"（《素问·宝命全形论篇》）

【读经感悟】

此言"治神"为疾病治疗的首选。神为生命之主而舍于心，故经曰"心者君主之官，神明出焉"，并强调"主明则下安……主不明则十二官危"（《素问·灵兰秘典论篇》），由此可见调心治神在疾病治疗中的重要性，故《内经》将其置于首位而强调"一曰治神"。心藏神曰"心主神明"，其内涵为"五脏六腑之大主，精神之所舍也"（《灵枢·邪客》），因此调心治神的重要内容就是通过心理治疗调节人的精神情绪，以达调整脏腑机能活动的治疗目的。余在《内经》"治神"思想指导下，积累数十年的临床经验，总结出的临床理念就是"治病先治人，治人先治心"。

（二）情志相胜法

"怒伤肝，悲胜怒"；"喜伤心，恐胜喜"；"思伤脾，怒胜思"；"忧伤肺，喜胜忧"；"恐伤肾，思胜恐。"（《素问·阴阳应象大论篇》）

【读经感悟】

此言五志相胜疗法。这是利用情志与五脏相应及五行相克规律的一种情志疗法。这种疗法，早在春秋战国时期即有记载，而于《内经》已形成较完整的理论。张子和在此基础上，通过实践将这一疗法进一步具体为"悲可以治怒，以怆恻苦楚之言感之；喜可以治悲，以谑浪亵狎之言娱之；恐可以治喜，以迫遽死亡之言怖之；思可以治恐，以虑彼志此之言夺之；怒可以治思，以污辱欺罔之言触之。凡此五者，必诡诈谲怪，无所不至，然后可以动人耳目，易人视听"（《儒门事亲》）。这一疗法的临床运用，在古代医学文献中有大量医案记载，运用得当可收针药不及的治疗效果。

（三）移精变气法

1. "古之治病，惟其移精变气，可祝由而已。"（《素问·移精变气论篇》）

2. "其祝由而已者……因知百病之胜，先知其病之所由生者，可祝而已也。"（《灵枢·贼风》）

【读经感悟】

以上2条经文言移精变气之祝由疗法。"移精变气"，若按字面解，应当是将精变化为气，即"精化气"之谓，依此理解应是道家修为"炼精化气"的意思。但本句后缀"祝由"，故多解为转移病人的精神以调整改变其气血紊乱的状态而达到治病的目的，因此是一种心理疗法，又称"移情易志"或"精神转移"法，"祝由"就属于这种疗法。由于情志与内脏相关，所以病后患者往往都产生或轻或重、或隐或现的异常情志变化，尤其对自身疾病表现得格外敏感（其程度与"心神"状态有关）。特别在一些情志内伤性疾病中，七情过度伤及脏腑气血，而脏腑气血的病理变化又反转来进一步加重了情绪的变动，以致形成"恶性循环"。此时若不"移情易志"，改变其不良的精神状态，则每每病势缠绵，药之难愈。所谓"精神转移"，就是运用某种方法转移病人对自身疾病的注意力，改变其不良的精神状态，从而达到治疗或辅助治疗的目的。在《内经》之前的上古时代，先人就已通过"祝由"方法，变易病人的精神气血，以治"恬憺之世，邪不能深"之疾。当然，由于社会历史条件的原因，巫术迷信充斥于内而影响其健康发展，"祝由"一科终于被淘汰了。但《内经》中有关"移精变气"的基本精神是宝贵的，其实质是具有丰富临床经验者"因知百病之胜"，具体操作是要"先知其病之所由生"，这样才能"祝由而已"。正如吴鞠通所言："吾谓凡治内伤者，必先祝由，详告以病之所由来，使病人知之，而不敢再犯；又必细体变风变雅，曲察劳人思妇之隐情，婉言以开导之、庄言以振惊之、危言以悚惧之，必使之心悦情服，而后可以奏效如神。"（《医医病书》）当今我们应当在中医心理学理论指导下，对《内经》的祝由疗法加以挖掘、整理和提高。事实上，后世医家在"移精变气"思想指导下，通过实践已积累了许多宝贵经验，足资我们临床借鉴。

余就曾用此法，在20世纪70年代治愈数例考场紧张综合征患者。

（四）心理疏导法

"人之情，莫不恶死而乐生，告之以其败，语之以其善，导之以其所便，开之以其所苦，虽有无道之人，恶有不听者乎？"（《灵枢·师传》）

【读经感悟】

此言通过说理开导，提高病人认知水平以调整情绪的心理疏导法。积极的情绪可使脏腑气机畅达、荣卫通利，有助于疾病的治疗和康复；而消极的情绪则使脏腑气机阻滞、荣卫不利，有碍于疾病的治疗和康复。情绪和社会-心理因素密切相关，所以社会-心理因素对疾病的治疗有着非常重要的影响，因此临床时切莫只见病不见人，要充分重视患者的精神状态以及周围环境对其情绪的影响，设法使之摆脱消极情绪、唤起积极情绪，调动患者自身抗邪向愈的主观能动作用。为了调动患者的主观能动性，临床上可利用语言为工具对患者进行说理开导。本条经文既是心理疏导的早期论述，也可视为中医心理咨询的内容及中医认知疗法的雏形，通过对患者进行说理开导，提高其对疾病的认知水平，使之能认真对待疾病，消除顾虑，增强信心，这样一来唤起了患者的积极情绪，解除了消极情绪，因而调动了"内因"在治疗中的主导作用，可使疗效显著提高。

（五）情志顺势法

"夫治民与自治，治彼与治此，治小与治大，治国与治家，未有逆而能治之也，夫惟顺而已矣……百姓人民皆欲顺其志也……入国问俗，入家问讳，上堂问礼，临病人问所便。"（《灵枢·师传》）

【读经感悟】

此言"顺其志"因势利导的情志疗法。志，《说文》释之"意也"，又曰"心之所之也"，此处所指为意愿、志趣之义，可引申为欲望、欲求。人的情绪好坏与欲望是否获得满足密切相关，而情绪的变化又与疾病的发生和治疗密切相关。当欲求得以实现，欲望得到满足时，自然就会喜从心生，产生有利于疾病治疗的积极情绪。因此当病人的欲求不过分且不难实现时，可"顺其志"因势利导。

"百姓人民皆欲顺其志也"，因此这是一种人性化的心理治疗方法。顺势疗法在临床运用时，首先需了解病人的爱好和所求，故强调"临病人问所便"。便，《正韵》释之"顺也，利也，宜也"。

（六）习以治惊法

"惊者平之。"（《素问·至真要大论篇》）

【读经感悟】

此言惊恐症的心理治疗。"惊者"，是指突然受到惊吓而致气机逆乱的病证，药物治疗应运用镇惊之法以平定之，故曰"惊者平之"。平，《广韵》释之"正也"，又有正常、平常之义。《内经》即将正常之常人称为"平人"。张子和在《儒门事亲》中载一惊恐症的治验例，将"惊者平之"之"平"，引申为"平者，常也"，总结其运用"惊者平之"治疗惊恐症的经验为"惟习可以治惊……使习见习闻则不惊矣"，成为经典的"习以治惊法"，即现代心理治疗中所称之"系统脱敏法"。

（七）惊式心理疗法

"哕……大惊之，亦可已。"（《灵枢·杂病》）

【读经感悟】

此言惊式心理疗法的应用范例。惊，是来自外界的突然恐吓刺激，《内经》曰"惊则气乱"，故对机体某些一时性气机逆乱，而尚未失却调节代偿机能、尚未造成严重病理改变的疾病，可"以乱治乱"，使其达到"乱而复治"的目的。本条就是这一疗法的应用范例。哕，今之呃逆也，《内经》曰："胃为气逆为哕。"若因一时性的气机失调，胃气上逆而致哕者，可运用突然惊吓的方法，如在呃逆将作之时卒击其背或突发声响，以扰乱失调状态下的气机，逆气被阻则呃止，气机重调而病愈。此即现代所谓"惊式心理疗法"。

（八）喜乐疗法

"喜则气和志达，荣卫通利。"（《素问·举痛论篇》）

【读经感悟】

此言喜乐疗法的理论基础。喜乐是一种积极的情绪，因其具有"气和志达，荣卫通利"的作用，故喜乐疗法可治疗由于悲愁、忧愤等不良情绪所致之气机闭塞之证。如《续名医类案》中记载有张戴人运用喜乐疗法治愈大悲哭而发心下痞块一案，乃是气机闭塞于中焦而致。喜乐疗法辨治之关键在于"气机闭塞"，其具体操作，需要根据患者的具体情况及环境条件而灵活变通，有顺其欲而使其喜者，如《续名医类案》所载汪石山以喜去忧治癫痴一案；也有通过戏谑而使其喜者，如《儒门事亲》所载张戴人以戏谑疗痞块一案。当今国内外所流行的"笑疗"，其实就是喜乐疗法的一种形式。"喜为心之志""在声为笑"，"喜则气和志达"，适度逗人发笑，使其喜从心生，则可使心气舒畅、气血和调、荣卫通利，有益于健康长寿，故俗语称"笑一笑，十年少"。笑疗应用于临床，有助于疾病的治疗和康复。

（九）强志意

"志意者，所以御精神，收魂魄，适寒温，和喜怒者也"；"志意和，则精神专直，魂魄不散，悔怒不起，五脏不受邪矣。"（《灵枢·本脏》）

【读经感悟】

此言意志在疾病治疗和康复中的重要作用。强志意，即增强意志的动力作用。意志可驾驭调控其他心理活动，并能调节机体适应外环境的变化，具有保护心身健康的重要作用。意志是能动的意识，是人的主观能动性的突出体现。在疾病的治疗和康复中，意志的作用就是发挥人的主观能动性。中医心理学认为，意志是人身之神的最高层次活动，可驾驭气，行使对机体的调控作用，有利于机体自稳态的维护，在阴阳失调的病理状态下，则有助于恢复阴阳协调的健康态。对于疾病治疗来说，一切治疗手段都是外因，而人的主观能动性则是内因，外因必须通过内因才起作用。《内经》认为，影响临床疗效的重要原因是"神不使也"，"何谓神不使？……精神不进，志意不治，故病不可愈"，《素问·汤液醪醴论篇》明确将志意之神视为愈病之关键。《内经》所强调的"神"在治疗中的重要作用，实际就是意志对机体的调控作用，也就是机体的主观能动作用。因此一个意志坚强的人，能很好地调控自己的精神情绪，对战胜疾病充满信心，持有恒心，在疾病的治疗过程中充分地发挥主观能动性，对提高疗效，缩短病程具有重要的作用。

（十）心理咨询

"治之极于一……一者因得之……闭户塞牖，系之病者，数问其情，以从其意。"（《素问·移精变气论篇》）

【读经感悟】

此为《内经》的心理咨询原则与方法。老子曰"道生一"，又曰"一阴一阳谓之道"，故此处之"一"，是指"一阴一阳"而言。阴阳失调为诸病之本，故"治之极于一"，即"治病必求其本"之义，为此就必须审因辨证以求其所属，故曰"一者因得之"。社会－心理诸因素所致情志失调，是内伤疾病最重要、最常见的病因，因此通过问诊了解这些情况，是审因论治过程中最重要的一环。本条经文不仅强调了情志问诊的重要性，从其方法上看恰似现代之心理咨询。首先提出"闭户塞牖"的环境要求，体现了心理咨询中最重要的保密原则；又提出"系之病者，数问其情，以从其意"的方法，不仅体现了理解性、助人自助和客观中立的原则，而且也体现了医患共情的人本主义思想。再结合《灵枢·师传》所言说理开导一段阐述作为咨询的内容，就构成了一套比较完整的心理咨询过程，因此可以认为现代心理咨询溯源于《内经》时代。

六、食养食疗

1. "毒药攻邪，五谷为养，五果为助，五畜为益，五菜为充，气味合而服之，以补益精气。"（《素问·脏气法时论篇》）

2. "五味各走其所喜，谷味酸先走肝，谷味苦先走心，谷味甘先走脾，谷味辛先走肺，谷味咸先走肾。"（《灵枢·五味》）

3. "谷肉果菜，食养尽之，无使过之，伤其正也。"（《素问·五常政大论篇》）

4. "夫五味入胃，各归所喜……久而增气，物化之常也；气增而久，夭之由也。"（《素问·至真要大论篇》）

【读经感悟】

以上4条经文皆言食疗的基本原则。疾病的治疗不能完全依赖药物，因为药物性味皆有所偏，只有在人体阴阳失调生病后，才可使用药物以偏纠偏，否则反会造成人体伤害，故《内经》将其称为"毒"。当用"毒药攻邪"，邪已祛、正未复时，应当运用谷肉果菜等气味平和的食物来"补益精气"。这里所提谷肉果菜皆冠以"五"，寓有深意。食物根据其性味特点也可归类于五行之中，五行之中同气相通，故食物入胃后，其气味也可各走五脏而有所针对性地补益，这是食疗运用的基本原则之一。饮食五味虽有补益五脏之气的作用，但应合理使用"无使过之"，以免"伤其正也"，否则"气增而久，夭之由也"，这也是食疗的基本原则。

5. "五味所禁：辛走气，气病无多食辛；咸走血，血病无多食咸；苦走骨，骨病无多食苦；甘走肉，肉病无多食甘；酸走筋，筋病无多食酸。是谓五禁，无令多食。"（《素问·宣明五气论篇》）

【读经感悟】

此言饮食五味禁忌。自古以来就有"药食同源"之说，饮食性味虽然比药物平和，但也各有所偏，如辛入肺能散而走气分，故肺气虚之人不宜多食辛；甘入脾而脾主肉，故甘走肉，其性缓逗留，故肥人多肉者不宜多食甘等，因此食疗也需辨证施治。

七、其他疗法

1. "中央者……其病多痿厥寒热，其治宜导引按跷。"（《素问·异法方宜论篇》）

【读经感悟】

此言导引按跷疗法。关于《内经》中的导引按跷，有解为是一种疗法者，认为这是与针、灸、砭、药齐名的五种疗法之一，其特点是使用手指点按穴位或按摩皮肉以疏通经络气血，用以治疗痿厥、寒热等病证。但大多都认为这是指导引、按跷二种疗法。导引，是指起源于上古时代的导引术，通过呼吸俯仰、屈伸手足，导之经脉气血流通，引之肢体筋骨舒展，以发挥"令气已和，令体已柔"的自我治疗和保健作用，即当今所谓气功的动功。按跷，即今之按摩疗法，王冰注曰："按，谓按摩；跷，谓如跷捷者之举动手足。"按跷具有使气血流通、阳气发散的作用。《素问·金匮真言论篇》所言"冬不按跷"，是因冬主闭藏不宜妄泻之故。

2. "北方者……脏寒生满病，其治宜灸焫。"（《素问·异法方宜论篇》）

【读经感悟】

此言灸焫疗法。焫，古通"爇"，点燃、焚烧之义。灸焫，即指利用燃烧的草药熏灼治病的方法，所用之草药多为艾绒，故后世又称为艾灸。经曰"治寒以热"，故灸焫适用于治疗里寒证。

3. "治在燔针劫刺，以知为数，以痛为输……痹也。"（《灵枢·经筋》）

4. "病在筋，调之筋；病在骨，调之骨。燔针劫刺其下及与急者，病在骨，焠针药熨。"（《素问·调经论篇》）

【读经感悟】

以上2条经文言燔针劫刺。燔，《说文》释之"爇也"，义同"焫"，皆为火烧之义。燔针，即烧针之谓，指针刺入体内后再用火烧针使其将热传入病所，以温散寒邪、疏通筋脉。劫，强取也。劫刺，即快速进针，病人有了感觉后即快速出针，"以知为数"。这种疗法用于治疗经筋为病的痹证，与治疗病在骨的"焠针"不同，焠针是指先将针烧红后再迅速刺入体内，以驱逐深部之寒邪，即后世"火针"之谓。

5. "东方之域……其病皆为痈疡，其治宜砭石。"（《素问·异法方宜论篇》）

【读经感悟】

此言砭石疗法。砭石疗法，是指起源于上古石器时代使用砭石为工具的一种治疗方法。砭石，根据《山海经·东山经》所载"高氏之山，其上多玉，其下多箴石"，是指一种似玉非玉的扁平石块，形状如"箴鱼，其状如匙，其喙如箴"，经打磨后制成圆滑的头或锋利的尖或刃，前者成为按摩棒用于按摩经络，后者成为石针、石刀用于刺血排脓，故可用于痛疮的治疗。现代流行之刮痧疗法即是源于砭石。

6. "寒痹之为病也，留而不去，时痛而皮不仁……以药熨之。"（《灵枢·寿夭刚柔》）

【读经感悟】

此言熨法。用热敷帖谓之熨。熨法是一种用药热敷的治疗方法，具有温散寒邪、通经止痛的作用，故可用于治疗寒痹，如《灵枢·寿夭刚柔》所载寒痹熨法。

7. "颊筋有寒，则急引颊移口，有热则筋弛纵缓不胜收，故僻。治之以马膏，膏其急者。"（《灵枢·经筋》）

【读经感悟】

此言膏法。这是一种将药物制成膏状或直接用脂膏之类外贴于局部的一种治疗方法，其作用与所用药物及外贴部位有关，一般多用于搜风驱寒、缓筋止痛。如《灵枢·经筋》所言马膏膏法，即直接用马脂外贴筋急处口角，配合"白酒合桂，以涂其缓者"，治疗"颊筋有寒"之口僻。

8. "其有邪者，渍形以为汗。"（《素问·至真要大论篇》）

【读经感悟】

此言渍法。渍，《说文》释之"沤也"，浸泡之义。渍法，即今之药浴，根据其所用之药物而有不同的治疗作用。若外感风寒，则用艾叶、荆芥、防风之类祛风散寒之品煎汤加温水中，入浴渍之，邪气可随汗出而散。

运气

一、运气学说的理论基础及推衍工具

1."太虚寥廓，肇基化元，万物资始，五运终天，布气真灵，揔统坤元，九星悬朗，七曜周旋，曰阴曰阳，曰柔曰刚，幽显既位，寒暑弛张，生生化化，品物咸章。"(《素问·天元纪大论篇》)

【读经感悟】

此言运气学说的天文学背景。辽阔的太虚是从无到有化生万物之元始，此即所谓"道生一"之"一"，亦"无极生太极"之谓；"一生二"，即"太极生两仪"，已有阴阳变化而形成了五气之运行，此亦"二生三"。五运真灵之气充斥天地而"揔统坤元"，日月星辰的周期性运行形成的昼夜幽显、寒暑变迁等，便是天地阴阳变化的体现。这种正常的变化可化生万物而"品物咸章"，此即"三生万物"，其条件是"冲气以为和"。若出现"不和"之异常变化，不仅不能化生万物，反成杀伐之本。人生于天地之间，其生命必然也受到这种变化的影响。运气学说就是从天体运动节律来探讨气候变化及对生命的影响，因此有着深刻的天文学背景。

运气学说是在此背景下，以"人与天地相应"的整体观为指导思想，阴阳五行学说为理论核心，阐述了气候变化对人体发病影响的规律。运气学说的提出不是古人的主观臆测，不仅具有天文学的背景，同时在气象、历法、物候等方面也都有一定的客观依据。它是古人在长期生活和生产实践中得来的，是古人长期以来认真观察自然界气候变化现象，以及对人体生理、病理方面的影响总结出来的。自然界客观存在的气候变化，以及生物与人对这些变化所产生的相应变化，便是运气学说提出的客观物质基础，因此具有朴素的唯物主义和辩证法思想。

2."天气始于甲，地气始于子，子甲相合，命曰岁立，谨候其时，气可与期。"(《素问·六微旨大论篇》)

【读经感悟】

此言运气推衍的干支工具及甲子相合的意义。

干，指天干，即甲、乙、丙、丁、戊、己、庚、辛、壬、癸"十干"。其中甲、丙、戊、庚、壬位奇者为阳干，乙、丁、己、辛、癸位偶者为阴干。十干最初是古代物候的符号，如甲，是种子生机发动，牙胞初裂将破甲壳而出的状态，《后汉书·章帝纪》曰："方春生养，万物孚甲。"乙，则是初生之芽尚乙屈的状态。干，又作为记日的符号。作为天日次第的符号，始于殷代之前。颜师古注《汉书》："干，犹个也。"十干即十个，又因用其计天日次第，故又称"天干""十天干"。

支，指地支，即子、丑、寅、卯、辰、巳、午、未、申、酉、戌、亥十二支。其中子、寅、辰、午、申、戌位奇者为阳支，丑、卯、巳、未、酉、亥位偶者为阴支。十二支最初也是物候符号，如《史记·律书》曰："寅，言万物始生蚓然也；……卯之为言茂也……"寅为万物开始萌动，由萌动而初茂为卯。因其表示地之生物演变之象，故又称为"地支"。地支计象，是与一年十二月生物发展形象相吻合，因而又把十二支分建于十二月，称为"月建"。

因天干始于甲，地支始于子，干支相合从甲子相合开始，阳干配阳支、阴干配阴支，60年一周期，故称为一"甲子"，此即"子甲相合，名曰岁立"。干支甲子历法中天干主五运盛衰，地支主六气变化，干支相合，则每年之运气即明，故曰"谨候其时，气可预期"。运气相合，以分析、推衍各年之气候变化情况，此即《素问·天元纪大论篇》所云："天以六为节，地以五为制，周天气者六期为一备；终地纪者五岁为一周。五六相合，七百二十气为一纪，凡三十岁。千四百四十气，凡六十岁，而为一周。不及太过，斯皆见矣。"

二、五运

（一）天干化五运

"土主甲己，金主乙庚，水主丙辛，木主丁壬，火主戊癸。"（《素问·五运行大论篇》）

【读经感悟】

此言天干化五运。五运，是指五方五行之气的运动，这是影响气候变化的重要因素之一。具体指木运、火运、土运、金运、水运。五运既概括了一年五季气候变化的运动规律，也总结了统主一岁的五种气象运动规律。因而五运又分为"岁运（大运）""主运"和"客运"。

岁运是指主管全年的五运之气，可用其说明全年的气候变化特点，故又称为"大运"。岁运的推算，是以"天干纪运"的方法，按《太始天元册》所载古天象"天干化五运"而定，即"甲己化土、乙庚化金、丙辛化水、丁壬化木、戊癸化火"。此即《素问·天元纪大论》所云："甲己之岁，土运统之；乙庚之岁，金运统之；丙辛之岁，水运统之；丁壬之岁，木运统之；戊癸之岁，火运统之。"

主运是指分主一年五季气候正常变化的五运之气。因这些变化历年不变，周而复始，故称为"主运"。主运的推衍方法，是将一年分为五个运季，每运时间为 365.25 日／5＝73 日 5 刻。初运自大寒日开始，为木运，以相生之序依次排列木运—火运—土运—金运—水运。主运又有五音健运、太少相生之说。

客运是与主运相对而言。因其年年变化，如客之往来，故曰"客运"。客运反映了每年五运之季的异常气候变化。客运的推算方法，是以当年岁运为初运，依循五行太少相生之序，分作五步，行于主运之上，对主运之气进行干扰，使之发生异常改变。客运如客之来去，年年不同，十年一周期。

（二）五运三纪

1."其有至而至，有至而不至，有至而太过"；"至而至者和；至而不至，来气不及也；未至而至，来气有余也。"（《素问·六微旨大论篇》）

【读经感悟】

此言"五运三纪"之概念。五运三纪，是指五运之气的变化有太过、不及和平气三种情况。"未至而至"是谓太过，运气偏盛而有余，年干属阳者均主岁运太过。"至而不至"是谓不及，运气偏衰而不足，年干属阴者均主岁运不及。"至而至者"是谓平气，运气平和。平气有以下三种情况。其一，运不及而得助：阴干之岁得年支之助即可平。如癸巳年，癸为火运不及，而得巳火之助，故转为平气。其二，运太过而被抑：阳干之岁受年支司天之气的制约即可平。如戊辰年，戊为阳火，但辰年太阳寒水司天，水克火，故可转为平气。其三，干德符：大寒节为初运之始，若交运时刻之年干、月干、日干、时干相合，也可转为平气，故称"干德符"。

2. "平气何如……木曰敷和，火曰升明，土曰备化，金曰审平，水曰静顺"；"敷和之纪，木德周行，阳舒阴布，五化宣平……其化生荣……其政发散，其候温和，其令风。"（《素问·五常政大论篇》）

【读经感悟】

此言平气之年的气候、物候变化及发病特点。"木曰敷和，火曰升明，土曰备化，金曰审平，水曰静顺"，这是五运平气之象，其气候平和，生化正常，因而也很少发生流行病。如木运平气之年，其"木德周行"，木之德性为生发条达、敷布调和，故称为"敷和之纪"，其德周行于天下，则"阳舒阴布，五化宣平……其化生荣……其政发散，其候温和，其令风"，如此正常之气象，自然就很少有流行病发生。

3. "木曰发生，火曰赫曦，土曰敦阜，金曰坚成，水曰流衍"；"发生之纪，是谓启陈，土疏泄，苍气达……其化生……其政散，其令条舒……其变振拉摧拔……其脏肝脾。"（《素问·五常政大论篇》）

4. "岁木太过，风气流行，脾土受邪，民病飧泄、食减、体重烦冤，肠鸣、腹支满……甚则忽忽善怒，眩冒、巅疾。化气不政，生气独治，云物飞动，草木不宁，甚而摇落，反胁痛而吐甚。"（《素问·气交变大论篇》）

【读经感悟】

以上2条经文言五运太过之年的气候、物候变化及发病特点。"木曰发生，火曰赫曦，土曰敦阜，金曰坚成，水曰流衍"，这是五运太过之象。五运太过的气候变化规律是本运之气盛，本气流行而所胜被抑。其对气候、物候的影响，如木运太过，则发散疏泄太过而失去木之敷和之德，故"土疏泄，苍气达……其化生……其政散，其令条舒"。经曰"在天为风，在地为木"，故岁木太过，气候变化风气大来，可有"振拉摧拔"之变。木主生而土主化，木过盛则土受抑，故"化气不政，生气独治"，风气流行则"云物飞动，草木不宁，甚而摇落"。其对人体疾病的影响，因风气通于肝而属木，脾属土，故"岁木太过，风气流行，脾土受邪"，此肝木乘脾土也，临床多见"飧泄、食减、体重烦冤，肠鸣、腹支满"等。而"忽忽善怒，眩冒、巅疾……反胁痛而吐甚"，则为肝之本脏病变。因此岁运太过之年的发病规律可总结为：本脏及所胜之脏病。

5."木曰委和，火曰伏明，土曰卑监，金曰从革，水曰涸流"；"委和之纪，是谓胜生，生气不政，化气乃扬，长气自平，收令乃早，凉雨时降，……其主雾露凄沧。"（《素问·五常政大论篇》）

6."岁木不及，燥乃大行，生气失应，草木晚荣，肃杀而甚……民病中清，胠胁痛，少腹痛，肠鸣溏泄……病寒热……咳而鼽。"（《素问·气交变大论篇》）

【读经感悟】

以上2条经文言五运不及之年的气候、物候变化及发病特点。"木曰委和，火曰伏明，土曰卑监，金曰从革，水曰涸流"，这是五运不及之象。五运不及之年，其气候变化规律是本运之气衰，而胜运之气（胜气，即本运所不胜之气）大行，己所胜之气失去制约而扬。其对气候、物候的影响，因木主生、火主长、土主化、金主收、水主藏，故木运不及之"委和之纪"，金之收胜木之生，而曰"胜生"，其"生气不政，化气乃扬，长气自平，收令乃早"，故"凉雨时降，……其主雾露凄沧"，"燥乃大行，生气失应，草木晚荣，肃杀而甚"，这是由于木运不及而从金化的现象。其对人体的影响，因木运不及，燥金之气大行，肺属金燥气通于肺，故可见"寒热、咳而鼽"等肺之病候；金气旺盛尅伐肝木，则见"胠胁痛，少腹痛"等肝经病候；进一步还可见"中清……肠鸣溏泄"等脾之病候。由此可总结五运不及之年的发病规律为：胜运之脏发病；"己所不胜侮而乘之"而致本脏发病；"己所胜轻而侮之"而见所胜之脏发病。

（三）五运胜复

1."岁木不及，燥乃大行……复则炎暑流火……柔脆草木焦槁，下体再生，华实齐化，病寒热、疮疡、痱胗、痈痤。"（《素问·气交变大论篇》）

2."赫曦之纪……暴烈其政，藏气乃复，时见凝惨……邪伤心也"；"不恒其德，则所胜来复。"（《素问·五常政大论篇》）

【读经感悟】

以上2条经文言五运胜复之气对气候、物候及发病的影响。

在运不及的情况下，可出现胜复之气的变化。胜气，指胜本运之气，如岁木不及，燥乃大行，燥则为胜木运之胜气。复气，为报复之气、子复母仇之气。复气的发生，对气候、物候及人体的发病也都产生一定的影响。如"岁木不及，燥乃大行"，燥金之气为木之"胜气"，燥气司令一个时期后，木气之子火气来复，火克金而成为"复气"，因而出现"复则炎暑流火……柔脆草木焦槁，下体再生，华实齐化"的现象，其病也多发"寒热、疮疡、痱胗、痈痤"等火热之证。

太过之运，也可产生复气。如火运太过之"赫曦之纪"，因"暴烈其政""不恒其德"，故必遭报复而"所胜来复"。水克火，故寒水之气为其复气。因水主冬令为藏气，故曰"藏气乃复"，而见"凝惨"之象。因心为火脏，故寒水之气来复而"邪伤心也"。

（四）五运郁发

"水发而雹雪，土发而飘骤，木发而毁折，金发而清明，火发而曛昧"；"太过者暴，不及者徐，暴者为病甚，徐者为病持。"（《素问·六元正纪大论篇》）

【读经感悟】

此言五运郁发之气对气候、物候及发病的影响。五运之气被胜气抑制后，由于抑郁过极而发之气，称为"郁发之气"。如岁木太过则制土，土气郁极而发，称为"土郁之发"。五运郁发，或因岁运太过，其所胜之气郁发；或因岁运不及，其本运被胜运之气郁极而发。《素问·六元正纪大论》中详细阐述了"五郁之发"的情况，包括发作时的气候、物候变化，致病特点及郁气将发时的先兆等。

五运郁发有一定的规律性：一、"待时而作"，郁到极度的时候才发。二、郁发之气仍为五运之气的特点，即所谓"水发而雹雪，土发而飘骤，木发而毁折，金发而清明，火发而曛昧"。三、郁气的发作，常与当年六气六步有关，如土郁之发常在四之气。四、郁发有微甚，运太过之年郁发之气急暴，为病也严重；运不及之年，郁发之气缓慢，为病也轻微，此即所谓"太过者暴，不及者徐，暴者为病甚，徐者为病持"。

郁发之气的致病特点：一、致病多在相应脏腑，如土郁之发，多病脾胃等。二、脏腑发病时间，在郁气发作之时，与六气六步相关，如土郁之发，多在四之气（太阴湿土）时发生脾胃病。

三、六气

（一）六气标本

"厥阴之上，风气主之；少阴之上，热气主之；太阴之上，湿气主之；少阳之上，相火主之；阳明之上，燥气主之；太阳之上，寒气主之。所谓本也，是谓六元。"（《素问·天元纪大论篇》）

【读经感悟】

此言六气之标本。六气，是指风、寒、暑、湿、燥、火六种不同的气候特征，这是气候变化的本元。因暑与火是同性为热，故在运气学中以君火与相火代之，而以相火为烈。三阴三阳为六气之标象，标本相合，则为厥阴风木、少阴君火、太阴湿土、少阳相火、阳明燥金、太阳寒水。六气又有主客之分。

（二）主气

1. "显明之右，君火之位也；君火之右，退行一步，相火治之；复行一步，土气治之；复行一步，金气治之；复行一步，水气治之；复行一步，木气治之；复行一步，君火治之。"（《素问·六微旨大论篇》）

【读经感悟】

此言主气之推衍。主气，是主司一年六步的正常气候变化，因其年年如此，固定不变，故称之为"主"。又因其居恒不变，静而守位，故与客气相对，又称为"地气"。主气的推衍方法，是将一年24节气从大寒始分为六步，每步4个节气，计60.875天。每步各有一主时之气，即主气。主气的推衍，在《素问·六微旨大论》中是以少阴君火为基准，即"显明之右，君火之位也"。显明，日出东方之卯位，24节气中的春分点位，面向此点位向右数4个节气至小满，为少阴君火主气，此为二之气。依次向右至大暑为三之气，少阳相火主之；至秋分为四之气，太阴湿土主之；至小雪为五之气，阳明燥金主之；至大寒为终之气，太阳寒水主之；至次年春分为次年的初之气，厥阴风木主之。以此推衍，一岁之六气的主气定矣。由此也可见，主气是随着节气而变的客观气候变化。

2. "相火之下，水气承之；水位之下，土气承之；土位之下，风气承之；风位之下，金气承之；金位之下，火气承之；君火之下，阴精承之。"（《素问·六微旨大论篇》）

3. "亢则害，承乃制，制则生化，外列盛衰，害则败乱，生化大病。"（《素问·六微旨大论篇》）

【读经感悟】

以上2条经文言六气间的亢害承制。六气主时，必得下承之气的抑制，才能保证其变化不会太过。因此，六气间的亢害承制是对六时气候正常变化的自然调节。此即所谓"相火之下，水气承之；水位之下，土气承之；土位之下，风气承之；风位之下，金气承之；金位之下，火气承之；君火之下，阴精承之"。这种正常的承制调节了气候的正常变化，是万物生化正常的保障，一旦这种承制遭到破坏，则将发生灾害，故曰"亢则害，承乃制，制则生化，外列盛衰，害则败乱，生化大病"。

4. "夫气之所至也，厥阴所至为和平，少阴所至为暄，太阴所至为埃溽，少阳所至为炎暑，阳明所至为清劲，太阳所至为寒雾，时化之常也。"（《素问·六元正纪大论篇》）

【读经感悟】

此言六气之正。这是指六气主气的正常变化，即时至而至，气候正常，其对生物的影响是按序而"生、长、化、收、藏"，故曰"时化之常也"。

5. "至而不至，来气不及也"；"未至而至，来气有余也"。（《素问·六微旨大论篇》）

【读经感悟】

此言六气之变。这是指六气主气的异常变化，即"至而不至，来气不及也"，"未至而至，来气有余也"。故六气之变也有太过与不及。这种异常的气候变化，必然会影响物候变化及发病。

6. "清气大来，燥之胜也，风木受邪，肝病生焉；热气大来，火之胜也，金燥受邪，肺病生焉；寒气大来，水之胜也，火热受邪，心病生焉；湿气大来，土之胜也，寒水受邪，肾病生焉；风气大来，木之胜也，土湿受邪，脾病生焉。"（《素问·至真要大论篇》）

7. "厥阴之胜，耳鸣头眩，愦愦欲吐，胃鬲如寒……胃脘当心而痛，上支两胁，肠鸣飧泄。"（《素问·至真要大论篇》）

【读经感悟】

以上2条经文言六气之胜对发病的影响。六气之变有胜气和复气。胜气，是指主时之气太过，即"未至而至"者，而成为所胜之气的胜气；或主气不及而所不胜之气成为胜气。胜气的产生可使所胜之气受抑，其病除本脏外，还病所胜之脏，即所谓"清气大来，燥之胜也，风木受邪，肝病生焉"等。胜气发病情况，如"厥阴之胜"可见"耳鸣头眩……上支两胁"等肝经病候，及"愦愦欲吐，胃鬲如寒……胃脘当心而痛，肠鸣飧泄"等脾胃病候。

8. "厥阴之复，少腹坚满，里急暴痛，偃木飞沙……厥心痛，汗发呕吐，饮食不入，入而复出，筋骨掉眩，清厥，甚则入脾，食痹而吐。"（《素问·至真要大论篇》）

9. "夫所胜者，胜至已病，病已愠愠而复已萌也。夫所复者，胜尽而起，得位而甚。胜有微甚，复有多少，胜和而和，胜虚而虚，天之常也。"（《素问·至真要大论篇》）

【读经感悟】

以上2条经文言六气之复对发病的影响。经曰"有胜之气，其必来复也"。有胜气必有复气，复气为制约胜气之气，如风气太过，胜土湿之气，而燥金之气来复，故燥金为风木之复气。以"厥阴之复"为例，此为湿气太过而胜寒水，寒水之子风木之气来复；其自然变化为"偃木飞沙"（复气主令）；其发病特点是病厥阴复气对应之肝木及所胜之脾土，故可见"少腹坚满，里急暴痛……汗发呕吐，饮食不入，入而复出，筋骨掉眩清厥，甚则入脾，食痹而吐"等病候。

关于复气产生的时间，在胜气到来之时业已萌芽，胜气终了之时即开始，故曰"夫所胜者，胜至已病，病已愠愠而复已萌也。夫所复者，胜尽而起，得位而甚"。关于复气的强弱，随胜气多少而定，故曰"胜有微甚，复有多少，胜和而和，胜虚而虚，天之常也"。

（三）客气

1. "上下有位，左右有纪，故少阳之右，阳明治之；阳明之右，太阳治之；太阳之右，厥阴治之；厥阴之右，少阴治之；少阴之右，太阴治之；太阴之右，少阳治之。"（《素问·六微旨大论篇》）

【读经感悟】

此言客气之推衍。客气，是指天阳之气本身的盛衰变化，也即在天的三阴三阳之气的变化，因其运动不息，岁岁有变，犹如客之往来，因此与主时守位的主气不同，而称为"客气"。与主气为"地气"相对而言，又称为"天气"。客气仍是按六步运行，但次第与主气不同，是随年支而呈周期变化，故与"天干纪运"相对，又称为"地支纪气"。客气的六步，分为司天（上）、在泉（下）、左右二间气（司天之气与在泉之气之间）。客气的排列顺序按本条经文所言，是少阳—阳明—太阳—厥阴—少阴—太阴—少阳。这是按阴阳多少之三阴三阳顺序排列，周而复始呈周期性变化。

2. "子午之岁，上见少阴；丑未之岁，上见太阴；寅申之岁，上见少阳；卯酉之岁，上见阳明；辰戌之岁，上见太阳；巳亥之岁，上见厥阴。"（《素问·天元纪大论篇》）

【读经感悟】

此言地支纪气。地支纪气，是指司天之气而言。司天之气位于六气运行圆图的上方，故曰"上见"，如"子午之岁，上见少阴"，即指子、午年为少阴君火司天。以此则丑、未年为太阴湿土司天，寅、申年为少阳相火司天，卯、酉年为阳明燥金司天，辰、戌年为太阳寒水司天，巳、亥年为厥阴风木司天。

3. "厥阴司天，其化以风；少阴司天，其化以热；太阴司天，其化以湿；少阳司天，其化以火；阳明司天，其化以燥；太阳司天，其化以寒。"（《素问·至真要大论篇》）

【读经感悟】

此言司天之气对气候的影响。司天，轮值主司天气之令，主管一年客气变化特点。如"厥阴司天，其化以风"，凡巳、亥之岁厥阴风木司天，受此影响则多风，余皆类推。因司天之气其位在上，故对上半年气候变化的影响尤大。

4. "岁半之前，天气主之；岁半之后，地气主之；上下交互，气交主之，岁纪毕矣。"（《素问·六元正纪大论篇》）

【读经感悟】

此言在泉之地气。在六气运行圆图中，上为天，为司天之气所居，故又称为"天气"；下为地，为在泉之气所居，故又称为"地气"。因此在泉之气，即指在下的地气，是地气在不同的岁支影响下所产生的不同气候，主司下半年，故曰"岁半之前，天气主之；岁半之后，地气主之"，司天、在泉"上下交互"影响着全年的气候变化，故曰"岁纪毕矣"。在泉之气与司天之气阴阳相对，即一阴司天则一阳在泉（厥阴-少阳）；二阴司天则二阳在泉（少阴-阳明）；三阴司天则三阳在泉（太阴-太阳），反之亦然。

5. "司左右间，是谓间气也……间气者，纪步也。"（《素问·至真要大论篇》）

【读经感悟】

此言左右二间气。客气除司天、在泉二气外，其余四气皆为间气，故曰"司左右间，是谓间气也"。四间气分别影响一、二步和四、五步的气候变化，故又曰"间气者，纪步也"。由于司天、在泉所在南北方位不同，故司天左右间与在泉左右间位置相反。根据《素问·五运行大论篇》所载，司天之左右间是"面北而命其位"，故四步为左间，二步为右间；在泉之左右间是"面南而命其位"，故一步为左间，五步为右间。

6. "司岁备物，则无遗主矣……天地之专精也。"（《素问·至真要大论篇》）

7. "六气五类，有相胜制也，同者盛之，异者衰之，此天地之道，生化之常也。"（《素问·五常政大论篇》）

8. "厥阴司天，毛虫静，羽虫育，介虫不成；在泉，毛虫育，倮虫耗，羽虫不育。"（《素问·五常政大论篇》）

9. "五味所资，生化有薄厚，成熟有多少……寒热燥湿不同其化也。故少阳在泉，寒毒不生，其味辛，其治苦酸，其谷苍丹。"（《素问·五常政大论篇》）

【读经感悟】

以上4条经文皆言"司岁备物"。经曰"阴阳者，天地之道也，万物之纲纪"，阴阳之变化影响万物之生化。每年的阴阳变化体现在气候上，就是三阴三阳的六气变化，尤其是司天在泉之气影响着全年的气候变化特点，必然影响到动植物的生长化收藏，所以《内经》运气学说提出了"司岁备物"的概念。司岁备物，就是根据每年司天在泉的变化，有针对性地选择与其相合的物种进行种植、采摘、储备，以得其"天地之专精也"。以其"同者盛之，异者衰之"之理，动物之五类毛羽裸鳞介，育与不育、成与不成，皆与司天在泉有关。如厥阴司天、少阳在泉的年份，属火之羽虫与在泉之少阳相火相合，故"羽虫育"；而属水之介虫与少阳相火不和，故"介虫不成"。同理，五味之厚薄、五谷之成熟及其寒热之性，也皆与司天在泉有关。因秋主收获，故尤与在泉相关，即经曰"地气制之也，非天不生地不长也"。如少阳相火在泉，则"寒毒不生"；金味辛，火克金，故辛寒之品其气不专而味薄，不宜储备。苦味属火，得少阳相火之助，故其味厚；酸味属木为火之母，母以子为贵，故其味亦厚。火在色为丹、木在色为苍，故得少阳在泉之气相助"其谷苍丹"。

由此可见，药物与食物的质量与"司岁备物"有着密切的关系。当今人们只注重产地对药材质量的影响，而有"地道药材"之说，殊不知天之六气变化也直接影响着药材的质量。因此"司其岁"而适时种植、采收的药材，因其性味专而正，可称之为"天道药材"，宜于储藏而备用。

（四）客主加临

1. "气相得则和，不相得则病。"（《素问·五运行大论篇》）

2. "主胜逆，客胜从。"（《素问·至真要大论篇》）

3. "君位臣则顺，臣位君则逆。"（《素问·六微旨大论篇》）

【读经感悟】

以上3条经文皆言客主加临的意义。所谓"客主加临"，即是将每年轮值的客气六步，分别加在年年不变的主气六步之上。即将"动而不息"的天气，加在"静而守位"的地气之上，以分析客主之间的关系，借以推测当年各步的气候变化特点，即所谓"以客加主，而推其变"（《普济方》）。客主加临的方法是，首先将值年司天之气加临主气三之气之上，在泉之气加临主气终之气上，其余各间气相应加临于一、二、四、五之气上。客主加临后，分析客主气之间的关系是否相得，是否顺逆。

"气相得"，是指客主同气或相生，气候平和，不病；"不相得"，是指客主相克，气候反常，主病。故曰"气相得则和，不相得则病"。

"主胜逆"，是指主气胜客气。因主气为常气，若胜客气则客气无从司令，故为逆。"客胜从"，是指客主相生（相得）或客气胜主气。因客气短暂，故对主气的影响不大，即使不相得也为顺。

若少阴君火与少阳相火相加，君火加临相火之上，此为"君位臣则顺"；相火加临君火之上，此为"臣位君则逆"。

四、运气同化

（一）天符

"应天为天符"（《素问·天元纪大论篇》）；"土运之岁上见太阴；火运之岁，上见少阳、少阴；金运之岁，上见阳明；木运之岁，上见厥阴；水运之岁，上见太阳"（《素问·六微旨大论篇》）。

【读经感悟】

此言运气同化之天符。运气同化，是指五运和六气同类化合的情况，有"天符""岁会""同天符""同岁会""太乙天符"五种。天符，指岁运之气与司天之气的五行属性相符而同化的情况，即所谓"应天为天符"。如甲、己年为土运之岁，与岁支丑未太阴湿土司天相合，结果为己丑、己未二年，此即"土运之岁，上见太阴"的天符年。以此合之，一甲子60年中有12年为天符。除己丑、己未外，戊寅、戊申、戊子、戊午，为"火运之岁，上见少阴少阳"；乙卯、乙酉，为"金运之岁，上见阳明"；丁巳、丁亥，为"木运之岁，上见厥阴"；丙辰、丙戌，为"水运之岁，上见太阳"。

（二）岁会

"承岁为岁值"（《素问·天元纪大论篇》）；"木运临卯，火运临午，土运临四季，金运临酉，水运临子"（《素问·六微旨大论篇》）。

【读经感悟】

此言运气同化之岁会。岁会，是指岁运与岁支正位的五行属性相合同化的情况，即所谓"承岁为岁值"。值，即会合之义。岁支的五行属性，按东南西北中正位而言，东方卯位属木、南方午位属火、西方酉位属金、北方子位属水，中央丑未辰戌四季属土。如丁、壬木运之岁，与卯年之木相合，结果为丁卯年，此即"木运临卯"之岁会年。以此合之，一甲子60年中有8年为岁会。除丁卯外，戊午年为"火运临午"，甲辰、甲戌、己丑、己未为"土运临四季"，乙酉年为"金运临酉"，丙子年为"水运临子"。

岁支中子、午、卯、酉为四正位，故丙子、戊午、丁卯、乙酉4年为"四直承岁"。而寅、巳、申、亥为东、南、西、北的不当位（不居正位），凡此4支与岁运相会之年，虽不为岁会，但称"类岁会"，即壬寅、癸巳、庚申、辛亥4年。

（三）同天符

"太过而同地化者……甲辰、甲戌太宫，下加太阴；壬寅、壬申太角，下加厥阴；庚子、庚午太商，下加阳明。如是者三……太过而加同天符。"（《素问·六元正纪大论篇》）

【读经感悟】

此言运气同化之同天符。凡逢阳年，岁运太过之气与在泉之气相合，即所谓"太过而同地化者"称为"同天符"。甲辰、甲戌年，岁运甲为阳土主太过，五音建运为太宫；岁支辰戌上为太阳寒水司天而下为太阴湿土在泉，故二者相合同化为"同天符"。同理，壬寅、壬申太角之岁，与寅申之厥阴风木在泉相合同化；

庚子、庚午太商之岁，与子午之阳明燥金在泉相合同化。如此三种情况一甲子共有六年皆为同天符，即所谓"如是者三……太过而加同天符"。

（四）同岁会

"不及而同地化者……癸巳、癸亥少徵，下加少阳；辛丑、辛未少羽，下加太阳；癸卯、癸酉少徵，下加少阴。如是者三……不及而加同岁会也。"（《素问·六元正纪大论篇》）

【读经感悟】

此言运气同化之同岁会。凡逢阴年，岁运不及之气与在泉之气相合，即所谓"不及而同地化者"称为"同岁会"。癸巳、癸亥为火运不及之少徵之岁，下与巳亥少阳相火在泉之气相合同化；辛丑、辛未为水运不及之少羽之岁，下与丑未太阳寒水在泉之气相合同化；癸卯、癸酉火运不及之少徵之岁，下与卯酉少阴君火在泉之气相合同化，如此三种情况一甲子共有六年，皆为同岁会，即所谓"如是者三……不及而加同岁会也"。

（五）太乙天符

"三合为治。"（《素问·天元纪大论篇》）

【读经感悟】

此言运气同化之太乙天符。"三合为治"，是指既是天符，又是岁会，即岁运之气、司天之气、岁支三者相合同化而主令的年份。因其为一甲子60年中最少见的天符年份，故称"太乙天符"。太乙，即太一，尊贵之称。一甲子太乙天符只有四年，即戊午、乙酉、己丑、己未。

（六）运气同化的意义

"天符为执法，岁会为行令，太乙天符为贵人"；"中执法者，其病速而危；中行令者，其病徐而持；中贵人者，其病暴而死。"（《素问·六微旨大论篇》）

【读经感悟】

此言运气同化的意义。运气同化，虽然彼此之间没有克制胜复，使气候变化处于较稳定的状态，但却可因此而形成较单纯的一气偏胜独治的"亢则害"的后果。此以"执法""行令""贵人"来形容这种同化的力量和作用，曰"天符为执法，岁会为行令，太乙天符为贵人"。在天符执法之岁，运气亢而无制，故"中执法者，其病速而危"；在岁会行令之岁，岁运之气出自本位，是正邪发病，故"中行令者，其病徐而持"；在太乙天符贵人之岁，"三合而治"其亢盛至极，故"中贵人者，其病暴而死"。

五、三年化疫

1．"假令甲子，刚柔失守，刚未正，柔孤而有亏，时序不令，即音律非从，如此三年，变大疫也。……又有下位己卯不至，而甲子孤立者，次三年作土疬。"（《素问遗篇·刺法论》）

2．"假令甲子阳年，土运太窒，如癸亥天数有余者，年虽交得甲子，厥阴犹尚治天，地已迁正，阳明在泉，去岁少阳以作右间，即厥阴之地阳明，故不相和奉者也。癸己相会，土运太过，虚反受木胜，故非太过也……木既胜而金还复，金既复而少阴如至，即木胜如火而金复微，如此甲己失守，后三年化成土疫，晚至丁卯，早至丙寅。……又只如甲子年，如甲至子而合，应交司而治天，即下己卯未迁正，而戊寅少阳未退位者，亦甲己未合德也，即土运非太过，而木乃乘虚而胜土也，金次又行复胜之，即反邪化也。"（《素问遗篇·本病论》）

【读经感悟】

"三年化疫"，是用干支纪岁，运气相参，以"刚柔失守"预测后三年所流行之"五疬（疫）"的学说。凡阳干为刚、阴干为柔，"刚正于上，则柔合于下；柔正于上，则刚合于下"（《类经》），是谓"守位"，反之则为"刚柔失守"。如甲己都为土运，甲为刚、己为柔，甲子年少阴司天则刚位上，卯酉阳明在泉与己相配则柔位下，刚柔守位谓之"合德"。《素问遗篇·本病论》有"天地二甲子"之论，司天与在泉皆以干支相配。此以年干之刚柔与司天、在泉相配，是《素问遗篇》的特点，与《素问》"七篇大论"不同，这也是《素问遗篇》为伪书的质疑点之一。

以上2条经文言甲己失守三年化成土疫。甲子年土运太过为"刚"，但若上一年癸亥厥阴风木司天未退位而"厥阴犹尚治天"，则甲子少阴君火司天之未能迁正，上仍行癸（柔）亥之令，但下己（柔）卯阳明在泉已迁正，故下之柔失上之刚相配而"孤而有亏"，此上厥阴下阳明，即"厥阴之地阳明，故不相和奉之也"。"癸己相会"而"刚柔失守"，甲本为土运太过，但被木气所抑而"刚未正"，故曰"非太过也"。此必然造成"时序不令"，因此产生胜复郁发的变化，"木既胜而金还复，金既复而少阴如至"，继续则水气复之，土气复之，加之土气之郁发，故三年化成"土疫"。"三年"并非固定之数，"早至丙寅"水运之年，土气郁发而胜水；"晚至丁卯"木运之年，土气郁发反侮木。

若甲子少阴司天迁正，即"交司而治天"，但上年之戊寅少阳在泉未退位，而本年己卯阳明在泉未迁正，以致上甲（刚）子与下戊（刚）寅相会，而"刚柔失守"致"甲子孤立"，此亦为"甲己未合德也"，即"甲己失守"，甲土太过仍受木气之抑"非太过也"，经胜复郁发之变，"次三年作土疠"。司天未退位所化称为"疫"，在泉未退位所化称为"疠"，其病状相同，统称疫疠。

3. "假令丙寅，刚柔失守，上刚干失守，下柔不可独主之，中水运非太过，不可执法而定之，布天有余而失守上正，天地不合即律吕音异，如此即天运失序，后三年变疫。……又有下位地甲子，辛巳柔不附刚，亦名失守，即地运皆虚，后三年变水疠。"（《素问遗篇·刺法论》）

4. "假令丙寅阳年太过，如乙丑天数有余者，虽交得丙寅，太阴尚治天也，地已迁正，厥阴司地……即天太阴而地厥阴，故地不奉天化也。乙辛相会，水运太虚，反受土胜，故非太过……太羽不应，土胜而雨化，木复即风，此者丙辛失守其会，后三年化成水疫，晚至己巳，早至戊辰。……又只如丙寅年，丙至寅且合，应交司而治天，即辛巳未得迁正，而庚辰太阳未得退位者，亦丙辛不合德也，即水运亦小虚而小胜，或有复，后三年化疠，名曰水疠。"（《素问遗篇·本病论》）

【读经感悟】

以上2条经文言丙辛失守三年化成水疫。丙寅年本为水运太过，少阳司天，厥阴在泉，上丙（刚）寅、下辛（柔）巳，刚柔相济而"合德"。但若上年乙丑太阴司天未退位，而辛巳厥阴在泉已迁正，即"天太阴而地厥阴"，上乙（柔）丑而下辛（柔）巳，故"上刚干失守而下柔不能独主之"，此"乙辛相会"而"丙辛失守其会"，"地不奉天化也"。丙水太过之运受太阴湿土司天之制而"非太过"也，继之水之子木气复之，即"土胜而雨化，木复即风"，如此胜复郁发变化，"后三年化成水疫"。"晚至己巳"土运不及水气郁发之年，"早至戊辰"太阳寒水司天之年，被抑之水气借势而发。

若丙寅年少阳司天迁正，但上年庚辰太阳在泉未退位，辛巳厥阴在泉未得迁正，则"辛巳柔不附刚"而不能"合德"，亦为"丙辛失守"，后三年化成"水疠"。

5. "假令庚辰，刚柔失守，上位失守，下位无合，乙庚金运，故非相招，布天未退，中运胜来，上下相错，谓之失守，姑洗林钟商音不应也，如此则天运化易，三年变大疫。……又或在下地甲子乙未失守者，即乙柔干，即上庚独治之，亦名失守者，即天运孤主之，三年变疠，名曰金疠。"（《素问遗篇·刺法论》）

6. "假令庚辰阳年太过，如己卯天数有余者，虽交得庚辰年也，阳明犹尚治天，地已迁正，太阴司地，去岁少阴以作右间，即天阳明而地太阴也，故地不奉天也。乙巳相会，金运太虚，反受火胜，故非太过也，即姑洗之管，太商不应，火胜热化，水复寒刑，此乙庚失守，其后三年化成金疫也，速至壬午，徐至癸未。……又只如庚辰，如庚至辰，且应交司而治天，即下乙未未得迁正者，即地甲午少阴未退位者，且乙庚不合德也，即下乙未柔干失刚，亦金运小虚也，有小胜或无复，后三年化疠，名曰金疠。"（《素问遗篇·本病论》）

【读经感悟】

以上2条经文言乙庚失守三年化成金疫。庚辰年本为金运太过之年，太阳寒水司天，太阴湿土在泉，上庚（刚）辰、下乙（柔）未，刚柔相济而"合德"。但若上年己（柔）卯阳明司天未退位，而本年乙（柔）未太阴在泉已迁正，即"天阳明而地太阴也"，此为"乙庚失守"而"乙巳相会"，是"上位失守，下位无合"之"刚柔失守"，故"地不奉天也"。上年阳明司天未退位，在泉少阴之火来胜本年金运太过之气，即"布天未退，中运胜来"，故庚辰金运"非太过也"。"金运太虚，反受火胜"，继之"水复寒刑"，如此胜复郁发变化，"其后三年化成金疫也"，"速至壬午"发于所胜之木运之年；"徐至癸未"借太阴湿土司天生金之势而发。

若庚辰年太阳司天已迁正，但因上年少阴在泉未退位而致本年乙未太阴在泉未迁正而"失守者"，即"乙未柔干失刚"，则"上庚独治之"，此亦为"乙庚失守"，"后三年化疠，名曰金疠"。

7. "假令壬午，刚柔失守，上壬未迁正，下丁独然，即虽阳年，亏及不同，上下失守……三年大疫。……又或地下甲子丁酉失守其位，未得中司，即气不当位，下不与壬奉合者，亦名失守，非名合德，故柔不附刚，即地运不合，三年变（木）疠。"（《素问遗篇·刺法论》）

8. "假令壬午阳年太过，如辛巳天数有余者，虽交得壬午年也，厥阴犹尚治天，地已迁正，阳明在泉，去岁丙申少阳以作右间，即天厥阴而地阳明，故地不奉天者也。丁辛相会合，木运太虚，反受金胜，故非太过也……金行燥胜，火化热复……又只如壬午，如壬至午，且应交司而治天，即下丁酉未得迁正者，即地下丙申少阳未得退位者，见丁壬不合德也，即丁柔干失刚，亦木运小虚也，有小胜小复，后三年化疠，名曰木疠。"（《素问遗篇·本病论》）

【读经感悟】

以上2条经文言丁壬不合德三年化成木疫。壬午年本为木运太过之年，少阴司天，阳明在泉，此上壬（刚）午、下丁（柔）酉，刚柔相济而"合德"。但若上年辛（柔）巳厥阴司天未退位，而丁酉阳明在泉已迁正，即"天厥阴而地阳明"，此为"丁辛相会合"而"丁壬不合德"之"刚柔失守"。此虽为木运太过之年，因未迁正而"地不奉天也"，故木运未得应有之气化而"非太过也"。"木运太虚，反受金胜"，继之"火化热复"，如此胜复郁发变化，"三年大（木）疫"。

若壬午年少阴司天已迁正，但上年丙申少阳在泉未退位而本年丁酉阳明在泉未得迁正，即"丁酉失守其位"，此亦为"丁壬不合德也"，故亦有胜复变化，"后三年化疠，名曰木疠"。

9. "假令戊申，刚柔失守，戊癸虽火运，阳年不太过也，上失其刚，柔地独主……如此天运失时，三年之中，火疫至矣。……又或地下甲子癸亥失守者，即柔失守位也……后三年变疠，即名火疠。"（《素问遗篇·刺法论》）

10. "假令戊申阳年太过，如丁未天数太过者，虽交得戊申年也，太阴犹尚治天，地已迁正，厥阴在泉，去岁壬戌太阴以作右间，即天丁未，地癸亥，故地不奉天化也。丁癸相会，火运太虚，反受水胜，故非太过也……此戊癸失守其会，后三年化疫也，速至庚戌……又只如戊申，如戊至申，且应交司而治天，即下癸亥未得迁正者，即地下壬戌太阳未退位者，见戊癸未合德也，即下癸柔干失刚，见火运小虚也，有小胜或无复也，后三年化疠，名曰火疠也。"（《素问遗篇·本病论》）

【读经感悟】

以上2条经文言戊癸失守三年化成火疫。戊申年本为火运太过之年，少阳司天，厥阴在泉，上戊（刚）申、下癸（柔）亥，刚柔相济而"合德"。但若上年丁（柔）未太阴司天未退位，而本年癸亥厥阴在泉已迁正，即"天太阴而地厥阴"，"丁癸相会"而"戊癸失守"，此"刚柔失守"而"地不奉天化也"。本为火运太过之年，因失守其位未得应有之气化，故"非太过也"。"火运太虚，反受水胜"，继之火之子土气来复，如此胜复郁发变化，"后三年化（火）疫也"。"速至庚戌"发于所胜之金运之年。

若戊申年少阳司天已迁正，但因上年太阳在泉未退位而致癸亥厥阴在泉未得迁正，即"癸亥失守位也"，亦"戊癸未合德也"。此亦为"戊癸失守"，经胜复变化，"后三年化疠，名曰火疠也"。

以上诸条经文，以干支纪岁，运气相参，分言"刚柔失守"而致后三年所流行之"五疫"。简言之，五运太过之年，若司天或在泉未迁正，而致"刚柔失守"，则后三年化成相应之五疫。甲子之岁，甲己失守，后三年土疫流行；丙寅之岁，丙辛失守，后三年水疫流行；庚辰之岁，乙庚失守，后三年金疫流行；壬戌之岁，丁壬失守，后三年木疫流行；戊申之岁，戊癸失守，后三年火疫流行。